《安徽省肿瘤登记年报（2016）》编委会

主　编：刘志荣　　陈叶纪

副主编：查震球　　戴　丹

编　委：（以姓氏拼音为序）

卞正平　　卜庭栋　　蔡传毓　　查震球　　陈叶纪　　程周祥

戴　丹　　宫小刚　　郭启高　　洪光烈　　胡　彪　　胡晓先

贾尚春　　李　蕊　　李佳佳　　刘安阜　　刘志荣　　刘中华

马朝阳　　马尔健　　钱　静　　宋红兵　　宋玉华　　孙多壮

谈其干　　檀　平　　王　勇（铜陵市）　王　勇（蒙城县）

吴　刚　　张　标　　张小鹏　　朱君君

U0232295

前　　言

　　2008 年起，中央财政安排肿瘤登记随访项目，在全国确立 52 个肿瘤登记处，安徽省 3 个登记处，由此启动了安徽省肿瘤登记工作。2013 年，国家在安徽省的肿瘤登记处增至 12 个，同时，因其他缘由实施的肿瘤登记工作也逐步发展起来。2016 年安徽省上报 2013 年度 23 个登记处数据，来源于国家肿瘤登记处、国家淮河流域癌病防治项目以及安徽省和有关市县自主安排的肿瘤登记项目。根据数据质量评价标准，确定 18 个登记处数据纳入安徽省 2016 年肿瘤年报，其中城市登记处 8 个，农村登记处 10 个，覆盖人口 1739 万人，占安徽省 2013 年人口数的 25.14%。本报告描述的是安徽省肿瘤登记地区 2013 年全年恶性肿瘤发病与死亡资料，一定程度上反映了安徽省恶性肿瘤流行情况，为安徽省肿瘤预防和控制工作提供最新的基础信息。

　　本报告共五部分，第一部分是概述，简介安徽省肿瘤登记报告系统；第二部分是肿瘤登记资料质量评价；第三部分是安徽省肿瘤登记地区恶性肿瘤发病与死亡，描述全省前十位恶性肿瘤发病和死亡情况；第四部分是各部位恶性肿瘤发病与死亡，分析口腔、鼻咽、食管、胃、结直肠、肝脏、胆囊、胰腺、肺、骨、乳腺、子宫颈、卵巢、前列腺、肾、膀胱、脑及中枢神经系统、甲状腺、恶性淋巴瘤、白血病等 20 种主要部位恶性肿瘤发病与死亡情况；第五部分是安徽省肿瘤登记地区 2013 年发病与死亡统计附表。

　　本报告是在安徽省卫生计生委的领导下和全国肿瘤登记中心指导下完成的，凝结着全省各肿瘤登记处、各报告医院以及广大肿瘤登记报告工作者的辛勤劳动，在此对各肿瘤登记处资料收集上报人员以及对本肿瘤登记报告做出贡献的人士，表示衷心的感谢！

　　本报告是安徽省首次由出版社出版的肿瘤登记报告，限于编者水平，可能存在不足之处，敬请批评指正。

编　者

2017 年 6 月

目　　录

Contents

1 概 述

1 Summary

1.1 安徽省肿瘤登记项目

1.1 Cancer Registration Program

2008 年，卫生部设立"肿瘤登记随访项目"，中央财政给予经费支持，由全国肿瘤登记中心（全国肿瘤防治研究办公室）负责项目技术管理。国家项目确立了肿瘤登记流程、质量控制标准、数据分析方法等系列技术规范，项目实施引领了地方肿瘤登记工作。

In 2008, Cancer Registration Follow-up Project was established by MOHC, with financial support from the central financial sector and technical management of the project from NCCR (The National Cancer Prevention and Control Research Office). The national project established a series of technical specifications, such as cancer registration process, quality control standards, data analysis methods and so on and the implementation of the project led the local work.

2008 年中央财政转移地方肿瘤登记项目在全国确立 52 个登记处，安徽省 3 个登记处：铜陵市区、马鞍山市区、肥西县。2013 年安徽省国家肿瘤登记处增加至 12 个：铜陵市区、马鞍山市区、肥西县、合肥市区、芜湖市区、蚌埠市区、五河县、天长市、庐江县、金寨县、泾县、义安区（原铜陵市铜陵县。2015 年 12 月 3 日，撤销铜陵县，设立铜陵市义安区。本报告中按农村地区归类统计。）。

In 2008, the cancer registration project of fiscal transfers from central government to local government established 52 registries throughout the country, including 3 registries in Anhui Province：Tongling City, Ma'anshan City, Feixi County. In 2013, the number of National Cancer Registries in Anhui Province increased to 12：Tongling City, Ma'anshan City, Feixi County, Hefei City, Wuhu City, Bengbu City, Wuhe County, Tianchang City, Lujiang County, Jinzhai County, Jingxian County, Yi'an District（Formerly knows as Tongling County）.

国家淮河流域癌症早诊早治项目，2007 年中央财政立项，2008 年开始实施，肿瘤登记是项目内容之一，在国家层面由全国肿瘤防治研究办公室负责项目技术管理。安徽省阜阳市颍东区和宿州

The early diagnosis and treatment of cancer in Huaihe River Basin was supported by the central government in 2007 and implemented in 2008, with one of the contents of the project called cancer registry. At the national level, the

市埇桥区成为首批项目县区,2010 年增加灵璧县和寿县,2012 年增加蒙城县、定远县和淮南市潘集区。2013 年,安徽省 8 个县区(颍东区、埇桥区、灵璧县、寿县、蒙城县、定远县、潘集区、五河县)为淮河流域癌症早诊早治项目县区。

安徽省和有关市县自主安排的肿瘤登记项目。其一是沿淮肿瘤防治项目。安徽省卫生厅2011 年印发《安徽省淮河流域环境卫生综合治理及肿瘤防治工作实施方案(试行)》(卫疾控秘〔2011〕753 号),确定阜阳市的阜南县、颍上县、颍东区,六安市的霍邱县、寿县,淮南市的凤台县、潘集区、谢家集区、田家庵区、大通区、八公山区、毛集实验区,蚌埠市的怀远县、五河县、淮上区,滁州市的定远县、凤阳县,宿州市的埇桥区、灵璧县、泗县,共 6 个地级市的 20 个县区为实施范围。全人群死因监测、肿瘤登记和癌症预防是项目地区最基本任务。其二是部分县按创建慢性病综合防控示范区的要求或者市级部署,启动辖区肿瘤登记工作,如合肥市、铜陵市要求所辖县区全面开展肿瘤登记工作。

national cancer prevention and control research office was responsible for technical management of the project. Yingdong District and Yongqiao District became the first project areas, followed by Lingbi and Shouxian County in 2010, Mengcheng County, Dingyuan County and Panji District of Huainan City in 2012. In 2013, there were eight counties involved in this project, including Yingdong District, Yongqiao District, Lingbi County, Shouxian County, Mengcheng County, Dingyuan County, Panji District and Wuhe County.

One of the autonomously arranged cancer registration of Anhui Province and the relevant counties is cancer prevention and treatment in the areas along the Huaihe River. According to "Implementation Plan for Sannitation Comprehensive Treatment and Cancer Prevention and Treatment in Huaihe River Basin of Anhui Province (on trial)" published by the Health Ministry of Anhui Province in 2011, there are 20 counties in 6 prefecture-level cities that carried out this project, including Funan County, Yingshang County and Yingdong District, Huoqiu County and Shouxian County of Luan, Fengtai County, Panji District, Xiejiaji District, Tianjia'an District, Datong District, Bagongshan District and Maoji experimental area of Huainan, Huaiyuan County, Wuhe County and Huaishang District of Bengbu, Dingyuan County and Fengyang County of Chuzhou, Yongqiao District, Lingbi County and Sixian County of Suzhou. Surveillance of death causes in populations, cancer registries and cancer prevention are the most basic tasks in project countries. The other is some counties-booting cancer registry works according to the requirements of establishing a comprehensive prevention and control demonstration zone for chronic diseases or municipal deployment. For example, the cities of Hefei and Tongling require their jurisdictions to carry out cancer registration works comprehensively.

以上三大类来源共同形成安徽省肿瘤登记项目,投入有差别,起步有早晚,基础不同,数据收集完整性、连续性、综合质量有差异。安徽省肿瘤年报分析采用数据对项目来源持开放态度,原则是报告数据质量符合基本标准。

The above three categories of sources collectively form the cancer registration in Anhui Province. There are differences in investment, start, basis, and the integrity, continuity, overall quality of data collection. The adopted data of Cancer Registration Annual Report in Anhui remains open to the sources of project, with the principle that the quality of report data meets the basic standards.

安徽省 2013 年首次编制本省肿瘤登记年报,采用了 2010 年度 12 个登记处(铜陵市区、马鞍山市区、肥西县、合肥市区、天长市、庐江县、泾县、颍东区、灵璧县、寿县、肥东县、长丰县)数据;2014 年报采用 2011 年度 12 个登记处(铜陵市区、马鞍山市区、肥西县、合肥市区、蚌埠市区、泾县、颍东区、灵璧县、寿县、埇桥区、肥东县、长丰县)数据;2015 年第三次编制年报,采用 2012 年度 16 个登记处(铜陵市区、马鞍山市区、肥西县、合肥市区、蚌埠市区、芜湖市区、泾县、天长市、颍东区、灵璧县、寿县、埇桥区、蒙城县、肥东县、长丰县、义安区)数据。2016 年第四次编制年报,采用 2013 年度 18 个登记处数据。

In 2013, Anhui Cancer Registration Annual Report was designed in the first time, based on the data of 12 registrations in 2010 which were Tongling City, Ma'anshan City, Feixi County, Hefei City, Tianchang City, Lujiang County, Jingxian County, Yingdong District, Lingbi County, Shouxian County, Feidong County and Changfeng County. In 2014, the annual report was based on the data of 12 registrations in 2011 which were Tongling City, Ma'anshan City, Feixi County, Hefei City, Bengbu City, Jingxian County, Yingdong District, Lingbi County, Shouxian County, Yongqiao District, Feidong County and Changfeng County. In 2015, the annual report was designed in the third time, based on the data of 16 registrations in 2012 which were Tongling City, Ma'anshan City, Feixi County, Hefei City, Bengbu City, Wuhu City, Jingxian County, Tianchang County, Yingdong District, Lingbi County, Shouxian County, Yongqiao District, Mengcheng County, Feidong County, Changfeng County, and Yi'an District. In 2016, the annual report was designed in the forth time, based on the data of 18 registrations in 2013.

1.2　本年报数据

1.2　Data in this Cancer Registry Annual Report

1.2.1　覆盖地区

1.2.1　Coverage area

上报 2013 年度肿瘤登记数据的登记处有 21 个,根据数据质量评价标准,确定 2013 年度 18 个登记处数据纳入安徽省 2016 年肿瘤登记年报。这 18 个登记处是铜陵市区、马鞍山市区、肥西县、合肥市区、蚌埠市区、芜湖市区、泾县、天长市、颍

There are 21 registrations reporting the data of cancer registry of 2013. According to the data quality evaluation standard, the data from 18 registrations in 2013 was accepted into the Cancer Registry Annual Report of Anhui in 2016. They were Tongling City, Ma'anshan City, Feixi

东区、灵璧县、寿县、埇桥区、蒙城县、肥东县、长丰县、庐江县、巢湖市、义安区，其中巢湖市、庐江县数据是首次纳入安徽省年报。18个登记处分布在安徽省11个市。

参照国家肿瘤年报地区分类，城区为城市地区，其他为农村地区。安徽省2016年报城市地区8个：铜陵市区、马鞍山市区、合肥市区、蚌埠市区、芜湖市区、阜阳市颍东区、宿州市埇桥区、巢湖市，农村地区10个：肥西县、泾县、天长市、灵璧县、寿县、蒙城县、肥东县、长丰县、义安区、庐江县。

1.2.2 时间范围

上报的肿瘤发病死亡资料为2013年1月1日至2013年12月31日全年的发病和死亡个案数据。人口数据为2013年年中人口数（年初和年尾人口平均数）。

1.2.3 覆盖人群

18个登记处2013年覆盖人口17387263人，其中男性8932348人，女性8454915人，占安徽省2013年人口数（统计年鉴）的25.14%（1739万/6917万）。

1.2.4 登记数据质量的审核

安徽省疾病预防控制中心根据《中国肿瘤登记工作指导手册》，并参照国际癌症研究中心（IARC）/国际癌症登记协会（IACR）《五大洲癌症

County, Hefei City, Bengbu City, Wuhu City, Jingxian County, Tianchang City, Yingdong District, Lingbi County, Shouxian County, Yongqiao District, Mengcheng County, Feidong County, Changfeng County, Lujiang County, Chaohu City, Yi'an District, which located in 11 cities in Anhui Province. The data of Chaohu City and Lujiang County was included in the annual report in Anhui for the first time.

According to the regions' classification for Cancer Registration Annual Report, some regions were urban areas and the others were rural areas. There were 8 urban areas in 2016 which were Tongling City, Ma'anshan City, Hefei City, Bengbu City, Wuhu City, Yingdong District of Fuyang, Yongqiao District of Suzhou and Chaohu City. There were 10 rural areas as follows：Feixi County, Jingxian County, Tianchang City, Lingbi County, Shouxian County, Mengcheng County, Feidong County, Changfeng County, Yi'an District and Lujiang County .

1.2.2 Time scope

The resource is all individual information of cases diagnosed or died in cancer between the 1st January and the 31st December 2013 in registration areas with population data in mid-year of 2013.

1.2.3 Population coverage

Total covered populations of 18 cancer registries in 2013 were 17387263, including 8932348 males and 8454915 females, accounted for 25.14% of Anhui Province population in 2013.

1.2.4 Registration data quality

Completeness and reliability of submitted data were checked and evaluated by AHCDC based on " Guideline for Chinese Cancer

发病率第 9 卷（Cancer Incidence in Five Continents Volume IX)》对登记质量的有关要求，使用数据库软件 MS-FoxPro、MS-Excel 以及 ICRC/IACR 的 IARC-crgTools 软件，对这些地区 2013 年的原始登记资料进行审核、整理，对资料质量的完整性和可靠性作了评估。省疾控中心对审核过程中发现的质量问题，及时反馈给各肿瘤登记处，并根据各登记处再次提交的核实情况，对数据进行了重新整理。根据质量审核标准，本年报最终选取 18 个登记处的数据作为合并的数据库。

1.3　本年报内容

本年报汇总了 18 个肿瘤登记处 2013 年度恶性肿瘤的发病、死亡及人口资料。以死亡发病比例、病理诊断比例、仅有医学死亡证明书的比例等质量控制指标对登记处资料进行评价。

年报核心分析指标为肿瘤发病率、死亡率，并以此展开性别、年龄、地区分布比较，顺位排序，部分指标按需要计算了构成比。年龄标准化发病（死亡）率以 2000 年中国人口构成作为标准人口构成计算发病（死亡）率，简称"中标率"，以 1985 年世界人口构成作为标准人口构成计算发病（死亡）率，简称"世标率"。为便于不同地区直接比较，计算了 0～74 岁的累积发病（死亡）率。

本年报首先以 18 个登记处合并数据库作为整体，分析发病率、死亡率，前 10 位恶性肿瘤排

Registration" and referring to relevant data quality criterion of "Cancer Incidence in Five Continents Volume IX" by IARC/IACR. Software such as MS-FoxPro、MS-Excel and ICRC/IACR tools IARC-crgTools were used for data collection, sorting and evaluation. Found quality problems were timely feedback to registries, and revised data were re-submitted. According to updated criteria of data quality, AHCDC accepted the data to be pooled from 18 cancer registries.

1.3　Contents of the report

This annual report summarized the incidence, mortality and demographics data of malignant tumor from 18 cancer registries in 2013 and evaluated registration data using the quality control indexes such as the incidence of death, the proportion of pathological diagnosis and the only proportion of medical death certificate.

Core analysis indexes of the annual report were the incidence and mortality of cancer, and compared their differences in gender, age and regional distribution, and ranked them in order. Some indexes were calculated to obtain constituent ratio as required. The age-standardized morbidity（mortality）rate can be called age-standardized morbidity（mortality）rate （China standard）for short according to the population composition of China in 2000 as standard population and can be called age-standardized morbidity（mortality）rate（World standard）for short according to the population composition of the world in 1985 as standard population. In order to directly compare differences in different regions, the cumulative morbidity（mortality）rate（0～74）was calculated.

First, this annual report integrated the data bank of 18 registrations, and analyzed incidence,

序，城乡地区比较，概况描述安徽省肿瘤发病、死亡情况，可以称为总论；随后，按肿瘤发生部位，对20个类别肿瘤逐一分析发病率、死亡率、地区比较等，相当于各论，有助于查询各类肿瘤在安徽省登记地区发生、演变情况。

mortality, ranking of the top 10 malignancies, comparison of urban and rural areas and generally described the morbidity and mortality of cancer in Anhui, which could be called overview. Then, according to the site of cancers, the report analyzed incidence, mortality, regional comparison of 20 types of cancers one by one, which was equivalent to the theory, and it helped to inquiry the occurrence and evolution of various types of tumors in Anhui registration areas.

1.4 常用统计指标

1.4.1 发病（死亡）率

发病（死亡）率即粗发病（死亡）率，指某年该地登记的每 10 万人口恶性肿瘤新病例（死亡）数，是反映人口发病（死亡）情况最基本的指标。

$$发病（死亡）率＝\frac{某年该地恶性肿瘤新病例（死亡）数}{某年该地年平均人口数}$$

$$\times 100000（1/10 万）$$

1.4 Common statistical indicators

1.4.1 Incidence / Mortality rate

Incidence rate：Incidence rate is a measure of the frequency with which an event, such as a new case of illness, occurs in a population over a period of time. The key to determining incidence rate is to look at the number of new cases of a disease in specific populations over a specific period of time. It can be expressed as an absolute number of cases per year or as a rate per 100000 persons per year. The latter provides an approximation to the average risk of developing a cancer.

If the period is a year, this is the annual incidence rate. The formula for calculating incidence rate follows：

$$Incidence\ rate＝\frac{new\ cases\ occuring\ during\ a\ given\ time\ period}{population\ at\ risk\ during\ the\ same\ time\ period}$$

$$\times 100000（1/100000）$$

Mortality rate：Mortality is a measure of the frequency of occurrence of death in a defined population during a specified interval. It can be expressed as an absolute number of deaths per year or as a rate per 100000 persons per year. For a defined population, over a specified period of time.

$$Mortality\ rate＝\frac{deaths\ occurred\ during\ a\ given\ time\ period}{size\ of\ population\ among\ which\ the\ deaths\ occurred}$$

$$\times 100000（1/100000）$$

1.4.2　分类构成

恶性肿瘤发病（死亡）分类构成可以反映各类恶性肿瘤对人民健康危害的情况。恶性肿瘤发病（死亡）分类构成百分比的计算公式如下：

某恶性肿瘤发病（死亡）构成比＝
$$\frac{某恶性肿瘤发病（死亡）人数}{总发病（死亡）人数}\times100\%$$

1.4.3　年龄别发病（死亡）率

年龄别发病（死亡）率：年龄别发病（死亡）率是统计研究的重要指标，表现人口发病（死亡）随年龄增长的变动过程。同时，年龄别发病（死亡）率也是计算期望寿命、计算标化率等所必须的数据。

某年龄组发病（死亡）率＝
$$\frac{某年龄组发病（死亡）人数}{同年龄组人口数}\times100000（1/10万）$$

1.4.4　年龄调整发病（死亡）率或年龄标准化发病（死亡）率

即用标准人口构成计算发病（死亡）率。本年报的中国标准人口是 2000 年人口普查的人口构成；世界人口年龄使用 Segi 世界人口构成。

标化发病（死亡）率的计算（直接法）：

① 计算年龄组发病（死亡）率。

② 以各年龄组发病（死亡）率乘以相应的标准人口年龄构成百分比，得到各年龄组相应的分配发病（死亡）率。

③ 各年龄组的发病（死亡）率相加之和，即为标化发病（死亡）率。

标准化发病（死亡）率＝
$$\frac{\sum 标准人口年龄构成\times年龄别发病（死亡）率}{\sum 标准人口年龄构成}$$

1.4.2　Proportion

The proportion of cancer can reflect the harm of vavious malignant tumors to people's health. The formula for calculating a proportion of a particular cancer follows：

Proportion of a certain type of cancer＝
$$\frac{cases\ of\ a\ particular\ cancer}{cases\ of\ all\ cancers}\times100\%$$

1.4.3　Age-specific incidence / Mortality rate

Age-specific morbidity rate/death rate，a major indicator of statistical studies，shows how the morbidity rate/death rate changes along with the progress of ages. The rate is also a necessity to calculate the longevity table and the standardized prevalence rate.

Age-specific morbidity rate/death rate＝
$$\frac{cases\ in\ a\ particular\ age\ group}{population\ in\ the\ group}\times100000（1/100000）$$

1.4.4　Age-adjusted rate or age-standardized rate (ASR)

Age-adjusted rate / age-standardized rate（ASR）：ASR is a summary measure of a rate that a population would have，if it had a standard age structure. In this annual report，ASR China used the population structure from the fifth national census in 2000. ASR world used Segi's population standard by WHO. It is also expressed per 100000 persons.

Direct method：For this method，one first calculates the rates for subjects in a specific age category in a study population. These age-specific rates are applied to a " standard population" to estimate what the crude incidence rate in this standard population would be，if it experienced the same age-specific rates as those seen in the study population. This calculated rate constitutes the age-standardized rate for the study population. Using this process，one can compare the rates for two or more study populations，while accounting for the differences in the age structures of the different populations.

1.4.5 累积率

累积率是指某病在某一年龄阶段内的累积发病（死亡）率，便于不同地区的直接比较。恶性肿瘤一般是计算 0～64 岁或者0～74 岁的累积发病（死亡）率。

累积率＝{∑［年龄组发病（死亡）率×年龄组距］}×100％

1.4.5 Cumulative rate

Cumulative rate is the probability or risk that individuals get the disease or die during a specified period. For cancer, it is expressed as the number of new born children（out of 100, or 1000）who are expected to develop a particular cancer or die for a particular cancer before the age of 65（or 75）, if they had the rates of cancer currently observed. Like the age standardized rate, it permits comparisons between populations of different age structures.

Cumulative rate＝［∑（age-specific rate × width of the age group）］×100％

1.5 肿瘤登记流程及资料审核流程

1.5 Cancer registration procedure and data examination procedure

1.5.1 肿瘤登记流程

登记处所属辖区内所有具有肿瘤诊治能力的各医疗机构为报告单位。对诊治的肿瘤病例由医务人员及乡村医生填写肿瘤登记报告卡，经汇总后统一报送至肿瘤登记处。

肿瘤登记处配备专人直接负责资料的收集、整理及计算机录入。肿瘤登记处对下级机构（乡镇）人员进行经常性的指导、检查及业务培训；同时要收集或摘录县（市）各医疗机构病案室中的记录资料，经归类整理后，及时反馈给肿瘤病例户籍所在地工作人员进行核对。（图1-1）

1.5.1 Cancer registration procedure

Hospitals with the capability of cancer diagnosis and treatment in the areas covered by cancer registries are in charge of reporting cases of cancer. When new cases occur, staff in hospital is required to fill in cancer registration reporting card and submit the pooling data to cancer registries.

Staff in cancer registries is responsible for data collection, management and data entry. Staff in cancer registries should carry out training program for juniors and collect data from medical records in hospitals. Timely feedback of sorted data is necessary for re-checking and correction in the local registry.（Figure 1-1）

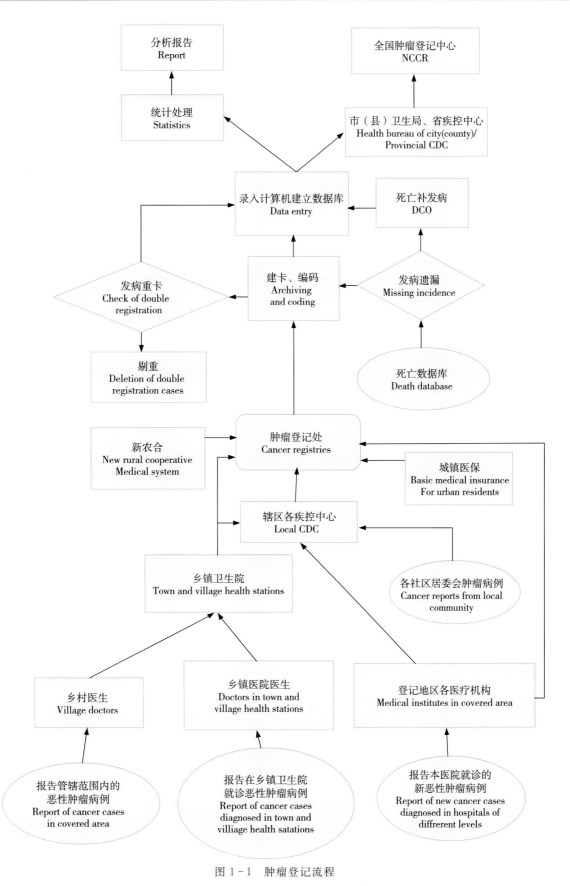

图 1－1 肿瘤登记流程

Figure 1－1 Cancer registration procedure

1.5.2 资料审核流程

各肿瘤登记处按全国肿瘤登记中心要求上报资料至安徽省疾病预防控制中心,由安徽省疾病预防控制中心统一收集、汇总后上报全国肿瘤登记中心。全国肿瘤登记中心收到各登记处上报资料后,首先检查资料的完整性,一是检查上报材料是否包括了"上报要求"所列全部资料,二是检查数据库是否包含了全部关键变量。在确认资料完整后,使用 IARC/IACR 的 Check 程序逐一检查变量是否完整和有效,并对不同变量之间是否合乎逻辑的一致性进行检查;应用同样原则检查登记地区的死亡资料和人口资料。经过如上步骤,然后使用数据库软件 MS-FoxPro、SAS、MS-Excel 生成统一表格,对登记数据的完整性和可靠性做出评估,并将结果反馈给安徽省疾病预防控制中心及各登记处。各登记处根据反馈结果,对登记资料进行核实、补充与修改,将修改后的资料再次上报安徽省疾病预防控制中心及全国肿瘤登记中心。安徽省疾病预防控制中心将全省各登记处数据进行汇总分析,产生年度报告。(图 1 - 2)

1.5.2　Data examination procedure

Cancer registries submit data according to NCCR's requirements to Anhui provincial CDC which collecting the data all over the province to NCCR. NCCR is in charge of data assessment. Firstly, completeness check that includes the check of the submitted materials listed in "reporting requirements", and all the key variables contained in database should be checked using the IARC/IACR's check program. Meanwhile, population and death information in the area covered by cancer registries should be checked. Tabulation using relevant software, such as MS-FoxPro, SAS, MS-Excel should be done to evaluate the completeness and validity whereafter. Local cancer registries should supplement, modify and correct the data according to feedback from NCCR. The updated data should be re-submitted to NCCR and Anhui Provincial CDC. Finally, Anhui Provincial CDC should pool and analyze the data, and compose the annual report. (Figure 1 - 2)

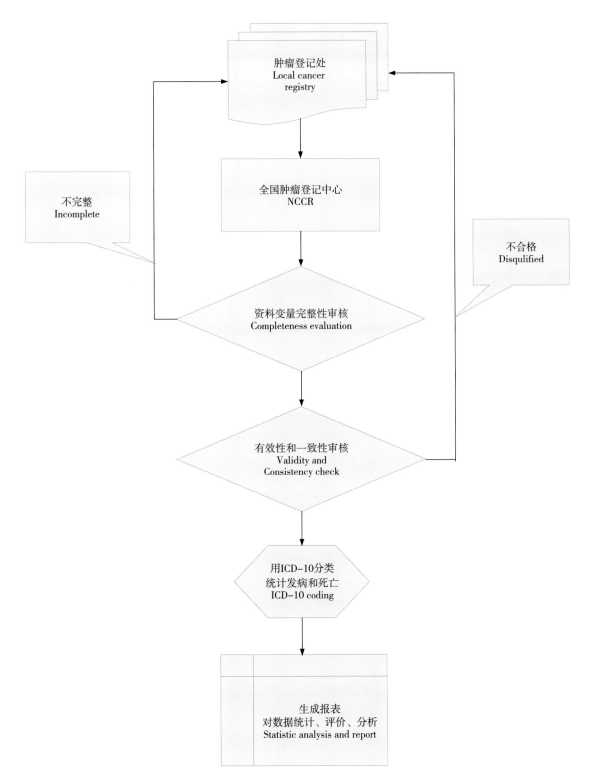

图 1 - 2 全国肿瘤登记中心对上报的登记资料审核流程

Figure 1 - 2 Procedure for NCCR to examine reported registration materials

2 2013年肿瘤登记资料质量评价

2 Assessment of data quality in 2013

2.1 选取数据的登记处及其基础数据概况

2.1 Selected registries

根据年报入选标准,选取了18个(其中城市点8个,农村点10个)登记处资料进行合并,作为安徽省肿瘤登记地区肿瘤登记数据。(表2-1)

According to the results of quality control, the data from 18 registries(8 city registries and 10 county registries) were selected and analyzed for incidence and mortality of cancer in Anhui Province,2013. (Table 2-1)

表2-1 2013年安徽省肿瘤登记地区合并数据选取名单

Table 2-1 List of selected cancer registries of Anhui Province,2013

序号 No.	登记处 Cancer registries	登记处所在单位 Institutes	区划代码 Codes	城市=1 农村=2 City=1 County=2
1	合肥市区 Hefei City	合肥市疾病预防控制中心 Hefei Center for Disease Control and Prevention	340100	1
2	长丰县 Changfeng County	长丰县疾病预防控制中心 Changfeng Center for Disease Control and Prevention	340121	2
3	肥东县 Feidong County	肥东县疾病预防控制中心 Feidong Center for Disease Control and Prevention	340122	2
4	肥西县 Feixi County	肥西县疾病预防控制中心 Feixi Center for Disease Control and Prevention	340123	2
5	庐江县 Lujiang County	庐江县疾病预防控制中心 Lujiang Center for Disease Control and Prevention	340124	2
6	巢湖市 Chaohu	巢湖市疾病预防控制中心 Chaohu Center for Disease Control and Prevention	340181	1

（续表）

序号 No.	登记处 Cancer registries	登记处所在单位 Institutes	区划代码 Codes	城市＝1 农村＝2 City＝1 County＝2
7	芜湖市区 Wuhu City	芜湖市疾病预防控制中心 Wuhu Center for Disease Control and Prevention	340200	1
8	蚌埠市区 Bengbu City	蚌埠市疾病预防控制中心 Bengbu Center for Disease Control and Prevention	340300	1
9	马鞍山市区 Ma'anshan City	马鞍山市疾病预防控制中心 Ma'anshan Center for Disease Control and Prevention	340501	1
10	铜陵市区 Tongling City	铜陵市疾病预防控制中心 Tongling Center for Disease Control and Prevention	340700	1
11	义安区 * Yi'an District	义安区疾病预防控制中心 Yi'an District Center for Disease Control and Prevention	340721	2
12	天长市 Tianchang	天长市疾病预防控制中心 Tianchang Center for Disease Control and Prevention	341181	2
13	颍东区 Yingdong District	颍东区疾病预防控制中心 Yingdong Center for Disease Control and Prevention	341203	1
14	埇桥区 Yongqiao District	埇桥区疾病预防控制中心 Yongqiao Center for Disease Control and Prevention	341302	1
15	灵璧县 Lingbi County	灵璧县疾病预防控制中心 Lingbi Center for Disease Control and Prevention	341323	2
16	寿县 Shouxian County	寿县疾病预防控制中心 shouxian Center for Disease Control and Prevention	341521	2
17	蒙城县 Mengcheng County	蒙城县疾病预防控制中心 Mengcheng Center for Disease Control and Prevention	341622	2
18	泾县 Jingxian County	泾县疾病预防控制中心 Jingxian Center for Disease Control and Prevention	341823	2

＊原铜陵市铜陵县

18 个登记处 2013 年上报的肿瘤发病数 47420 例,死亡数 28893 例,覆盖人口数 17387263 人,各登记处基础数据见表 2－2。

Total of 18 registries submitted the data. Population covered were 17387263, including 47420 new cases and 28893 cases of death. Table 2－2.

表 2－2　选取登记处 2013 年覆盖人口、肿瘤发病数和死亡数

Table 2－2　Population, new cases and deaths of cancer in selected registry in Anhui Province, 2013

序号 No.	市（县区） Municipality and County	登记处 Cancer registries	人口数 Population	发病数 New cases	死亡数 Deaths
1		合肥市区 Hefei City	2314766	6179	3875
2		长丰县 Changfeng County	761463	1995	1085
3	合肥市 Hefei	肥东县 Feidong County	1070911	2926	1946
4		肥西县 Feixi County	801341	3089	1842
5		庐江县 Lujiang County	1196435	4565	2731
6		巢湖市 Chaohu	880412	2854	1443
7	芜湖市 Wuhu	芜湖市区 Wuhu City	1567029	4000	2111
8	蚌埠市 Bengbu	蚌埠市区 Bengbu City	977779	2681	1150
9	马鞍山市 Ma'anshan	马鞍山市区 Ma'anshan City	637646	1999	1180
10	铜陵市 Tongling	铜陵市区 Tongling City	452142	1202	895
11		义安区 Yi'an District	292334	785	603
12	滁州市 Chuzhou	天长市 Tianchang	604389	1431	1044
13	阜阳市 Fuyang	颍东区 Yingdong District	640841	1480	938
14	宿州市 Suzhou	埇桥区 Yongqiao District	1650851	3711	2337
15		灵璧县 Lingbi County	982714	2357	1708
16	淮南市 Huainan	寿县 Shouxian County	1190615	3009	1871
17	亳州市 Bozhou	蒙城县 Mengcheng County	1066898	2388	1667
18	宣城市 Xuancheng	泾县 Jingxian County	298697	769	467

2.2　选取登记处的数据质量评价

病理学诊断率（MV％）为评价肿瘤登记资料完整性和有效性的重要指标。安徽省肿瘤登记地区病理诊断率最高的为泾县，达到 82.70％，其次是天长市、马鞍山市区、铜陵市区、寿县、义安区、埇桥区、芜湖市区和灵璧县 8 个登记处 MV％均高于 60％，长丰县病理诊断率低于 40％。

只有死亡医学证明书比例（DCO％）也是评价肿瘤登记资料完整性和有效性的重要指标。18 个登记处中，除蚌埠市区未报告 DCO 病例外，其他 16 个肿瘤登记处均报告了 DCO 病例，其中芜湖市的 DCO％所占比率为 11.43％，其他均不超过 10％。

死亡发病比（M/I）是评价肿瘤登记资料完整性的重要指标，预后较差的癌症，M/I 指标接近于 1。若 M/I 大于 1，提示新发病例有漏报，若 M/I 过低，则提示发病有重卡或者死亡有漏报。所有登记处 M/I 均小于 1.0，M/I 在 0.60～0.80 之间的有 13 个登记处，蚌埠市区 M/I 最低，为 0.43，其他 4 个登记处 M/I 在 0.50～0.60 之间。（表 2 - 3）

2.2   Assessment of data quality of selected registries in 2013

Morphologically verified cases are those that are verified by histological, cytological and haemato-logical diagnosis. The greatest MV％ of cancer registries in Anhui Province was Jingxian County, reached 82.70％, The MV％ was greater than 60％ in Tianchang County, Ma'anshan City, Tongling City, Shouxian County, Yi'an District, Yongqiao District, Wuhu City and Lingbi County. The MV％ was less than 40％ in Changfeng County.

Percentage of death certificate only cases (DCO％) is another important indicator for data quality control. The DCO％ was 11.43％ in Wuhu City, DCO％ was not over 10％ in another 16 registries, while DCO％ of Bengbu City was 0％.

Mortality to incidence (M/I) ratio is an indicator evaluating the completeness of the registries system. In general, the closer an M/I to 1.0 the worse outcome is the expected. It means under-reporting of incidence if M/I is greater than 1. The M/I ratio over 1.0 hints the miss-reporting of incident cases and conversely, it means duplication of incidence or under-reporting of deaths if M/I is too low. M/I ranged from 0.60 to 0.80 in 13 cancer registries, other 4 cancer registries ranged from 0.60 to 0.80, 0.43 was the lowest in Bengbu City. (Table 2 - 3)

表 2-3　选取登记地区 2013 年资料主要质控指标

Table 2-3　Indicators of data quality inselected registries in Anhui Province,2013

序号 No.	市（县区） Municipality and County	登记处 Cancer registries	MV%	DCO%	M/I
1		合肥市区 Hefei City	55.70	2.56	0.63
2		长丰县 Changfeng County	32.33	2.01	0.54
3	合肥市 Hefei	肥东县 Feidong County	54.31	0.82	0.67
4		肥西县 Feixi County	56.43	4.89	0.60
5		庐江县 Lujiang County	55.53	3.57	0.60
6		巢湖市 Chaohu	45.16	2.38	0.51
7	芜湖市 Wuhu	芜湖市区 Wuhu City	61.93	11.43	0.53
8	蚌埠市 Bengbu	蚌埠市区 Bengbu City	47.18	0	0.43
9	马鞍山市 Ma'anshan	马鞍山市区 Ma'anshan City	74.14	1.05	0.59
10	铜陵市 Tongling	铜陵市区 Tongling City	65.72	2.33	0.74
11		义安区 Yi'an District	63.82	4.33	0.77
12	滁州市 Chuzhou	天长市 Tianchang	81.48	3.21	0.73
13	阜阳市 Fuyang	颍东区 Yingdong District	51.22	0.41	0.63
14	宿州市 Suzhou	埇桥区 Yongqiao District	62.17	0.13	0.63
15		灵璧县 Lingbi County	61.86	8.78	0.72
16	淮南市 Huainan	寿县 Shouxian County	65.17	3.76	0.62
17	亳州市 Bozhou	蒙城县 Mengcheng County	59.92	0.08	0.70
18	宣城市 Xuancheng	泾县 Jingxian County	82.70	5.33	0.61

2.3 安徽省合并肿瘤登记数据质量评价

安徽省肿瘤登记处合计病理诊断比例为57.94%,只有死亡医学证明书比例为3.30%,死亡发病比为0.61;城市登记处合计病理学诊断比例为57.29%,只有死亡医学证明书比例为3.08%,死亡发病比为0.58;农村登记处合计病理学诊断比例为58.61%,只有死亡医学证明书比例为3.52%,死亡发病比为0.64。(表2-4)

2.3 Quality evaluation of the data from all cancer registries in Anhui

The MV% of data from all cancer registries was 57.94% with DCO% of 3.30% and M/I ratio of 0.61, respectively. The MV% of data from cancer registries in urban areas was 57.29% with DCO% of 3.08% and M/I ratio of 0.58, respectively. While the MV% of data from cancer registries in rural areas was 58.61% with DCO% of 3.52% and M/I ratio of 0.64, respectively. (Table 2-4)

表 2 - 4　2013 年安徽省肿瘤登记数据质量评价

Table 2 - 4　Quality control and evaluation for pooled data in Anhui Province,2013

部位 Site	全省 All			城市 Urban areas			农村 Rural areas		
	MV%	DCO%	M/I	MV%	DCO%	M/I	MV%	DCO%	M/I
口腔和咽喉（除外鼻咽癌） Lip,oral cavity & pharynx but nasopharynx	65.26	3.23	0.48	70.40	3.14	0.49	58.89	3.33	0.47
鼻咽癌 Nasopharynx	63.40	1.55	0.47	64.35	0.46	0.42	62.21	2.91	0.53
食管 Oesophagus	63.43	2.90	0.67	61.74	3.16	0.69	64.41	2.75	0.66
胃 Stomach	62.91	3.63	0.67	62.70	3.60	0.64	63.05	3.66	0.69
结直肠肛门 Colorectum	69.27	2.55	0.47	69.63	2.60	0.46	68.78	2.47	0.49
肝脏 Liver	35.00	4.68	0.84	34.80	4.10	0.77	35.20	5.26	0.90
胆囊及其他 Gallbladder and extrahepatic ducts	39.85	3.88	0.65	39.59	4.57	0.66	40.22	2.90	0.64
胰腺 Pancreas	37.14	3.00	0.82	29.57	3.48	0.81	48.11	2.31	0.85
喉 Larynx	53.31	5.92	0.44	56.44	5.52	0.39	49.19	6.45	0.52
气管,支气管,肺 Trachea,bronchus and lung	49.01	4.43	0.74	46.67	4.33	0.74	51.74	4.55	0.74
其他的胸腔器官 Other thoracic organs	39.13	2.61	0.51	37.93	0.00	0.64	40.35	5.26	0.39
骨 Bone	31.82	3.28	0.66	31.18	1.76	0.59	32.30	4.42	0.72
皮肤的黑色素瘤 Melanoma of skin	97.50	0.00	0.58	97.62	0.00	0.57	97.37	0.00	0.58
乳房 Breast	74.21	1.29	0.25	73.61	1.08	0.25	75.16	1.63	0.25
子宫颈 Cervix uteri	76.32	1.16	0.26	78.04	0.30	0.24	74.16	2.25	0.28
子宫体及子宫部位不明 Uterus & Unspecified	65.61	2.29	0.36	67.69	1.36	0.32	63.37	3.30	0.41
卵巢 Ovary	68.67	1.64	0.33	70.97	1.47	0.32	64.90	1.92	0.36
前列腺 Prostate	51.30	2.60	0.45	51.46	1.80	0.41	50.95	4.29	0.51
睾丸 Testis	68.75	3.13	0.41	69.57	4.35	0.30	66.67	0.00	0.67
肾及泌尿系统不明 Kidney & unspecified urinary organs	50.00	2.38	0.42	51.42	2.84	0.43	47.42	1.55	0.41
膀胱 Bladder	63.60	1.90	0.36	63.88	2.26	0.34	63.07	1.24	0.39
脑,神经系统 Brain,central nervous system	40.57	4.47	0.56	42.66	3.67	0.48	38.19	5.38	0.65
甲状腺 Thyroid	80.71	0.48	0.10	86.56	0.47	0.10	68.18	0.51	0.10
淋巴瘤 Lymphoma	94.22	0.43	0.50	93.46	0.19	0.51	95.17	0.72	0.48
白血病 Leukaemia	95.10	1.70	0.59	96.71	0.19	0.58	93.39	3.31	0.61
不明及其他恶性肿瘤 All other sites and unspecified	52.03	3.64	0.44	48.96	3.97	0.44	56.05	3.21	0.44
所有部位合计 All sites	57.94	3.30	0.61	57.29	3.08	0.58	58.61	3.52	0.64

3　安徽省肿瘤登记地区恶性肿瘤的发病与死亡

3　Incidence and mortality of cancers in registration areas in Anhui Province,2013

安徽省肿瘤登记数据反映肿瘤登记地区的发病和死亡情况,本次年报覆盖人口 1739 万,占 2013 年安徽省总人口的 25.14%,对反映全省恶性肿瘤的流行情况具有一定参考价值。

The Anhui Province cancer registration data reflects the incidence and mortality of cancers in the registration areas in Anhui. In 2013, the covered population in the registration was over 17 millions, account for 25.14 % of the total population of Anhui and the data will be of some reference value to reflect the status of cancer epidemics in Anhui areas.

3.1　安徽省肿瘤登记地区覆盖人口

3.1　Population source in selected cancer registries,2013

安徽省肿瘤登记地区覆盖人口 17387263 人(其中男性 8932348 人,女性 8454915 人),占安徽省 2013 年人口数的 25.14%,其中城市人口 9121466 人(男性 4666804 人,女性 4454662 人),占安徽省肿瘤登记地区总人口的 52.46 %,农村人口 8265797 人(男性 4265544 人,女性 4000253 人),占安徽省肿瘤登记地区总人口的 47.54 %。(表 3 - 1,图 3 - 1a~3 - 1c)

The population covered by cancer registration areas in 2013 was 17387263(8932348 males and 8454915 females), which accounted for 25.14% of all population of Anhui Province in 2013, including 9121466(4666804 males and 4454662 females) in urban areas(52.46%) and 8265797 (4265544 males and 4000253 females) in rural areas(47.54 %). (Table 3 - 1, Figure 3 - 1a~ 3 - 1c)

表 3 - 1　2013 年安徽省肿瘤登记地区覆盖人口

Table 3 - 1　Population of registration areas in Anhui Province,2013

年龄组	全省 All			城市 Urban areas			农村 Rural areas		
	合计	男性	女性	合计	男性	女性	合计	男性	女性
Age	Both sexes	Male	Female	Both sexes	Male	Female	Both sexes	Male	Female
0 -	195092	105568	89524	94841	52069	42772	100251	53499	46752
1 -	743590	407539	336051	371166	203240	167926	372424	204299	168125
5 -	1005775	541528	464247	467436	250515	216921	538339	291013	247326
10 -	1051748	564123	487625	457517	245277	212240	594231	318846	275385
15 -	1257029	664474	592555	618513	326643	291870	638516	337831	300685

（续表）

年龄组	全省 All			城市 Urban areas			农村 Rural areas		
	合计	男性	女性	合计	男性	女性	合计	男性	女性
20 -	1655805	848412	807393	958278	493526	464752	697527	354886	342641
25 -	1406719	718955	687764	733155	371201	361954	673564	347754	325810
30 -	1376864	700249	676615	707224	356449	350775	669640	343800	325840
35 -	1498611	759469	739142	783233	395560	387673	715378	363909	351469
40 -	1576730	792896	783834	875015	437583	437432	701715	355313	346402
45 -	1521583	766808	754775	888794	446753	442041	632789	320055	312734
50 -	850127	439026	411101	417465	216722	200743	432662	222304	210358
55 -	907860	458703	449157	505664	253918	251746	402196	204785	197411
60 -	728474	374074	354400	382467	195011	187456	346007	179063	166944
65 -	589708	302879	286829	314272	160053	154219	275436	142826	132610
70 -	423966	215634	208332	224553	113678	110875	199413	101956	97457
75 -	315496	152427	163069	171296	83246	88050	144200	69181	75019
80 -	180621	81553	99068	95607	44385	51222	85014	37168	47846
85 +	101465	38031	63434	54970	20975	33995	46495	17056	29439
合计	17387263	8932348	8454915	9121466	4666804	4454662	8265797	4265544	4000253

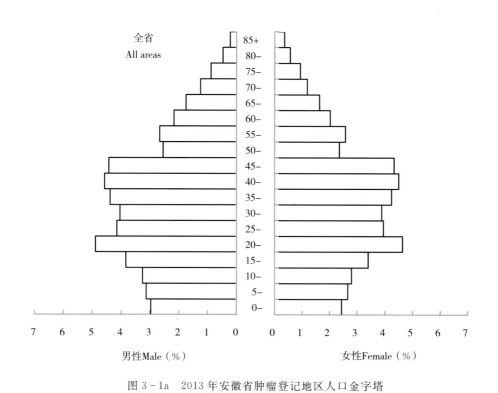

图 3 - 1a 2013 年安徽省肿瘤登记地区人口金字塔

Figure 3 - 1a Population pyramid of cancer registration areas in Anhui Province, 2013

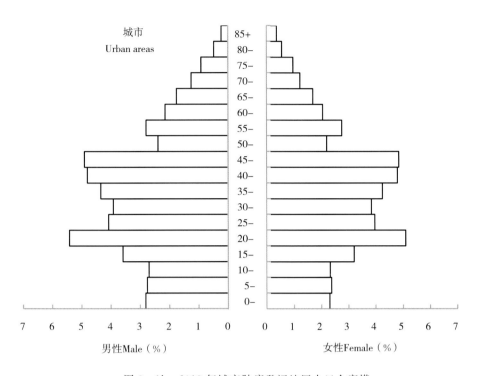

图 3－1b　2013 年城市肿瘤登记地区人口金字塔

Figure 3－1b　Urban population pyramid of cancer registration areas,2013

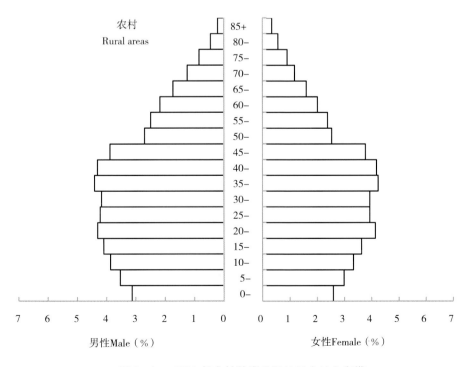

图 3－1c　2013 年农村肿瘤登记地区人口金字塔

Figure 3－1c　Rural population pyramid of cancer registration areas,2013

3.2 全部恶性肿瘤（ICD－10：C00－C96）

3.2.1 全部恶性肿瘤（ICD－10：C00－C96）发病情况

安徽省肿瘤登记地区 2013 年新发病例数 47420 例（男性 29173 例，女性 18247 例），其中城市地区 24106 例，占新发病例的 50.84％，农村地区 23314 例，占 49.16 ％。安徽省肿瘤登记地区发病率（粗率）为 272.73/10 万（男性 326.60/10 万，女性 215.82/10 万），中国人口标化率为 215.64/10 万，世界人口标化率为 213.24/10 万，累积率（0～74岁）为 25.34％。

城市地区发病率为 264.28/10 万（男性 308.26/10 万，女性 218.20/10 万），中国人口标化率为205.25/10 万，世界人口标化率为 202.23/10 万，累积率（0～74岁）为 23.77％。

农村地区发病率为 282.05/10 万（男性 346.66/10 万，女性 213.16/10 万），中国人口标化率为228.65/10 万，世界人口标化率为 226.85/10 万，累积率（0～74岁）为 27.23％。

城市与农村相比，粗发病率城市男性低于农村男性，而粗发病率城市女性高于农村女性，中国人口标化率、世界人口标化率和累积率（0～74岁）均为城市低于农村。（表 3－2）

3.2 All cancer sites（ICD－10：C00－C96）

3.2.1 Incidence of all cancer sites（ICD－10：C00－C96）

There were 47420 new cases（29173 males and 18247 females）of all cancer sites in the population which cancer registries covered in 2013. Among all the new cases,24106（50.84 ％）came from urban areas and 23314（49.16 ％）from rural areas. The crude incidence rate of all cancer sites was 272.73 per 100000 in 2013（326.60 per 100000 in males and 215.82 per 100000 in females）. The China standardized rate was 215.64 per 100000, comparing with the world standardized rate of 213.24 per 100000. The cumulative rate（0～74 years old）was 25.34％.

The crude incidence rate of all cancer sites in urban areas was 264.28 per 100000 in 2013（308.26 per 100000 in males and 218.20 per 100000 in females）. The China standardized rate was 205.25 per 100000, comparing with the world standardized rate of 202.23 per 100000. The cumulative rate （0～74 years old）was 23.77％.

The crude incidence rate of all cancer sites in rural areas was 282.05 per 100000 in 2013 （346.66 per 100000 in males and 213.16 per 100000 in females）. The China standardized rate was 228.65 per 100000, comparing with the world standardized rate of 226.85 per 100000. The cumulative rate （ 0～74 years old ） was 27.23％.

The crude incidence rate of all cancer sites was higher in the rural than that in urban areas for males, but conversely for females. After adjusted by age, the China standardized rate, world standardized rate and the cumulative rate （0～74 years old）were all higher in the rural than that in urban areas. （Table 3－2）

表 3 - 2 2013 年安徽省肿瘤登记地区全部恶性肿瘤(ICD - 10:C00 - C96)发病主要指标

Table 3 - 2 Incidence of all cancer sites(ICD - 10:C00 - C96)in cancer registration areas,2013

地区 Area	性别 Sex	发病数 No. cases	粗率 Crude rate $(1/10^5)$	中国人口标化率 ASR China $(1/10^5)$	世界人口标化率 ASR world $(1/10^5)$	累积率 CUM. rate $0\sim74(\%)$
全省 All	合计 Both sexes	47420	272.73	215.64	213.24	25.34
	男性 Male	29173	326.60	264.75	264.42	31.83
	女性 Female	18247	215.82	167.85	163.55	18.56
城市 Urban areas	合计 Both sexes	24106	264.28	205.25	202.23	23.77
	男性 Male	14386	308.26	244.38	244.05	29.08
	女性 Female	9720	218.20	167.65	162.25	18.29
农村 Rural areas	合计 Both sexes	23314	282.05	228.65	226.85	27.23
	男性 Male	14787	346.66	288.90	288.48	35.02
	女性 Female	8527	213.16	169.28	166.13	18.97

ASR China:中国人口标化率,Age-standardized rate by Chinese population.

ASR world:世界人口标化率,Age-standardized rate by World population.

CUM. rate:累积率,Cumulative rate.

3.2.2 全部恶性肿瘤(ICD - 10:C00 - C96)年龄别发病率

安徽省肿瘤登记地区全部恶性肿瘤年龄别发病率,0～49 岁年龄段处于较低水平,50～54 岁年龄组以上开始快速上升,80～84 岁年龄段达到最高,随后稍有下降。城市地区和农村地区变化趋势跟全省变化趋势基本相同。

年龄别发病率男女城乡比较,城市男性与农村男性在 0～34 岁年龄段相差不大都处于较低水平,随后年龄组城市男性年龄别发病率均低于农村男性;城市女性在 0～44 岁组与农村女性相差不大随后年龄组城市女性年龄别发病率均高于农村女性。(表 3 - 3,图 3 - 2a～3 - 2d)

3.2.2 Age-specific incidence rate of all cancer sites(ICD - 10:C00 - C96)

The age-specific incidence of Anhui Province was relatively low at the age group of 0～49 years, and dramatically increased after 50～54 years old,reached peak at the age of 80～84 years old and then decreased slightly after. The trend of age-specific incidence rate in urban areas was similar as that in rural areas.

There was no difference in cancer incidence for male between urban and rural areas in age younger than 35 years old,after that,the age-specific incidence for male in urban areas was lower than that in rural areas. There was no difference in cancer incidence for female between urban and rural areas in age younger than 45 years old,after that,the age-specific incidence for male in urban areas was higher than that in rural areas. (Table 3 - 3,Figure 3 - 2a～3 - 2d)

表 3 - 3　2013 年安徽省肿瘤登记地区恶性肿瘤年龄别发病率(1/10 万)

Table 3 - 3　Age-specific incidence rate of all cancer sites in cancer registration areas,2013(1/10⁵)

年龄组 Age	全省 All			城市 Urban areas			农村 Rural areas		
	合计 Both sexes	男 Male	女 Female	合计 Both sexes	男 Male	女 Female	合计 Both sexes	男 Male	女 Female
合计 Total	272.73	326.6	215.82	264.28	308.26	218.20	282.05	346.66	213.16
0 -	10.25	13.26	6.70	12.65	21.13	2.34	7.98	5.61	10.69
1 -	9.41	11.04	7.44	9.16	10.82	7.15	9.67	11.26	7.73
5 -	7.06	7.76	6.25	6.85	7.98	5.53	7.24	7.56	6.87
10 -	6.85	6.56	7.18	6.78	5.30	8.48	6.90	7.53	6.17
15 -	8.83	10.08	7.43	8.73	9.18	8.22	8.93	10.95	6.65
20 -	12.92	11.55	14.37	12.00	10.54	13.56	14.19	12.96	15.47
25 -	23.67	18.22	29.37	24.55	16.70	32.60	22.71	19.84	25.78
30 -	38.93	29.56	48.62	42.00	25.53	58.73	35.69	33.74	37.75
35 -	65.13	53.33	77.25	66.26	49.80	83.06	63.88	57.16	70.85
40 -	145.43	129.40	161.64	133.48	111.06	155.91	160.32	151.98	168.88
45 -	226.67	207.87	245.77	199.82	173.47	226.45	264.39	255.89	273.08
50 -	327.48	337.11	317.20	362.19	358.52	366.14	293.99	316.23	270.49
55 -	530.37	642.90	415.44	463.15	542.30	383.32	614.87	767.63	456.41
60 -	880.75	1127.85	619.92	795.36	1004.56	577.74	975.12	1262.13	667.29
65 -	1117.33	1495.32	718.20	1012.82	1330.81	682.80	1236.58	1679.67	759.37
70 -	1667.35	2277.01	1036.33	1610.31	2156.97	1049.83	1731.58	2410.84	1020.96
75 -	1876.73	2588.78	1211.14	1805.06	2430.15	1214.08	1961.86	2779.66	1207.69
80 -	2043.51	2877.88	1356.64	2095.03	2874.85	1419.31	1985.56	2881.51	1289.55
85 +	1961.27	2963.37	1360.47	1997.45	3017.88	1367.85	1918.49	2896.34	1351.95

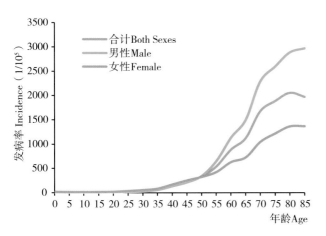

图 3 - 2a 安徽省肿瘤登记地区恶性肿瘤
年龄别发病率,2013 年

Figure 3 - 2a Age-specific incidence rate of all cancer
sites in cancer registration areas of Anhui Province,2013

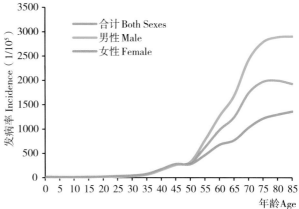

图 3 - 2c 农村肿瘤登记地区恶性肿瘤
年龄别发病率,2013 年

Figure 3 - 2c Age-specific incidence rate of all cancer
sites in rural areas of Anhui Province,2013

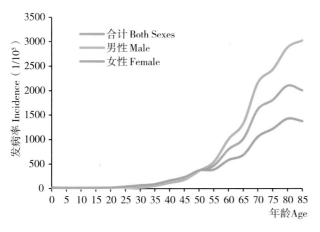

图 3 - 2b 城市肿瘤登记地区恶性肿瘤
年龄别发病率,2013 年

Figure 3 - 2b Age-specific incidence rate of all cancer
sites in urban areas of Anhui Province,2013

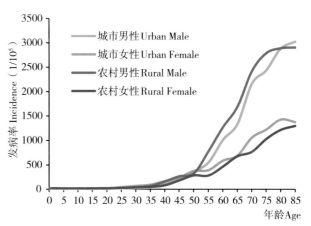

图 3 - 2d 城市和农村肿瘤登记地区恶性肿瘤
年龄别发病率,2013 年

Figure 3 - 2d Age-specific incidence rate of all cancer
sites in urban and rural areas of Anhui Province,2013

3.2.3 全部恶性肿瘤(ICD - 10:C00 - C96)
死亡情况

　　安徽省肿瘤登记地区 2013 年死亡病例数
28893 例(男性 19267 例,女性 9626 例),其中城市
地区 13929 例,占死亡病例的 48.21 %,农村地区
14964 例,占 51.79 %。安徽省肿瘤登记地区死亡
率(粗率)为 166.17/10 万(男性 215.70/10 万,女
性 113.85/10 万),中国人口标化率为 127.49/10
万,世界人口标化率为 126.56/10 万,累积率
(0~74岁)为 14.41%。

3.2.3 Mortality of all cancer sites
(ICD - 10:C00 - C96)

　　There were 28893 cases of death of all cancer
sites (19267 males and 9626 females) in the
population which cancer registries covered in
2013. Among all the deaths cases, 13929
(48.21%) came from urban areas, and 14964
(51.79%)from rural areas. The crude mortality
of all cancer sites was 166.17 per 100000 in 2013
(215.70 per 100000 in males and 113.85 per
100000 in females). The China standardized rate

was 127.49 per 100000, comparing with the world standardized rate of 126.56 per 100000. The cumulative rate(0～74 years old)was 14.41%.

城市地区死亡率为 152.71/10 万（男性 194.65/10 万,女性 108.76/10 万),中国人口标化率为 114.79/10 万,世界人口标化率为 113.75/10 万,累积率(0～74岁)为 12.65%。

The crude mortality of all cancer sites in urban areas was 152.71 per 100000 in 2013(194.65 per 100000 in males and 108.76 per 100000 in females). The China standardized rate was 114.79 per 100000, comparing with the world standardized rate of 113.75 per 100000. The cumulative rate (0～74 years old)was 12.65%.

农村地区死亡率为 181.04/10 万（男性 238.73/10 万,女性 119.52/10 万),中国人口标化率为 142.69/10 万,世界人口标化率为 141.83/10 万,累积率(0～74岁)为 16.45%。

The crude mortality of all cancer sites in rural areas was 181.04 per 100000 in 2013(238.73 per 100000 in males and 119.52 per 100000 in females). The China standardized rate was 142.69 per 100000, comparing with the world standardized rate of 141.83 per 100000. The cumulative rate (0～74 years old)was 16.45%.

城市与农村相比,粗死亡率无论男女城市均低于农村,中国人口标化率和世界人口标化率,男性和女性累积率(0～74岁)农村均高于城市。（表3-4）

The crude mortality of all cancer sites, the crude mortality, age-standardized mortality and cumulative rate were all higher in the urban than that in rural areas. (Table 3-4)

表 3-4 2013 年安徽省肿瘤登记地区全部恶性肿瘤(ICD-10:C00-C96)死亡主要指标

Table 3-4 Mortality of all cancer sites(ICD-10:C00-C96)in cancer registration areas,2013

地区 Area	性别 Sex	发病数 No. cases	粗率 Crude rate (1/10⁵)	中国人口标化率 ASR China (1/10⁵)	世界人口标化率 ASR world (1/10⁵)	累积率 CUM. rate 0～74(%)
全省 All	合计 Both sexes	28893	166.17	127.49	126.56	14.41
	男性 Male	19267	215.70	172.92	172.02	19.58
	女性 Female	9626	113.85	83.22	82.45	9.01
城市 Urban areas	合计 Both sexes	13929	152.71	114.79	113.75	12.65
	男性 Male	9084	194.65	152.29	151.23	16.88
	女性 Female	4845	108.76	78.38	77.61	8.30
农村 Rural areas	合计 Both sexes	14964	181.04	142.69	141.83	16.45
	男性 Male	10183	238.73	197.11	196.32	22.67
	女性 Female	4781	119.52	89.42	88.65	9.88

3.2.4 全部恶性肿瘤(ICD－10:C00－C96)年龄别死亡率

安徽省肿瘤登记地区全部恶性肿瘤年龄别死亡率,0～49岁年龄段处于较低水平,50～54岁年龄组以上开始快速上升,85＋岁年龄段达到最高。城市地区和农村地区变化趋势跟全省变化趋势基本相同。

年龄别死亡率男女城乡比较,城市男性与农村男性在0～49岁年龄段相差不大处于较低水平,随后年龄组城市男性年龄别死亡率均低于农村男性;城市女性在0～49岁段与农村女性相差不大,随后年龄组城市女性年龄别死亡率均高于农村女性。(表3－5,图3－3a～3－3d)

3.2.4 Age-specific mortality rate of all cancer sites(ICD－10:C00－C96)

The age-specific incidence of Anhui Province was relatively low at the age group of 0～49 years, and dramatically increased after 50～54 years old, reached peak at the age of 85＋ years old. The trend of age-specific incidence rate in urban areas was similar as that in rural areas.

There was no difference in cancer mortality for male between urban and rural areas in age younger than 50 years old, after that, the age-specific mortality for male in urban areas was lower than that in rural areas. There was no difference in cancer mortality for female between urban and rural areas in age younger than 50 years old, after that, the age-specific mortality for male in urban areas was higher than that in rural areas. (Table 3－5, Figure 3－3a～3－3d)

表 3 - 5 2013 年安徽省肿瘤登记地区恶性肿瘤年龄别死亡率(1/10 万)

Table 3 - 5 Age-specific mortality rates of all cancer sites in cancer registration areas,2013($1/10^5$)

年龄组 Age	全省 All			城市 Urban areas			农村 Rural areas		
	合计 Both sexes	男 Male	女 Female	合计 Both sexes	男 Male	女 Female	合计 Both sexes	男 Male	女 Female
合计 Total	166.17	215.70	113.85	152.71	194.65	108.76	181.04	238.73	119.52
0 -	4.10	4.74	3.35	6.33	9.60	2.34	1.99	0	4.28
1 -	3.36	4.42	2.08	3.77	3.94	3.57	2.95	4.89	0.59
5 -	2.59	3.14	1.94	2.35	2.40	2.30	2.79	3.78	1.62
10 -	2.00	1.24	2.87	2.40	1.63	3.30	1.68	0.94	2.54
15 -	4.06	5.72	2.19	3.88	4.90	2.74	4.23	6.51	1.66
20 -	5.25	5.89	4.58	3.76	3.65	3.87	7.31	9.02	5.55
25 -	8.03	9.46	6.54	9.00	10.24	7.74	6.98	8.63	5.22
30 -	10.89	11.85	9.90	9.47	9.26	9.69	12.39	14.54	10.13
35 -	23.82	29.76	17.72	22.73	29.07	16.25	25.02	30.50	19.35
40 -	56.32	68.10	44.40	48.34	53.02	43.66	66.27	86.68	45.32
45 -	98.45	119.33	77.24	81.57	100.95	61.99	122.16	144.98	98.81
50 -	150.10	184.50	113.35	166.00	193.80	135.99	134.75	175.44	91.75
55 -	272.07	364.07	178.11	226.63	296.16	156.51	329.19	448.28	205.66
60 -	484.99	668.58	291.20	414.94	568.17	255.53	562.42	777.94	331.25
65 -	665.75	908.94	408.95	549.52	742.88	348.85	798.37	1095.04	478.85
70 -	1093.48	1530.83	640.80	985.96	1353.82	608.79	1214.56	1728.20	677.22
75 -	1450.41	2026.54	911.88	1305.34	1771.86	864.28	1622.75	2333.01	967.75
80 -	1823.15	2598.31	1185.04	1807.40	2532.39	1179.18	1840.87	2677.03	1191.32
85 +	1930.72	2779.31	1421.95	1886.48	2626.94	1429.62	1983.01	2966.70	1413.09

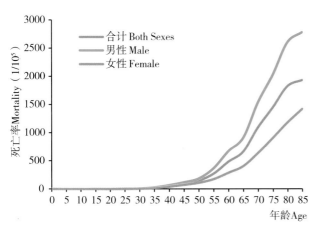

图 3 - 3a　安徽省肿瘤登记地区恶性肿瘤
年龄别死亡率,2013 年

Figure 3 - 3a　Age-specific mortality rate of all cancer sites
in cancer registration areas of Anhui Province,2013

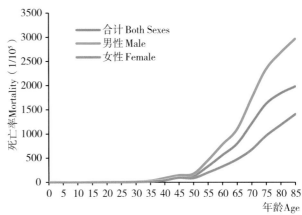

图 3 - 3c　农村肿瘤登记地区恶性肿瘤
年龄别死亡率,2013 年

Figure 3 - 3c　Age-specific mortality rate of all cancer sites
in rural areas of Anhui Province,2013

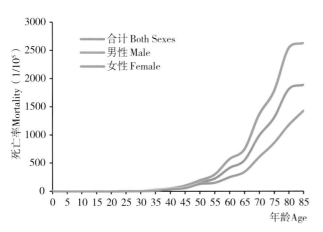

图 3 - 3b　城市肿瘤登记地区恶性肿瘤
年龄别死亡率,2013 年

Figure 3 - 3b　Age-specific mortality rate of all cancer sites
in urban areas of Anhui Province,2013

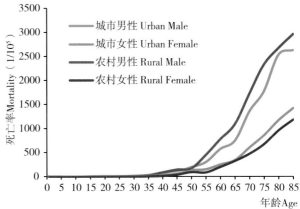

图 3 - 3d　城市和农村肿瘤登记地区恶性肿瘤
年龄别死亡率,2013 年

Figure 3 - 3d　Age-specific mortality rate of all cancer sites
in urban and rural areas of Anhui Province,2013

3.3 安徽省肿瘤登记地区前 10 位恶性肿瘤

3.3.1 安徽省肿瘤登记地区前 10 位恶性肿瘤发病情况

安徽省肿瘤登记地区恶性肿瘤发病第一位的是肺癌，其次为胃癌、食管癌、肝癌和乳腺癌，前 10 位恶性肿瘤占全部恶性肿瘤的 79.45%。男性发病第 1 位恶性肿瘤为肺癌，其次为胃癌、食管癌、肝癌和结直肠癌，男性前 10 位恶性肿瘤占全部恶性肿瘤的 87.85%；女性发病第 1 位恶性肿瘤为肺癌，其次为胃癌、乳腺癌、结直肠癌和食管癌，女性前 10 位恶性肿瘤占全部恶性肿瘤的 78.71%。（表 3－6，图 3－4a～3－4f）

3.3 The 10 most common cancers in cancer registration areas in Anhui Province

3.3.1 Incidence of the 10 most common cancers

For incidence, the 10 most common cancers accounted for 79.45% of all cancers. Lung was the leading site of cancer incidence, followed by stomach, oesophagus, liver and breast. In males, Lung cancer was the most common cancer followed by cancers of stomach, esophagus, liver and colorectal. The 10 most common cancers accounted for 87.85% of all cancers in males. In females, lung cancer was the most common cancer followed by cancers of stomach, breast, colorectal and esophagus. The 10 most common cancers accounted for 78.71% of all cancers in females. (Table 3－6, Figure 3－4a～3－4f)

表 3-6 2013 年安徽省肿瘤登记地区前 10 位恶性肿瘤发病主要指标

Table 3-6 Incidence of the 10 most common cancers in Anhui Province,2013

顺位 Rank	合计 Both sexes				男性 Male				女性 Female			
	部位 Site	发病率 Incidence rate (1/10^5)	构成 (%)	中标率 ASR China (1/10^5)	部位 Site	发病率 Incidence rate (1/10^5)	构成 (%)	中标率 ASR China (1/10^5)	部位 Site	发病率 Incidence rate (1/10^5)	构成 (%)	中标率 ASR China (1/10^5)
1	气管,支气管,肺 C33-C34 Traches,bronchus and lung	51.93	19.04	39.94	气管,支气管,肺 C33-C34 Traches,bronchus and lung	72.85	22.30	58.24	气管,支气管,肺 C33-C3 Traches,bronchus and lung	29.84	13.83	22.02
2	胃 C16 Stomach	50.34	18.46	39.23	胃 C16 Stomach	71.08	21.76	57.19	胃 C16 Stomach	28.42	13.17	21.26
3	食管 C15 Oesophagus	30.11	11.04	23.19	食管 C15 Oesophagus	43.56	13.34	34.87	乳房 C50 Breast	27.75	12.86	22.76
4	肝脏 C22 Liver	28.02	10.27	22.23	肝脏 C22 Liver	40.07	12.27	32.91	结直肠 C18-21 Colon,Rectum & Anus	18.01	8.35	13.83
5	乳房 C50 Breast	27.75	5.06	22.76	结直肠 C18-21 Colon,Rectum & Anus	24.70	7.56	19.98	食管 C15 Oesophagus	15.91	7.37	11.48
6	结直肠 C18-21 Colon,Rectum & Anus	21.45	7.86	16.87	胰腺 C25 Pancreas	7.78	2.38	6.26	肝脏 C22 Liver	15.29	7.09	11.40
7	子宫颈 C53 Cervix uteri	14.29	2.55	11.74	前列腺 C61 Prostate	7.33	2.25	5.75	子宫颈 C53 Cervix uteri	14.29	6.62	11.74
8	前列腺 C61 Prostate	7.33	1.38	5.75	脑,神经系统 C70-C72 Brain,nervous system	7.02	2.15	6.02	脑,神经系统 C70-C72 Brain,nervous system	7.13	3.30	5.94
9	脑,神经系统 C70-C72 Brain,nervous system	7.07	2.59	5.97	白血病 C91-95 Leukemia	6.39	1.96	5.75	子宫体及子宫部位不明 C54-55 Uterus & Unspecified	6.71	3.11	5.51
10	子宫体及子宫部位不明 C54-55 Uterus & Unspecified	6.71	1.20	5.51	膀胱 C67 Bladder	6.15	1.88	4.89	卵巢 C56 Ovary	6.49	3.01	5.39
	前 10 位 Top 10 sites	245.00	79.45	193.19	前 10 位 Top 10 sites	286.93	87.85	231.86	前 10 位 Top 10 sites	169.84	78.71	131.33

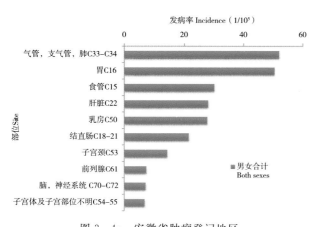

图 3－4a　安徽省肿瘤登记地区
前 10 位恶性肿瘤发病率,2013

Figure 3－4a　Incidence of the 10 most common
cancers in Anhui Province,2013

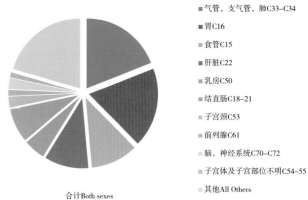

图 3－4d　安徽省肿瘤登记地区发病
前 10 位恶性肿瘤构成(％),2013

Figure 3－4d　Proportion of the 10 most common
cancers in Anhui Province,2013

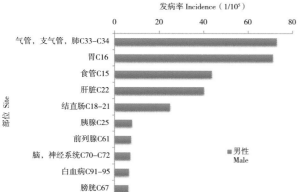

图 3－4b　安徽省肿瘤登记地区
男性前 10 位恶性肿瘤发病率,2013

Figure 3－4b　Incidence of the 10 most common
cancers for male in Anhui Province,2013

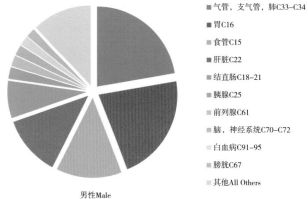

图 3－4e　安徽省肿瘤登记地区
男性发病前 10 位恶性肿瘤构成(％),2013

Figure 3－4e　Proportion of the 10 most common
cancers for male in Anhui Province,2013

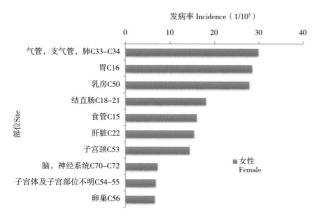

图 3－4c　安徽省肿瘤登记地区
女性前 10 位恶性肿瘤发病率,2013

Figure 3－4c　Incidence of the 10 most common
cancers for female in Anhui Province,2013

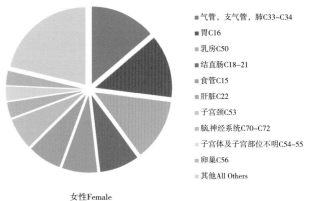

图 3－4f　安徽省肿瘤登记地区
女性发病前 10 位恶性肿瘤构成(％),2013

Figure 3－4f　Proportion of the 10 most common
cancers for female in Anhui Province,2013

3.3.2　安徽省城市肿瘤登记地区前 10 位恶性肿瘤发病情况

安徽省城市肿瘤登记地区恶性肿瘤发病第一位的是肺癌,其次为胃癌、乳腺癌、肝癌和结直肠癌,前 10 位恶性肿瘤占全部恶性肿瘤的 76.97%。男性发病第 1 位恶性肿瘤为肺癌,其次为胃癌、肝癌、食管癌和结直肠癌,男性前 10 位恶性肿瘤占全部恶性肿瘤的 86.34%;女性发病第 1 位恶性肿瘤为乳腺癌,其次为肺癌、胃癌、结直肠癌和子宫颈癌,女性前 10 位恶性肿瘤占全部恶性肿瘤的 76.91%。(表 3-7,图 3-5a～3-5f)

3.3.2　Incidence of the 10 most common cancers in urban areas

For incidence of cancer in urban areas,the 10 most common cancers accounted for 76.97% of all cancers. Lung cancer was the most frequently diagnosed cancer,followed by stomach cancer, breast cancer,liver cancer and colorectal cancer. In males, lung cancer was the most common cancer followed by stomach cancer,liver cancer, esophageal cancer and colorectal cancer. The 10 most common cancers accounted for 86.34% of all cancers in males. In females, breast cancer was the most common cancer followed by cancers of lung,stomach,colorectal and cervix uteri. The 10 most common cancers accounted for 76.91% of all cancers in females. (Table 3 - 7, Figure 3 - 5a～3 - 5d)

表 3-7　2013 年安徽省城市肿瘤登记地区前 10 位恶性肿瘤发病主要指标

Table 3-7　Incidence of the 10 most common cancers in Urban areas in Anhui Province, 2013

顺位 Rank	合计 Both sexes				男性 Male				女性 Female			
	部位 Site	发病率 Incidence rate (1/10⁵)	构成 (%)	中标率 ASR China (1/10⁵)	部位 Site	发病率 Incidence rate (1/10⁵)	构成 (%)	中标率 ASR China (1/10⁵)	部位 Site	发病率 Incidence rate (1/10⁵)	构成 (%)	中标率 ASR China (1/10⁵)
1	气管,支气管,肺 C33-C3 Traches,bronchus and lung	53.20	20.13	40.10	气管,支气管,肺 C33-C3 Traches,bronchus and lung	75.85	24.61	59.23	乳房 C50 Breast	32.62	14.95	26.12
2	胃 C16 Stomach	39.01	14.76	29.79	胃 C16 Stomach	54.23	17.59	42.69	气管,支气管,肺 C33-C3 Traches,bronchus and lung	29.47	13.51	21.40
3	乳房 C50 Breast	32.62	6.13	26.12	肝脏 C22 Liver	38.38	12.45	30.91	胃 C16 Stomach	23.05	10.57	16.96
4	肝脏 C22 Liver	26.72	10.11	20.85	食管 C15 Oesophagus	31.41	10.19	24.69	结直肠 C18-21 Colon,Rectum & Anus	20.29	9.30	15.35
5	结直肠 C18-21 Colon,Rectum & Anus	23.57	8.92	18.12	结直肠 C18-21 Colon,Rectum & Anus	26.7	8.66	20.99	子宫颈 C53 Cervix uteri	15.13	6.93	12.06
6	食管 C15 Oesophagus	21.15	8.00	15.97	前列腺 C61 Prostate	9.54	3.09	7.27	肝脏 C22 Liver	14.50	6.65	10.68
7	子宫颈 C53 Cervix uteri	15.13	2.80	12.06	胰腺 C25 Pancreas	8.64	2.80	6.80	食管 C15 Oesophagus	10.39	4.76	7.26
8	前列腺 C61 Prostate	9.54	1.85	7.27	膀胱 C67 Bladder	7.52	2.44	5.81	卵巢 C56 Ovary	7.65	3.51	6.29
9	卵巢 C56 Ovary	7.65	1.41	6.29	脑,神经系统 C70-C72 Brain,nervous system	7.14	2.31	5.95	甲状腺 C73 Thyroid	7.48	3.43	6.63
10	胰腺 C25 Pancreas	7.56	2.86	5.70	白血病 C91-95 Leukemia	6.77	2.20	5.94	脑,神经系统 C70-C72 Brain,nervous system	7.21	3.30	6.00
	前10位 Top 10 Sites	236.15	76.97	182.27	前10位 Top 10 Sites	266.18	86.34	210.28	前10位 Top 10 Sites	167.79	76.91	128.75

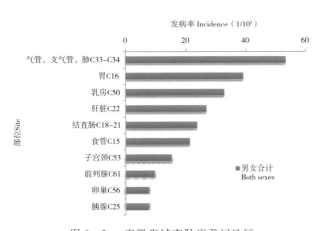

图 3-5a 安徽省城市肿瘤登记地区
前 10 位恶性肿瘤发病率,2013

Figure 3-5a Incidence of the 10 most common
cancers in urban areas,2013

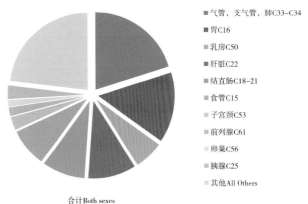

图 3-5d 安徽省城市肿瘤登记地区
发病前 10 位恶性肿瘤构成(%),2013

Figure 3-5d Proportion of the 10 most common
cancers in urban areas,2013

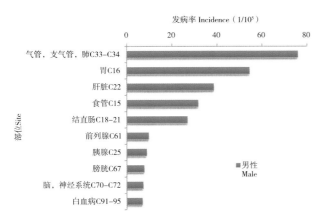

图 3-5b 安徽省城市肿瘤登记地区
男性前 10 位恶性肿瘤发病率,2013

Figure 3-5b Incidence of the 10 most common
cancers in urban areas for male,2013

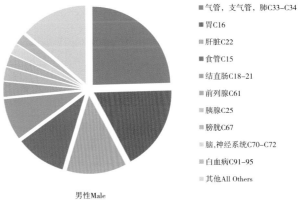

图 3-5e 安徽省城市肿瘤登记地区
发病男性前 10 位恶性肿瘤构成(%),2013

Figure 3-5e Proportion of the 10 most common
cancers in urban areas for male,2013

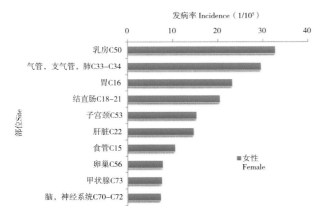

图 3-5c 安徽省城市肿瘤登记地区
女性前 10 位恶性肿瘤发病率,2013

Figure 3-5c Incidence of the 10 most common
cancers in urban areas for female,2013

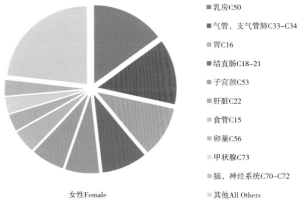

图 3-5f 安徽省城市肿瘤登记地区
女性发病前 10 位恶性肿瘤构成(%),2013

Figure 3-5f Proportion of the 10 most common
cancers in urban areas for female,2013

3.3.3 安徽省农村肿瘤登记地区前 10 位恶性肿瘤发病情况

安徽省农村肿瘤登记地区恶性肿瘤发病第一位的是胃癌,其次为肺癌、食管癌、肝癌和乳腺癌,前 10 位恶性肿瘤占全部恶性肿瘤的 83.55%。男性发病第 1 位恶性肿瘤为胃癌,其次为肺癌、食管癌、肝癌和结直肠癌,男性前 10 位恶性肿瘤占全部恶性肿瘤的 89.68%;女性发病第 1 位恶性肿瘤为胃癌,其次为肺癌、乳腺癌、肝癌和结直肠癌,女性前 10 位恶性肿瘤占全部恶性肿瘤的 81.45%。(表 3 - 8,图 3 - 6a～3 - 6f)

3.3.3 Incidence of the 10 most common cancers in rural areas

For incidence of cancer in rural areas, the 10 most common cancers accounted for 83.55% of all cancers. Stomach cancer was the most frequently diagnosed cancer, followed by Lung cancer, esophagus cancer, liver cancer and breast cancer. In males, stomach cancer was the most common cancer followed by lung cancer, esophageal cancer, liver cancer and colorectal cancer. The 10 most common cancers accounted for 89.68% of all cancers in males. In females, stomach cancer was the most common cancer followed by cancers of lung, breast, liver and colorectal. The 10 most common cancers accounted for 81.45% of all cancers in females. (Table 3 - 8, Figure 3 - 6a～3 - 6f)

表3-8 2013年安徽省农村肿瘤登记地区前10位恶性肿瘤发病主要指标

Table 3-8 Incidence of the 10 most common cancers in rural areas in Anhui Province,2013

顺位 Rank	合计 Both sexes				男性 Male				女性 Female			
	部位 Site	发病率 Incidence rate (1/10⁵)	构成(%)	中标率 ASR China (1/10⁵)	部位 Site	发病率 Incidence rate (1/10⁵)	构成(%)	中标率 ASR China (1/10⁵)	部位 Site	发病率 Incidence rate (1/10⁵)	构成(%)	中标率 ASR China (1/10⁵)
1	胃 C16 Stomach	62.84	22.28	50.22	胃 C16 Stomach	89.51	25.82	73.97	胃 C16 Stomach	34.40	16.14	26.31
2	气管,支气管,肺 C33-C3 Traches,bronchus and lung	50.53	17.92	39.89	气管,支气管,肺 C33-C3 Traches,bronchus and lung	69.56	20.06	57.20	气管,支气管,肺 C33-C3 Traches,bronchus and lung	30.25	14.19	22.90
3	食管 C15 Oesophagus	40.01	14.18	31.58	食管 C15 Oesophagus	56.85	16.40	46.70	乳房 C50 Breast	22.32	10.47	19.02
4	肝脏 C22 Liver	29.46	10.44	23.97	肝脏 C22 Liver	41.92	12.09	35.42	食管 C15 Oesophagus	22.05	10.34	16.39
5	乳房 C50 Breast	22.32	3.95	19.02	结直肠 C18-21 Colon,Rectum & Anus	22.51	6.49	18.89	肝脏 C22 Liver	16.17	7.59	12.30
6	结直肠 C18-21 Colon,Rectum & Anus	19.10	6.77	15.54	脑,神经系统 C70-C72 Brain,nervous system	6.89	1.99	6.11	结直肠 C18-21 Colon,Rectum & Anus	15.47	7.26	12.25
7	子宫颈 C53 Cervix uteri	13.35	2.29	11.43	胰腺 C25 Pancreas	6.85	1.97	5.68	子宫颈 C53 Cervix uteri	13.35	6.26	11.43
8	脑,神经系统 C70-C72 Brain,nervous system	6.97	2.47	6.04	白血病 C91-95 Leukemia	5.98	1.72	5.53	脑,神经系统 C70-C72 Brain,nervous system	7.05	3.31	5.95
9	子宫体及子宫部位不明 C54-55 Uterus & Unspecified	6.82	1.17	5.74	淋巴瘤 C81-85,88,90,96 Malignant Lymphoma	5.98	1.72	5.14	子宫体及子宫部位不明 C54-55 Uterus & Unspecified	6.82	3.20	5.74
10	白血病 C91-95 Leukemia	5.86	2.08	5.31	前列腺 C61 Prostate	4.92	1.42	4.00	白血病 C91-95 Leukemia	5.72	2.69	5.09
	前10位 Top 10 Sites	257.26	83.55	208.74	前10位 Top 10 Sites	310.97	89.68	258.64	前10位 Top 10 Sites	173.6	81.45	137.38

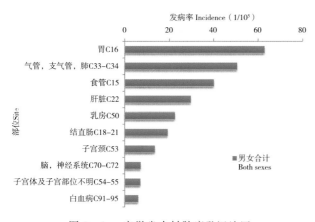

图 3-6a　安徽省农村肿瘤登记地区
前 10 位恶性肿瘤发病率,2013

Figure 3-6a　Incidence of the 10 most common
cancers in rural areas,2013

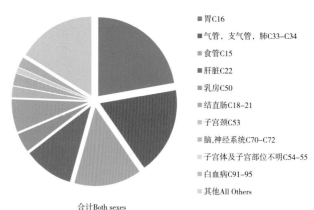

图 3-6d　安徽省农村肿瘤登记地区
发病前 10 位恶性肿瘤构成(%),2013

Figure 3-6d　Proportion of the 10 most common
cancers in rural areas,2013

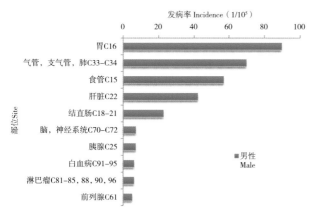

图 3-6b　安徽省农村肿瘤登记地区
男性前 10 位恶性肿瘤发病率,2013

Figure 3-6b　Incidence of the 10 most common
cancers in rural areas for male,2013

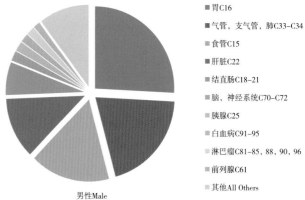

图 3-6e　安徽省农村肿瘤登记地区
男性发病前 10 位恶性肿瘤构成(%),2013

Figure 3-6e　Proportion of the 10 most common
cancers in rural areas for male,2013

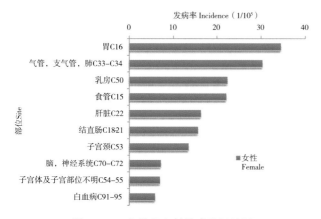

图 3-6c　安徽省农村肿瘤登记地区
女性前 10 位恶性肿瘤发病率,2013

Figure 3-6c　Incidence of the 10 most common
cancers in rural areas for female,2013

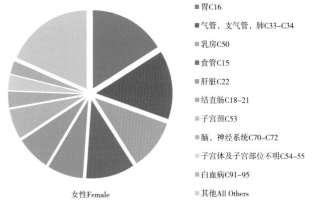

图 3-6f　安徽省农村肿瘤登记地区
女性发病前 10 位恶性肿瘤构成(%),2013

Figure 3-6f　Proportion of the 10 most common
cancers in rural areas for female,2013

3.3.4 安徽省肿瘤登记地区前 10 位恶性肿瘤死亡情况

安徽省肿瘤登记地区恶性肿瘤死亡第一位的是肺癌,其次为胃癌、肝癌、食管癌和结直肠癌,前 10 位恶性肿瘤占全部恶性肿瘤的 86.78%。男性死亡第 1 位恶性肿瘤为肺癌,其次为胃癌、肝癌、食管癌和结直肠癌,男性前 10 位恶性肿瘤占全部恶性肿瘤的 91.32%;女性死亡第 1 位恶性肿瘤为肺癌,其次为胃癌、肝癌、食管癌和结直肠癌,女性前 10 位恶性肿瘤占全部恶性肿瘤的 83.47%。(表 3-9,图 3-7a～3-7f)

3.3.4 The leading causes of cancer death

Ten of the leading causes of cancer death accounted for 86.78% of all cancer deaths. Lung cancer was the leading cause of cancer deaths, followed by cancers of stomach, liver, esophagus and colorectal. In males, lung cancer was the leading cause of cancer death followed by cancers of stomach, liver, esophagus and colorectal. Ten of leading causes of cancer death accounted for 91.32% of all cancer deaths in males. In females, the five leading causes of cancer death were lung cancer, stomach cancer, liver cancer, esophagus and colorectal cancer. Ten of leading causes of cancer death accounted for 83.47% of all cancer deaths in females. (Table 3-9, Figure 3-7a～3-7f)

表 3-9 2013 年安徽省肿瘤登记地区前 10 位恶性肿瘤死亡主要指标

Table 3-9　Mortality of the leading cause of cancer death in Anhui Province, 2013

顺位 Rank	合计 Both sexes 部位 Site	发病率 Incidence rate (1/10⁵)	构成 (%)	中标率 ASR China (1/10⁵)	男性 Male 部位 Site	发病率 Incidence rate (1/10⁵)	构成 (%)	中标率 ASR China (1/10⁵)	女性 Female 部位 Site	发病率 Incidence rate (1/10⁵)	构成 (%)	中标率 ASR China (1/10⁵)
1	气管,支气管,肺 C33-C3 Traches,bronchus and lung	38.65	23.26	29.21	气管,支气管,肺 C33-C3 Traches,bronchus and lung	54.96	25.48	43.57	气管,支气管,肺 C33-C3 Traches,bronchus and lung	21.43	18.82	15.38
2	胃 C16 Stomach	33.57	20.20	25.48	胃 C16 Stomach	46.76	21.68	37.16	胃 C16 Stomach	19.63	17.24	14.00
3	肝脏 C22 Liver	23.43	14.10	18.44	肝脏 C22 Liver	33.83	15.68	27.65	肝脏 C22 Liver	12.43	10.92	9.10
4	食管 C15 Oesophagus	20.33	12.23	15.29	食管 C15 Oesophagus	28.86	13.38	22.96	食管 C15 Oesophagus	11.31	9.93	7.71
5	结直肠 C18-21 Colon,Rectum & Anus	10.12	6.09	7.71	结直肠 C18-21 Colon,Rectum & Anus	11.61	5.38	9.32	结直肠 C18-21 Colon,Rectum & Anus	8.55	7.51	6.17
6	乳房 C50 Breast	6.84	2.07	5.35	胰腺 C25 Pancreas	6.33	2.93	5.07	乳房 C50 Breast	6.84	6.00	5.35
7	胰腺 C25 Pancreas	5.52	3.32	4.23	脑,神经系统 C70-C72 Brain,nervous system	4.39	2.03	3.70	胰腺 C25 Pancreas	4.67	4.10	3.40
8	脑,神经系统 C70-C72 Brain,nervous system	3.94	2.37	3.21	白血病 C91-95 Leukemia	3.77	1.75	3.25	子宫颈 C53 Cervix uteri	3.73	3.27	2.97
9	子宫颈 C53 Cervix uteri	3.73	1.09	2.97	前列腺 C61 Prostate	3.27	1.52	2.51	脑,神经系统 C70-C72 Brain,nervous system	3.47	3.04	2.71
10	白血病 C91-95 Leukemia	3.40	2.05	2.89	淋巴瘤 C81-85,88,90,96 Malignant Lymphoma	3.22	1.49	2.67	白血病 C91-95 Leukemia	3.00	2.64	2.56
	前 10 位 Top 10 Sites	149.53	86.78	114.78	前 10 位 Top 10 Sites	197.00	91.32	157.86	前 10 位 Top 10 Sites	95.06	83.47	69.35

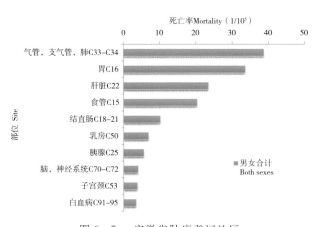

图 3-7a 安徽省肿瘤登记地区
前 10 位恶性肿瘤死亡率,2013

Figure 3-7a Mortality of the leading cancers
of cancer death in Anhui Province,2013

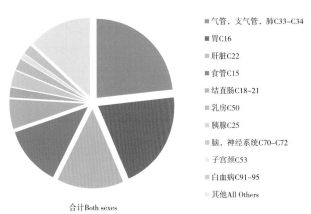

图 3-7d 安徽省肿瘤登记地区
死亡前 10 位恶性肿瘤构成(％),2013

Figure 3-7d Proportion of the leading cancers
of cancer death in Anhui Province,2013

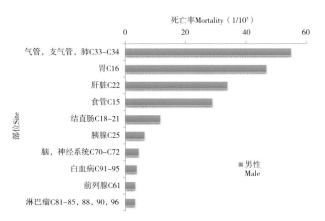

图 3-7b 安徽省肿瘤登记地区
男性前 10 位恶性肿瘤死亡率,2013

Figure 3-7b Mortality of the leading cancers
of cancer death in Anhui Province for male,2013

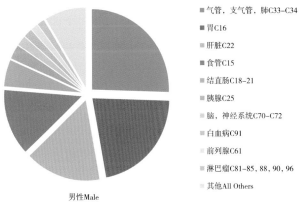

图 3-7e 安徽省肿瘤登记地区
男性死亡前 10 位恶性肿瘤构成(％),2013

Figure 3-7e Proportion of the leading cancers
of cancer death for male,2013

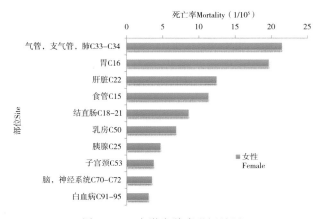

图 3-7c 安徽省肿瘤登记地区
女性前 10 位恶性肿瘤死亡率,2013

Figure 3-7c Mortality of the leading cancers
of cancer death in Anhui Province for female,2013

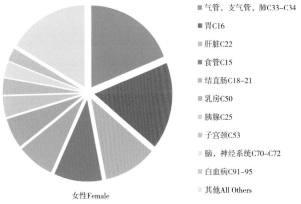

图 3-7f 安徽省肿瘤登记地区
女性死亡前 10 位恶性肿瘤构成(％),2013

Figure 3-7f Proportion of the leading cancers
of cancer death for female,2013

3.3.5 安徽省城市肿瘤登记地区前 10 位恶性
肿瘤死亡情况

    安徽省城市肿瘤登记地区恶性肿瘤死亡第一位的是肺癌，其次为胃癌、肝癌、食管癌和结直肠癌，前 10 位恶性肿瘤占全部恶性肿瘤的 83.74％。男性死亡第 1 位恶性肿瘤为肺癌，其次为胃癌、肝癌、食管癌和结直肠癌，男性前 10 位恶性肿瘤占全部恶性肿瘤的 90.02％；女性死亡第 1 位恶性肿瘤为肺癌，其次为胃癌、肝癌、结直肠癌和食管癌，女性前 10 位恶性肿瘤占全部恶性肿瘤的 81.82％。（表 3 - 10，图 3 - 8a～3 - 8f）

3.3.5 The leading causes of cancer death in urban areas

    For mortality of cancer in urban areas, the top ten leading causes of cancer death accounted for 83.74％ of all cancers. Lung cancer was the leading causes of cancer death, followed by cancer of stomach, liver, esophagus and colorectal. In males, lung cancer was the most common cancer followed by cancer of stomach, liver, esophagus and colorectal. The top ten leading causes of cancer death accounted for 90.02％ of all cancers in males. In females, lung cancer was the most common cancer followed by stomach cancer, liver cancer, colorectal cancer and esophagus cancer. The top ten leading causes of cancer death accounted for 81.82％ of all cancers in females. (Table 3 - 10, Figure 3 - 8a～3 - 8f)

表 3－10 2013年安徽省城市肿瘤登记地区前10位恶性肿瘤死亡主要指标

Table 3－10 Mortality of the leading cause of cancer death in urban areas,2013

顺位 Rank	合计 Both sexes 部位 Site	发病率 Incidence rate (1/10⁵)	构成 (%)	中标率 ASR China (1/10⁵)	男性 Male 部位 Site	发病率 Incidence rate (1/10⁵)	构成 (%)	中标率 ASR China (1/10⁵)	女性 Female 部位 Site	发病率 Incidence rate (1/10⁵)	构成 (%)	中标率 ASR China (1/10⁵)
1	气管,支气管,肺 C33－C3 Traches,bronchus and lung	39.59	25.92	29.28	气管,支气管,肺 C33－C3 Traches,bronchus and lung	56.57	29.06	43.73	气管,支气管,肺 C33－C3 Traches,bronchus and lung	21.80	20.04	15.36
2	胃 C16 Stomach	24.79	16.23	18.41	胃 C16 Stomach	34.07	17.50	26.40	胃 C16 Stomach	15.06	13.85	10.60
3	肝脏 C22 Liver	20.68	13.54	15.94	肝脏 C22 Liver	30.00	15.41	23.92	肝脏 C22 Liver	10.91	10.03	7.91
4	食管 C15 Oesophagus	14.68	9.61	10.84	食管 C15 Oesophagus	20.81	10.69	16.25	结直肠 C18－21 Colon,Rectum & Anus	9.56	8.79	6.82
5	结直肠 C18－21 Colon,Rectum & Anus	10.85	7.11	8.13	结直肠 C18－21 Colon,Rectum & Anus	12.09	6.21	9.49	食管 C15 Oesophagus	8.26	7.60	5.45
6	乳房 C50 Breast	8.04	2.61	6.18	胰腺 C25 Pancreas	6.81	3.50	5.32	乳房 C50 Breast	8.04	7.39	6.18
7	胰腺 C25 Pancreas	6.11	4.00	4.57	前列腺 C61 Prostate	3.94	2.03	2.92	胰腺 C25 Pancreas	5.37	4.93	3.82
8	前列腺 C61 Prostate	3.94	1.32	2.92	脑·神经系统 C70－C72 Brain,nervous system	3.81	1.96	3.14	子宫颈 C53 Cervix uteri	3.66	3.36	2.86
9	子宫颈 C53 Cervix uteri	3.66	1.17	2.86	白血病 C91－95 Leukemia	3.73	1.92	3.16	胆囊及其他 C23－C2 Gallbladder etc.	3.34	3.08	2.33
10	脑·神经系统 C70－C72 Brain,nervous system	3.41	2.23	2.74	淋巴瘤 C81－85,88,90,96 Malignant Lymphoma	3.39	1.74	2.72	脑·神经系统 C70－C72 Brain,nervous system	2.99	2.75	2.35
	前10位 Top 10 Sites	135.75	83.74	101.87	前10位 Top 10 Sites	175.22	90.02	137.05	前10位 Top 10 Sites	88.99	81.82	63.68

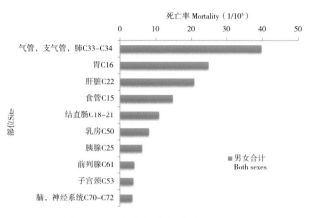

图 3－8a　安徽省城市肿瘤登记地区
前 10 位恶性肿瘤死亡率，2013
Figure 3－8a　Mortality of the 10 leading
causes of cancer death in urban areas，2013

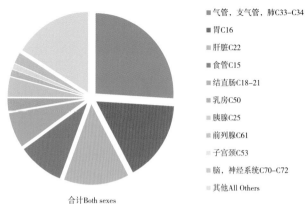

图 3－8d　安徽省城市肿瘤登记地区
死亡前 10 位恶性肿瘤构成（％），2013
Figure 3－8d　Proportion of the 10 leading
causes of cancer death in urban areas，2013

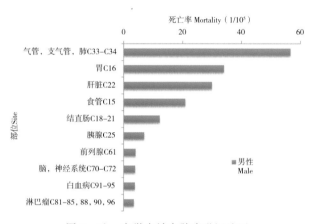

图 3－8b　安徽省城市肿瘤登记地区
男性前 10 位恶性肿瘤死亡率，2013
Figure 3－8b　Mortality of the 10 leading causes
of cancer death in urban areas for male，2013

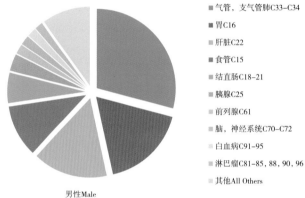

图 3－8e　安徽省城市肿瘤登记地区
男性死亡前 10 位恶性肿瘤构成（％），2013
Figure 3－8e　Proportion of the 10 leading
causes of cancer death in urban areas for male，2013

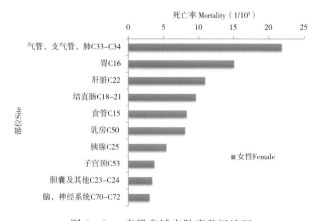

图 3－8c　安徽省城市肿瘤登记地区
女性前 10 位恶性肿瘤死亡率，2013
Figure 3－8c　Mortality of the 10 leading
causes of cancer death in urban areas for female，2013

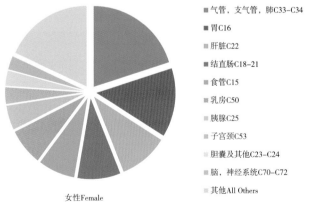

图 3－8f　安徽省城市肿瘤登记地区
女性死亡前 10 位恶性肿瘤构成（％），2013
Figure 3－8f　Proportion of the 10 leading
causes of cancer death in urban areas for female，2013

3.3.6 安徽省农村肿瘤登记地区前 10 位恶性肿瘤死亡情况

安徽省农村肿瘤登记地区恶性肿瘤死亡第一位的是胃癌,其次为肺癌、食管癌、肝癌和结直肠癌,前 10 位恶性肿瘤占全部恶性肿瘤的 88.85％。男性死亡第 1 位恶性肿瘤为胃癌,其次为肺癌、肝癌、食管癌和结直肠癌,男性前 10 位恶性肿瘤占全部恶性肿瘤的 92.51％;女性死亡第 1 位恶性肿瘤为胃癌,其次为肺癌、食管癌、肝癌和结直肠癌,女性前 10 位恶性肿瘤占全部恶性肿瘤的 85.72％。(表 3－11,图 3－9a～3－9f)

3.3.6 The leading causes of cancer death in rural areas

For mortality of cancer inrural areas,the top ten leading causes of cancer death accounted for 88.85％ of all cancers. Stomach cancer was the leading causes of cancer death,followed by cancer of lung, esophagus, liver and colorectal. In males,stomach cancer was the most common cancer followed by cancer of lung, liver, esophagus and colorectal. The top ten leading causes of cancer death accounted for 92.51％ of all cancers in males. In females,stomach cancer was the most common cancer followed by lung cancer, esophagus cancer, liver cancer and colorectal cancer. The top ten leading causes of cancer death accounted for 85.72％ of all cancers in females. (Table 3－11,Figure 3－8a～3－9f)

表 3 - 11　2013 年安徽省农村肿瘤登记地区前 10 位恶性肿瘤死亡主要指标

Table 3 - 11　Mortality of the leading cause of cancer death in rural areas, 2013

顺位 Rank	合计 Both sexes 部位 Site	发病率 Incidence rate $(1/10^5)$	构成 (%)	中标率 ASR China $(1/10^5)$	男性 Male 部位 Site	发病率 Incidence rate $(1/10^5)$	构成 (%)	中标率 ASR China $(1/10^5)$	女性 Female 部位 Site	发病率 Incidence rate $(1/10^5)$	构成 (%)	中标率 ASR China $(1/10^5)$
1	胃 C16 Stomach	43.26	23.9	33.71	胃 C16 Stomach	60.65	25.41	49.65	胃 C16 Stomach	24.72	20.69	17.97
2	气管,支气管,肺 C33 - C3 Traches,bronchus and lung	37.62	20.78	29.23	气管,支气管,肺 C33 - C3 Traches,bronchus and lung	53.19	22.28	43.45	气管,支气管,肺 C33 - C3 Traches,bronchus and lung	21.02	17.59	15.51
3	食管 C15 Oesophagus	26.56	14.67	20.44	肝脏 C22 Liver	38.03	15.93	32.09	食管 C15 Oesophagus	14.70	12.30	10.31
4	肝脏 C22 Liver	26.46	14.62	21.46	食管 C15 Oesophagus	37.67	15.78	30.73	肝脏 C22 Liver	14.12	11.82	10.59
5	结直肠 C18 - 21 Colon,Rectum & Anus	9.32	5.15	7.31	结直肠 C18 - 21 Colon,Rectum & Anus	11.09	4.64	9.18	结直肠 C18 - 21 Colon,Rectum & Anus	7.42	6.21	5.54
6	乳房 C50 Breast	5.50	1.56	4.44	胰腺 C25 Pancreas	5.79	2.43	4.81	乳房 C50 Breast	5.5	4.60	4.44
7	脑,神经系统 C70 - C72 Brain,nervous system	4.88	2.69	3.86	脑,神经系统 C70 - C72 Brain,nervous system	5.02	2.10	4.32	脑,神经系统 C70 - C72 Brain,nervous system	4.00	3.35	3.15
8	胰腺 C25 Pancreas	4.52	2.50	3.75	白血病 C91 - 95 Leukemia	3.82	1.60	3.37	胰腺 C25 Pancreas	3.90	3.26	2.95
9	子宫颈 C53 Cervix uteri	3.80	1.02	3.12	淋巴瘤 C81 - 85,88,90,96 Malignant Lymphoma	3.05	1.28	2.61	子宫颈 C53 Cervix uteri	3.80	3.18	3.12
10	白血病 C91 - 95 Leukemia	3.54	1.96	3.07	前列腺 C61 Prostate	2.53	1.06	2.02	白血病 C91 - 95 Leukemia	3.25	2.72	2.77
	前 10 位 Top 10 Sites	165.46	88.85	130.39	前 10 位 Top 10 Sites	220.84	92.51	182.23	前 10 位 Top 10 Sites	102.43	85.72	76.35

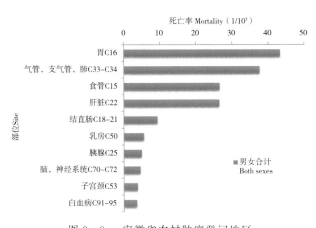

图 3 - 9a 安徽省农村肿瘤登记地区
前 10 位恶性肿瘤死亡率,2013
Figure 3 - 9a Mortality of the 10 leading causes
of cancer death in rural areas,2013

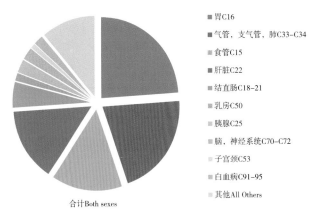

图 3 - 9d 安徽省农村肿瘤登记地区
死亡前 10 位恶性肿瘤构成(%),2013
Figure 3 - 9d Proportion of the 10 leading causes
of cancer death in rural areas,2013

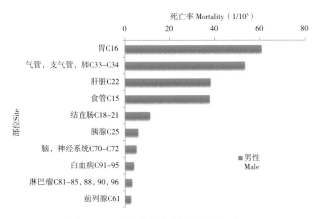

图 3 - 9b 安徽省农村肿瘤登记地区
男性前 10 位恶性肿瘤死亡率,2013
Figure 3 - 9b Mortality of the 10 leading causes
of cancer death in rural areas for male,2013

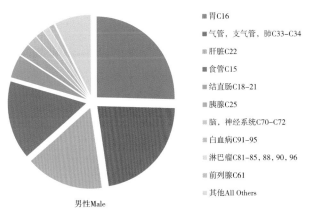

图 3 - 9e 安徽省农村肿瘤登记地区
男性死亡前 10 位恶性肿瘤构成(%),2013
Figure 3 - 9e Proportion of the10 leading causes
of cancer death in rural areas for male,2013

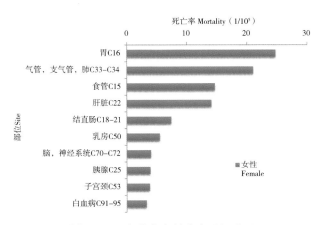

图 3 - 9c 安徽省农村肿瘤登记地区
女性前 10 位恶性肿瘤死亡率,2013
Figure 3 - 9c Mortality of the 10 leading causes
of cancer death in rural areas for female,2013

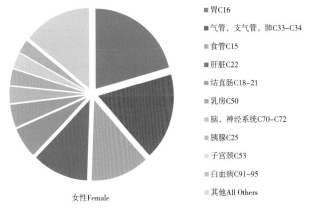

图 3 - 9f 安徽省农村肿瘤登记地区
女性死亡前 10 位恶性肿瘤构成(%),2013
Figure 3 - 9f Proportion of the 10 leading causes
of cancer death in rural areas for female,2013

4 各部位恶性肿瘤的发病与死亡

4 Cancer Incidence and mortality by sites

4.1 口腔和咽喉(除外鼻咽)(C00-C10,C12-C14)

4.1 Oral Cavity & pharynx but Nasopharynx (C00-C10,C12-C14)

　　2013 年,安徽省肿瘤登记地区口腔与咽喉癌新发病例数为 403 例,发病率为 2.32/10 万,中国人口标化率为 1.85/10 万,世界人口标化率为 1.82/10 万,占全部癌症发病的 0.85%。其中男性新发病例数为 267 例,女性为 136 例。男性中标率为女性的 1.97 倍,城市中标率为农村的 1.07 倍。2013 年,因口腔与咽喉癌死亡病例数为 194 例,死亡率为 1.12/10 万,中国人口标化率 0.86/10 万,世界人口标化率为 0.87 /10 万,占全部癌症死亡的 0.67%。其中男性口腔与咽喉癌死亡病例数为 134 例,女性为 60 例。男性中标率为女性的 2.46 倍,城市中标率为农村的 1.12 倍。口腔与咽喉癌发病和死亡的 0~74 岁累积率分别为 0.21%和 0.10%。

In 2013,There were 403 new cases diagnosed as oral cavity and pharynx in Anhui cancer registration areas(267 males and 136 females),with the crude incidence rate of 2.32 per 100000 (1.85 per 100000 for ASR China and 1.82 per 100000 for ASR World),accounting for 0.85% of all cancer cases. The ASR China in male was 1.97 times as high as that in female. The ASR China in urban areas was 1.07 times as high as that in rural areas. A total of 194 cases died of oral cavity and pharynx but nasopharynx cancer in 2013 (134 males and 60 females),with the crude mortality of 1.12 per 100000 (0.86 per 100000 for ASR China and 0.87 per 100000 for ASR World). accounting for 0.67% of all cancer cases. The ASR China in male was 2.46 times as high as that in female. The ASR China in urban areas was 1.12 times as high as that in rural areas. The cumulative rates of incidence and mortality from 0 to 74 years were 0.21% and 0.10%,respectively.

　　口腔与咽喉癌年龄别发病率和死亡率在 40 岁之前均处于较低水平,40 岁以后快速上升,发病率和死亡率均在 75~79 岁年龄组达到高峰,男性高于女性。城市和农村地区年龄别率的水平虽然有一定的差异,但总体趋势类同。(表 4-1,图 4-1a~4-1f)

The age-specific incidence and mortality rates were ralatively low before 40 years old and increased dramatically since then. Both incidence and mortality reached the peak at the age group of 75~79 years. Incidence and mortality rates in male were generally higher than those in female. The age-specific incidence and mortality rates varied in urban and rural areas with similar curves. (Table 4-1,Figure 4-1a~4-1f)

在报告亚部位的病例中，28.8％的口腔与咽喉癌发生在口腔，其次是舌占 19.6％，涎腺占 18.1％，下咽占 9.7％，唇占 8.7％，扁桃体占 4％，咽部其他占 5.4％，咽部不详占 5.7％。（图 4 - 1g）

城市地区口腔与咽喉癌发病率和死亡率高于农村。在 18 个肿瘤登记地区中，男性口腔与咽喉癌标化发病率最高的是肥西县（4.51/10 万），其次为蚌埠市区和长丰县；女性标化发病率最高的是肥西县（4.99/10 万），其次为肥东县和巢湖市。男性标化死亡率最高的是巢湖市（2.25/10 万），其次为合肥市区和芜湖市区；女性标化死亡率最高的是铜陵市区（1.57/10 万），其次为长丰县和肥西县。（图4 - 1h）

Oral cavity and pharynx cancer occurred more frequently in mouth (28.8％), then in tongue (19.6％), salivary gland (18.1％), hypopharynx(9.7％), lip(8.7％), tonsil(4％), other oropharynx (5.4％) and pharynx unspecified(5.7％). (Figure 4 - 1g)

The oral cavity and pharynx cancer incidence and mortality were higher in the rural areas than these in urban areas. Among the 18 cancer registration areas, Feixi County had the highest standardized incidence rate of esophageal cancer with 4.51 per 100000 in male, followed by Bengbu City and Changfeng County. In female, Feixi County had the highest standardized incidence rate of oral cavity and pharynx cancer with 4.99 per 100000, followed by Feidong County and Chaohu City. Chaohu City had the highest standardized mortality of oral cavity and pharynx cancer with 2.25 per 100000 in male, followed by Hefei City and Wuhu City. In female, Tongling City had the highest standardized incidence rate of esophageal cancer with 1.57 per 100000, followed by Changfeng County and Feixi County. (Figure 4 - 1h)

表 4 - 1　2013 年安徽省肿瘤登记地区口腔与咽喉癌发病与死亡

Table 4 - 1　Incidence and mortality of oral cavity and pharynx cancer in Anhui Province,2013

地区 Area	性别 Sex	病例 No. cases	粗率 Crude rate (1/10⁵)	构成 （％）	中标率 ASR China (1/10⁵)	世标率 ASR world (1/10⁵)	累积率 CUM. rate 0～74(％)
发病 Incidence							
全省合计 All	合计 Both	403	2.32	0.85	1.85	1.82	0.21
	男性 Male	267	2.99	0.92	2.46	2.41	0.29
	女性 Female	136	1.61	0.75	1.24	1.23	0.13
全省城市 Urban areas	合计 Both	223	2.44	0.93	1.92	1.87	0.21
	男性 Male	153	3.28	1.06	2.67	2.60	0.29
	女性 Female	70	1.57	0.72	1.16	1.13	0.13
全省农村 Rural areas	合计 Both	180	2.18	0.77	1.79	1.78	0.21
	男性 Male	114	2.67	0.77	2.23	2.21	0.28
	女性 Female	66	1.65	0.77	1.34	1.33	0.14

（续表）

地区 Area	性别 Sex	病例 No. cases	粗率 Crude rate （1/10⁵）	构成 （%）	中标率 ASR China （1/10⁵）	世标率 ASR world （1/10⁵）	累积率 CUM. rate 0~74（%）
死亡 Mortality							
全省合计 All	合计 Both	194	1.12	0.67	0.86	0.87	0.10
	男性 Male	134	1.50	0.70	1.23	1.23	0.14
	女性 Female	60	0.71	0.62	0.50	0.50	0.05
全省城市 Urban areas	合计 Both	109	1.19	0.78	0.91	0.92	0.11
	男性 Male	75	1.61	0.83	1.30	1.29	0.16
	女性 Female	34	0.76	0.70	0.52	0.54	0.07
全省农村 Rural areas	合计 Both	85	1.03	0.57	0.81	0.81	0.08
	男性 Male	59	1.38	0.58	1.15	1.17	0.12
	女性 Female	26	0.65	0.54	0.48	0.46	0.04

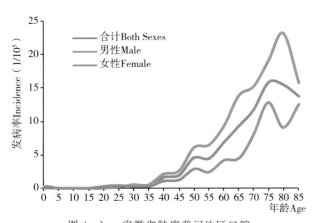

图 4-1a　安徽省肿瘤登记地区口腔
与咽喉癌年龄别发病率,2013

Figure 4-1a　Age-specific incidence rates of oral cavity
and pharynx cancer in Anhui Province,2013

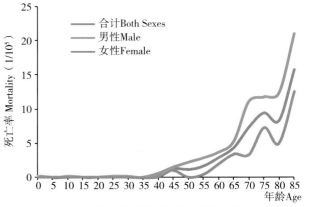

图 4-1d　安徽省肿瘤登记地区口腔
与咽喉癌年龄别死亡率,2013

Figure 4-1d　Age-specific mortality of oral cavity
and pharynx cancer in Anhui Province,2013

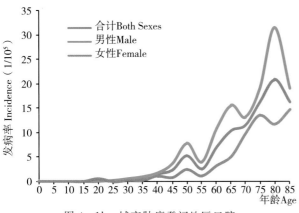

图 4-1b　城市肿瘤登记地区口腔
与咽喉癌年龄别发病率,2013

Figure 4-1b　Age-specific incidence rates of oral cavity
and pharynx cancer in urban areas in Anhui Province,2013

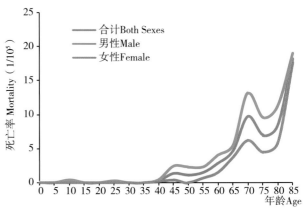

图 4-1e　城市肿瘤登记地区口腔
与咽喉癌年龄别死亡率,2013

Figure 4-1e　Age-specific mortality of oral cavity
and pharynx cancer in urban areas in Anhui Province,2013

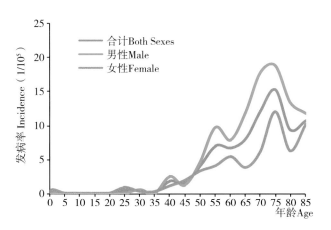

图 4 - 1c　农村肿瘤登记地区口腔
与咽喉癌年龄别发病率,2013

Figure 4 - 1c　Age-specific incidence rates of oral cavity
and pharynx cancer in rural areas in Anhui Province,2013

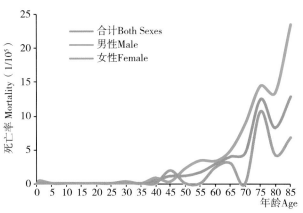

图 4 - 1f　农村肿瘤登记地区口腔
与咽喉癌年龄别死亡率,2013

Figure 4 - 1f　Age-specific mortality rates of oral cavity
and pharynx cancer in rural areas in Anhui Province,2013

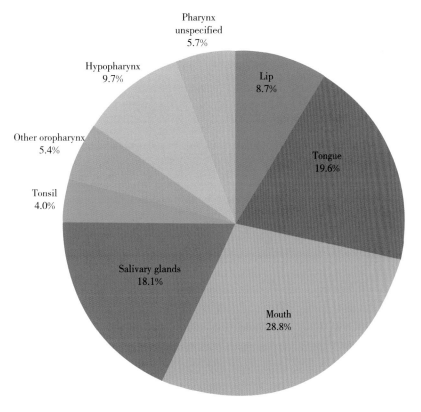

图 4 - 1g　安徽省肿瘤登记地区口腔
与咽喉癌亚部位分布情况,2013

Figure 4 - 1g　Distribution of subcategories of oral cavity
and pharynx cancer in Anhui Province,2013

中标率 ASR China（1/10⁵）

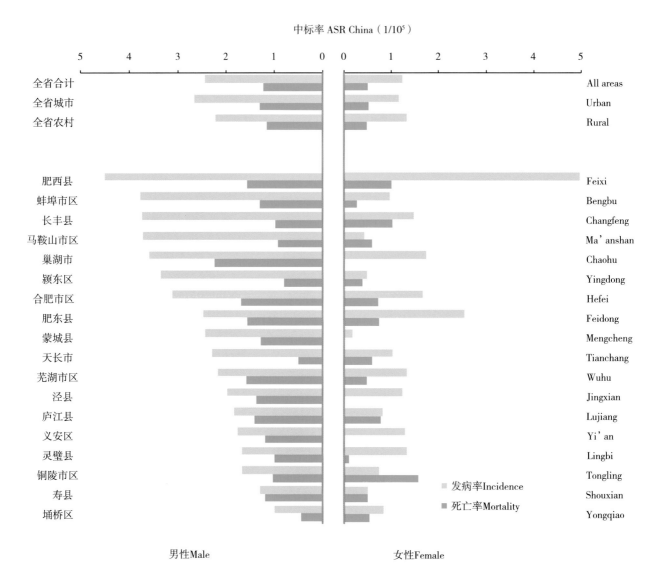

图 4 - 1h　2013 年安徽省不同地区口腔与咽喉癌发病率和死亡率

Figure 4 - 1h　Incidence and mortality rates of oral cavity

and pharynx cancer in different areas in Anhui Province,2013

4.2 鼻咽(C11)

2013 年,安徽省肿瘤登记地区鼻咽癌新发病例数为 388 例,发病率为 2.23/10 万,中国人口标化率为 1.87/10 万,世界人口标化率为 1.78/10 万,占全部癌症发病的 0.82%。其中男性新发病例数为 263 例,女性为 125 例。男性中标率为女性的 2.05 倍,城市中标率为农村的 1.11 倍。2013 年,因鼻咽癌死亡病例数为 182 例,死亡率为 1.05/10 万,中国人口标化率 0.83/10 万,世界人口标化率为 0.84 /10 万,占全部癌症死亡的 0.63%。其中男性鼻咽癌死亡病例数为 132 例,女性为 50 例。男性中标率为女性的 2.58 倍,农村中标率为城市的 1.22 倍。鼻咽癌发病和死亡的 0~74 岁累积率分别为 0.20% 和 0.10%。

鼻咽癌年龄别发病率和死亡率在 30 岁之前均处于较低水平,30 岁以后快速上升,发病率和死亡率均在 70~74 岁年龄组达到高峰,男性高于女性。城市和农村地区年龄别率的水平虽然有一定的差异,但总体趋势类同。(表 4-2,图 4-2a~4-2f)

城市地区鼻咽癌发病率高于农村,但其死亡率低于农村。在 18 个肿瘤登记地区中,男性鼻咽癌标化发病率最高的是义安区(4.66/10 万),其次为庐江县和巢湖市;女性发病率最高的是颍东区(3.92/10 万),其次为义安区和肥西县。男性标化死亡率最高的是义安区(3.26/10 万),其次为铜陵市区和肥西县;女性死亡率最高的是义

4.2 Nasopharynx(C11)

In 2013, There were 388 new cases diagnosed as nasopharynx in Anhui cancer registration areas (263 males and 125 females), with the crude incidence rate of 2.23 per 100000 (1.87 per 100000 for ASR China and 1.78 per 100000 for ASR World), accounting for 0.82% of all cancer cases. The ASR China in male was 2.05 times as high as that in female. The ASR China in urban areas was 1.11 times as high as that in rural areas. A total of 182 cases died of nasopharynx cancer in 2013 (132 males and 50 females), with the crude mortality of 1.05 per 100000 (0.83 per 100000 for ASR China and 0.84 per 100000 for ASR World), accounting for 0.63% of all cancer cases. The ASR China in male was 2.58 times as high as that in female. The ASR China in rural areas was 1.22 times as high as that in urban areas. The cumulative rates of incidence and mortality from 0 to 74 years were 0.20% and 0.10%, respectively.

The age-specific incidence and mortality rates were ralatively low before 30 years old and increased dramatically since then. Both incidence and mortality reached the peak at the age group of 75~ years. Incidence and mortality rates in male were generally higher than those in female. The age-specific incidence and mortality rates varied in urban and rural areas with similar curves. (Table 4-2, Figure 4-2a~4-2f)

The nasopharynx cancer incidence was higher in the urban areas than these in rural areas, but the mortality rate was lower than the rural areas. Among the 18 cancer registration areas, Yi'an District had the highest standardized incidence rate of esophageal cancer with 4.66 per 100000 in male, followed by Lujiang County and Chaohu City. In female, Yingdong District had

安区（1.57/10 万），其次为肥西县和铜陵市区。（图4－2g）

the highest standardized incidence rate of esophageal cancer with 3.92 per 100000，followed by Yi'an District and Feixi County. Yi'an District had the highest standardized mortality of nasopharynx cancer with 3.26 per 100000 in male，followed by Tongling City and Feixi County. In female，Yi'an District had the highest standardized incidence rate of esophageal cancer with 1.57 per 100000，followed by Feixi County and Tongling City.（Figure 4－2g）

表 4－2　2013 年安徽省肿瘤登记地区鼻咽癌发病与死亡

Table 4－2　Incidence and mortality of nasopharynx cancer in Anhui Province，2013

地区 Area	性别 Sex	病例 No. cases	粗率 Crude rate $(1/10^5)$	构成 （%）	中标率 ASR China $(1/10^5)$	世标率 ASR world $(1/10^5)$	累积率 CUM. rate $0\sim74$（%）
发病 Incidence							
全省合计 All	合计 Both	388	2.23	0.82	1.87	1.78	0.20
	男性 Male	263	2.94	0.90	2.51	2.40	0.27
	女性 Female	125	1.48	0.69	1.23	1.15	0.12
全省城市 Urban areas	合计 Both	21 6	2.37	0.90	1.98	1.87	0.21
	男性 Male	147	3.15	1.02	2.65	2.54	0.29
	女性 Female	69	1.55	0.71	1.28	1.19	0.13
全省农村 Rural areas	合计 Both	172	2.08	0.74	1.78	1.70	0.19
	男性 Male	116	2.72	0.78	2.36	2.27	0.25
	女性 Female	56	1.40	0.66	1.18	1.11	0.12
死亡 Mortality							
全省合计 All	合计 Both	182	1.05	0.63	0.83	0.84	0.10
	男性 Male	132	1.48	0.69	1.20	1.18	0.14
	女性 Female	50	0.59	0.52	0.47	0.48	0.05
全省城市 Urban areas	合计 Both	90	0.99	0.65	0.75	0.76	0.09
	男性 Male	70	1.50	0.77	1.18	1.15	0.14
	女性 Female	20	0.45	0.41	0.32	0.35	0.03
全省农村 Rural areas	合计 Both	92	1.11	0.61	0.92	0.92	0.11
	男性 Male	62	1.45	0.61	1.21	1.20	0.14
	女性 Female	30	0.75	0.63	0.63	0.64	0.08

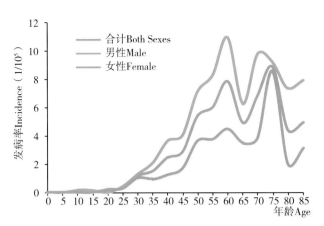

图 4 - 2a 安徽省肿瘤登记地区鼻咽癌年龄别发病率,2013

Figure 4 - 2a Age-specific incidence rates of nasopharynx cancer in Anhui Province,2013

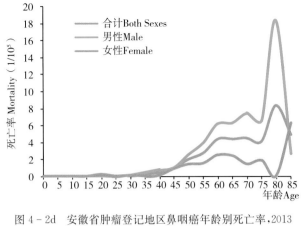

图 4 - 2d 安徽省肿瘤登记地区鼻咽癌年龄别死亡率,2013

Figure 4 - 2d Age-specific mortality of nasopharynx cancer in Anhui Province,2013

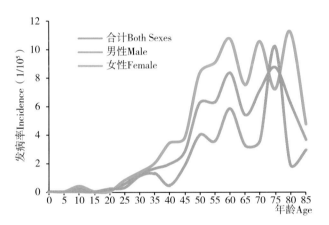

图 4 - 2b 城市肿瘤登记地区鼻咽癌年龄别发病率,2013

Figure 4 - 2b Age-specific incidence rates of nasopharynx cancer in urban areas in Anhui Province,2013

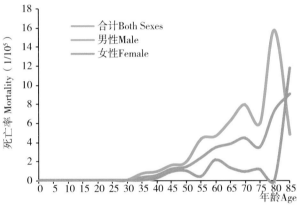

图 4 - 2e 城市肿瘤登记地区鼻咽癌年龄别死亡率,2013

Figure 4 - 2e Age-specific mortality of nasopharynx cancer in urban areas in Anhui Province,2013

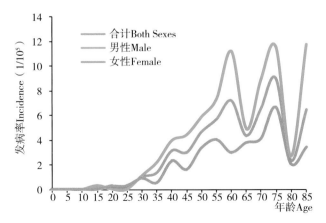

图 4 - 2c 农村肿瘤登记地区鼻咽癌年龄别发病率,2013

Figure 4 - 2c Age-specific incidence rates of nasopharynx cancer in rural areas in Anhui Province,2013

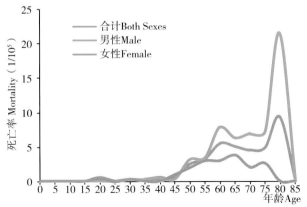

图 4 - 2f 农村肿瘤登记地区鼻咽癌年龄别死亡率,2013

Figure 4 - 2f Age-specific mortality of nasopharynx cancer in rural areas in Anhui Province,2013

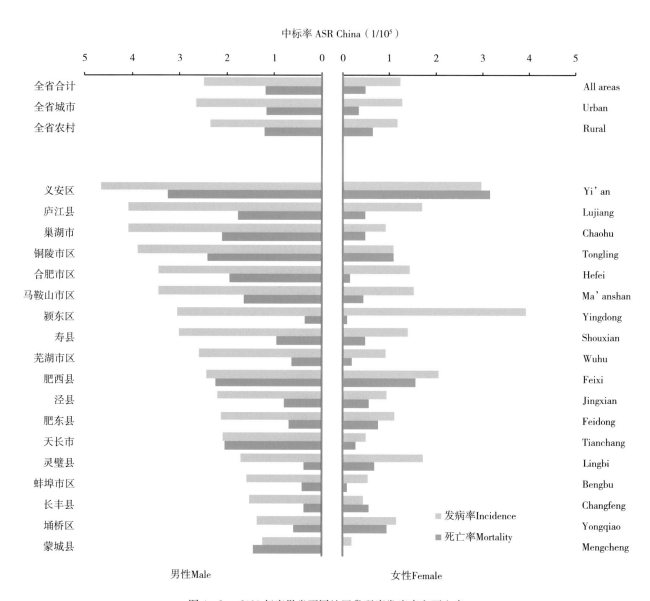

图 4 - 2g 2013 年安徽省不同地区鼻咽癌发病率和死亡率

Figure 4 - 2g Incidence and mortality rates of nasopharynx

cancer in different areas in Anhui Province,2013

4.3 食管(C15)

2013 年,安徽省肿瘤登记地区食管癌的新发病例数为 5236 例,发病率为 30.11/10 万,中国人口标化率为 23.19/10 万,世界人口标化率为 23.51/10 万,占全部癌症发病的 11.04%。其中男性新发病例数为 3891 例,女性为 1345 例。男性中标率为女性的 3.04 倍,农村为城市的 1.98 倍。2013 年,登记地区因食管癌死亡的病例数为 3534 例,死亡率为 20.33/10 万,中国人口标化率 15.29/10 万,世界人口标化率为 15.44/10 万。其中男性食管癌病例数为 2578 例,女性为 956 例。食管癌发病和死亡的 0~74 岁累积率分别是 3.06% 和 1.84%。

食管癌年龄别发病率和死亡率在 0~44 岁年龄段均处于较低水平,45~49 岁年龄组以后快速上升,发病率在 80~84 岁组达到高峰,死亡率在 85＋岁组达到高峰,男性高于女性。城乡年龄别率水平虽然有一定的差异,但总体趋势类同。(表 4－3,图 4－3a~4－3f)

有明确的亚部位信息的病例中,52.7% 的食管癌发生在食管中段,其次是食管下段占 24.3%,食管上段占 12.3%,交搭跨越占 10.7%。有病理学信息的病例中,鳞状细胞癌是食管癌最主要的病理类型,占全部食管癌的 88.5%,其次是腺癌(10.0%)、腺鳞癌(0.3%)和其他(1.2%)。(图 4－3g~4－3h)

4.3 Esophagus(C15)

In 2013, there were 5236 new cases diagnosed as esophageal cancer in the registration areas in Anhui Province(3891 males and 1345 females), with the crude incidence rate was 30.11 per 100000(23.19 per 100000 for ASR China and 23.51 per 100000 for ASR World), accounting for 11.04 % of all cancer cases. The ASR China in male was 3.04 times as high as that in female. The ASR China in rural areas was 1.98 times as high as that in urban areas. 3534 cases died of esophageal cancer in 2013(2578 males and 956 females), with the crude mortality of 20.33 per 100000(15.29 per 100000 for ASR China and 15.44 per 100000 for ASR World). The cumulative rates of incidence and mortality from 0 to 74 years were 3.06% and 1.84%, respectively.

The age-specific incidence and mortality rates were relatively low before 45 years old and increased dramatically since then. The incidence rates reached the peak at age group of 80 ~ 84 years and the mortality rates reached the peak at age group of 85~ years. Both incidence and mortality rates in male were generally higher than those in female. The age-specific incidence and mortality rates varied in urban and rural areas with similar curves. (Table 4 － 3, Figure 4 － 3a~4 － 3f)

Esophageal cancer occurred more frequently in middle esophagus(52.7%) than in lower(24.3%) and upper(12.3%) parts, whereas there was only 10.7% in the overlapping part. Among all cases with pathological diagnostic information, squamous cell carcinoma was the most common histological type of esophageal cancer(88.5%), followed by adenocarcinoma(10.0%) and adenosquamous carcinoma(0.3%). Other pathological type accounted for 1.2% of all. (Figure 4 － 3g~4 － 3h)

农村地区食管癌发病率和死亡率高于城市。在18个肿瘤登记地区中，男性食管癌标化发病率最高的是肥西县（95.80/10万），其次为庐江县和长丰县；女性发病率最高的是肥西县（40.12/10万），其次为庐江县和天长市。男性标化死亡率最高的是肥西县（64.19/10万），其次为庐江县和肥东县；女性死亡率最高的是肥西县（24.75/10万），其次为庐江县和天长市。（图4－3i）

The esophageal cancer incidence and mortality were higher in the rural areas than these in urban areas. Among the 18 cancer registration areas, Feixi County had the highest standardized incidence rate of esophageal cancer with 95.80 per 100000 in male, followed by Lujiang County and Changfeng County. In female, Feixi County also had the highest standardized incidence rate of esophageal cancer with 40.12 per 100000, followed by Lujiang County and Tianchang County. Meanwhile Feixi County had the highest standardized mortality of esophageal cancer with 64.19 per 100000 in male, followed by Lujiang County and Feidong County. In female, Feixi County also had the highest standardized mortality rate of esophageal cancer with 24.75 per 100000, followed by Lujiang County and Tianchang City. (Figure 4 – 3i)

表4－3 2013年安徽省肿瘤登记地区食管癌发病与死亡

Table 4－3 Incidence and mortality of esophageal cancer in Anhui Province, 2013

地区 Area	性别 Sex	病例 No. cases	粗率 Crude rate (1/10⁵)	构成 （%）	中标率 ASR China (1/10⁵)	世标率 ASR world (1/10⁵)	累积率 CUM. rate 0～74(%)
发病 Incidence							
全省合计 All	合计 Both	5236	30.11	11.04	23.19	23.51	3.06
	男性 Male	3891	43.56	13.34	34.87	35.51	4.63
	女性 Female	1345	15.91	7.37	11.48	11.50	1.42
全省城市 Urban areas	合计 Both	1929	21.15	8.00	15.97	16.15	2.08
	男性 Male	1466	31.41	10.19	24.69	25.16	3.27
	女性 Female	463	10.39	4.76	7.26	7.17	0.85
全省农村 Rural areas	合计 Both	3307	40.01	14.18	31.58	32.04	4.19
	男性 Male	2425	56.85	16.40	46.70	47.48	6.18
	女性 Female	882	22.05	10.34	16.39	16.54	2.08
死亡 Mortality							
全省合计 All	合计 Both	3534	20.33	12.23	15.29	15.44	1.84
	男性 Male	2578	28.86	13.38	22.96	23.19	2.81
	女性 Female	956	11.31	9.93	7.71	7.78	0.82
全省城市 Urban areas	合计 Both	1339	14.68	9.61	10.84	10.97	1.27
	男性 Male	971	20.81	10.69	16.25	16.51	1.98
	女性 Female	368	8.26	7.60	5.45	5.49	0.53
全省农村 Rural areas	合计 Both	2195	26.56	14.67	20.44	20.58	2.49
	男性 Male	1607	37.67	15.78	30.73	30.91	3.74
	女性 Female	588	14.70	12.30	10.31	10.43	1.16

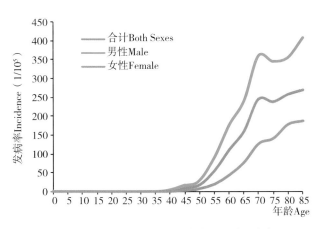

图 4 – 3a 安徽省肿瘤登记地区食管癌年龄别发病率,2013

Figure 4 – 3a Age-specific incidence rates of
esophageal cancer in Anhui Province,2013

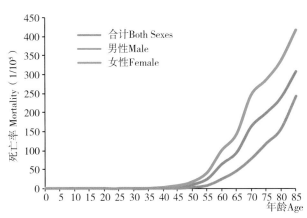

图 4 – 3d 安徽省肿瘤登记地区食管癌年龄别死亡率,2013

Figure 4 – 3d Age-specific mortality of
esophageal cancer in Anhui Province,2013

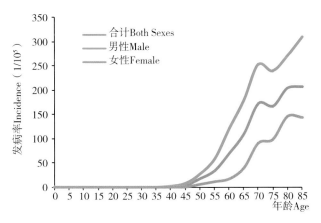

图 4 – 3b 城市肿瘤登记地区食管癌年龄别发病率,2013

Figure 4 – 3b Age-specific incidence rates of
esophageal cancer in urban areas,2013

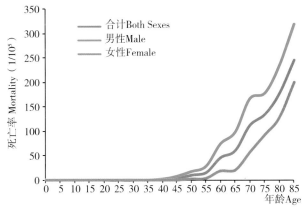

图 4 – 3e 城市肿瘤登记地区食管癌年龄别死亡率,2013

Figure 4 – 3e Age-specific mortality of
esophageal cancer in urban areas,2013

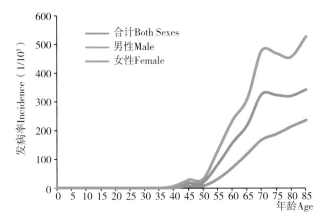

图 4 – 3c 农村肿瘤登记地区食管癌年龄别发病率,2013

Figure 4 – 3c Age-specific incidence rates of
esophageal cancer in rural areas,2013

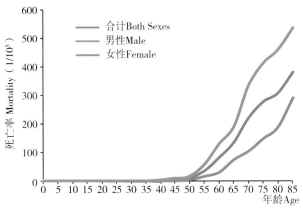

图 4 – 3f 农村肿瘤登记地区食管癌年龄别死亡率,2013

Figure 4 – 3f Age-specific mortality of
esophageal cancer in rural areas,2013

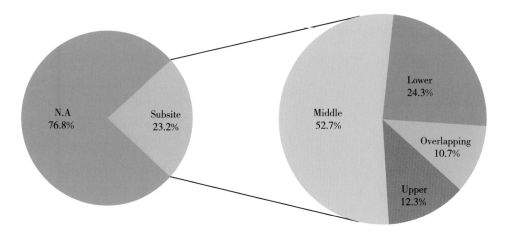

图 4－3g　2013 年安徽省肿瘤登记地区食管癌亚部位分布情况

Figure 4－3g　Distribution of subcategories of

esophageal cancer in Anhui Province，2013

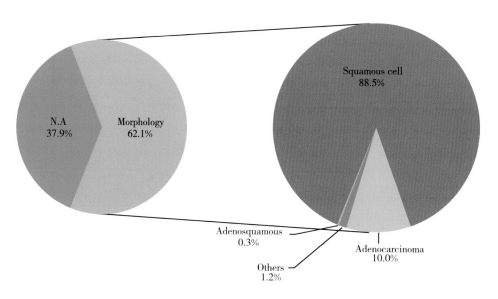

图 4－3h　2013 年安徽省肿瘤登记地区食管癌病理分型情况

Figure 4－3h　Distribution of histological type of

esophageal cancer in Anhui Province，2013

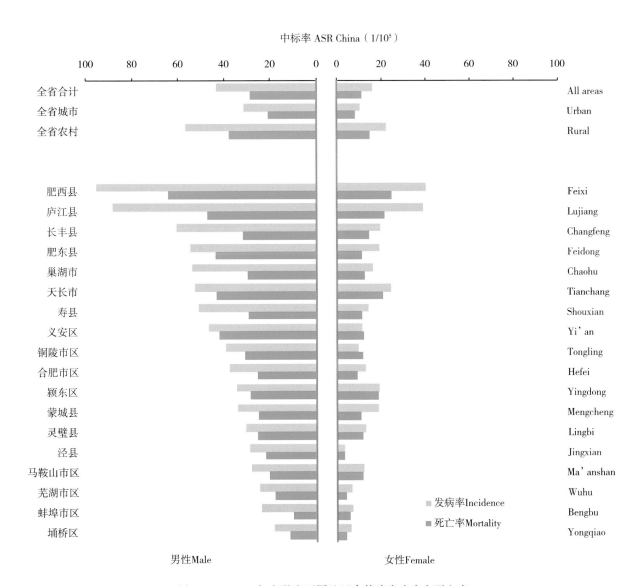

图 4 - 3i 2013 年安徽省不同地区食管癌发病率和死亡率

Figure 4 - 3i Incidence and mortality rates of esophageal cancer in different areas in Anhui Province, 2013

4.4 胃（C16）

2013 年,安徽省肿瘤登记地区胃癌的新发病例数为 8752 例,发病率为 50.34/10 万,中国人口标化率为 39.23/10 万,世界人口标化率为 39.27/10 万,占全部癌症发病的 18.46%。其中男性新发病例数为 6349 例,女性为 2403 例。男性中标率为女性的 2.69 倍,农村为城市的 1.69 倍。2013 年,登记地区因胃癌死亡的病例数为 5837 例,死亡率为 33.57/10 万,中国人口标化率 25.48/10 万,世界人口标化率为 25.31 /10 万。其中男性胃癌病例数为 4177 例,女性为 1660 例。胃癌发病和死亡的0～74岁累积率分别是 4.99% 和 2.99%。

胃癌的年龄别发病率和死亡率均在0～49 岁年龄段处于较低水平,50～54 岁年龄组后迅速上升,发病率和死亡率均在80～84 岁年龄组达到高峰。城市地区发病率和死亡率在80～84 岁年龄组达到最高水平。农村地区发病率和死亡率在75～79岁年龄组达到最高水平。（表 4 - 4,图 4 - 4a～4 - 4f）

在报告亚部位的病例中,55.1%的胃癌是贲门癌,其次是胃窦癌占 13.7%,胃体癌占 12.3%,胃小弯癌占 6.4%。（图 4 - 4g）

在有病理学诊断的病例中,腺癌是胃癌最主要的病理类型占 91.7%,鳞状细胞癌占 6.2%,腺鳞癌占 0.3%,内癌占 0.1% 和其他占 1.7%。（图 4 - 4h）

4.4 Stomach（C16）

In 2013，There were 8752 new cases diagnosed as stomach cancer in the registration areas in Anhui Province，6349 males and 2403 females with the crude incidence rate was 50.34 per 100000（39.23 per 100000 for ASR China and 39.27 per 100000 for ASR World），accounting for 18.46% of all cancer cases. The ASR China in male was 2.69 times as high as that in female. The ASR China in rural areas was 1.69 times as high as that in urban areas. 5837 cases died of stomach cancer in 2013（4177 males and 1660 females），with the crude mortality of 33.57 per 100000（25.48 per 100000 for ASR China and 25.31 per 100000 for ASR World）. The cumulative rates of incidence and mortality from 0 to 74 years were 4.99% and 2.99%，respectively.

The age-specific incidence and mortality rates were relatively low before 50 years old，and dramatically increased after then. The incidence and mortality rates reached peak at age group of 80～84 years. The incidence and the mortality reached the peak at the age group of 80～84 years in urban areas. In rural areas，the incidence and the mortality reached peak at age group of 75～79 years.（Table 4 - 4，Figure 4 - 4a～4 - 4f）

Among all cases reported with exact anatomical subsite information，stomach cancer occurred more frequently in cardia（55.1%）than in pylorus antrum（13.7%）and body（12.3%）parts，whereas there was only 6.4% in the lesser cuvature part.（Figure 4 - 4g）

Among allstomach cases with pathological diagnostic information，adenocarcinoma was the most common histological type of stomach cancer（91.7%），followed by squamous cell carcinoma（6.2%），adenosquamous carcinoma（0.3%）and carcinoid carcinoma（0.1%），other types accounted for 1.7% of all.（Figure 4 - 4h）

农村地区胃癌发病率和死亡率高于城市。在18个肿瘤登记地区中,男性胃癌标化发病率最高的是庐江县(189.45/10 万),其次为肥西县和义安区;女性发病率最高的是庐江县(72.50/10 万),其次为肥西县和巢湖市。男性标化死亡率最高的是庐江县(128.83/10 万),其次为肥西县和义安区;女性死亡率最高的是庐江县(53.74 /10 万),其次为肥西县和天长市。(图 4 - 4i)

The stomach cancer incidence and mortality in the rural areas were higher than these in urban areas. Among the 18 cancer registration areas,Lujiang County had the highest standardized incidence rate of stomach cancer with 189.45 per 100000 in male,followed by Feixi County and Yi'an District. In female,Lujiang County had the highest standardized incidence rate of stomach cancer with 72.50 per 100000,followed by Feixi County and Chaohu City. Lujiang County had the highest standardized mortality of stomach cancer with 128.83 per 100000 in male,followed by Feixi County and Yi'an District. In female, Lujiang County had the highest standardized mortality rate of stomach cancer with 53.74 per 100000,followed by Feixi County and Tianchang City. (Figure 4 - 4i)

表 4 - 4　2013 年安徽省肿瘤登记地区胃癌发病与死亡

Table 4 - 4　Incidence and mortality of stomach cancer in Anhui Province,2013

地区 Area	性别 Sex	病例 No. cases	粗率 Crude rate (1/10⁵)	构成 (%)	中标率 ASR China (1/10⁵)	世标率 ASR world (1/10⁵)	累积率 CUM. rate 0～74(%)
发病 Incidence							
全省合计 All	合计 Both	8752	50.34	18.46	39.23	39.27	4.99
	男性 Male	6349	71.08	21.76	57.19	57.33	7.34
	女性 Female	2403	28.42	13.17	21.26	21.17	2.55
全省城市 Urban areas	合计 Both	3558	39.01	14.76	29.79	29.67	3.67
	男性 Male	2531	54.23	17.59	42.69	42.70	5.35
	女性 Female	1027	23.05	10.57	16.96	16.71	1.93
全省农村 Rural areas	合计 Both	5194	62.84	22.28	50.22	50.42	6.51
	男性 Male	3818	89.51	25.82	73.97	74.20	9.59
	女性 Female	1376	34.40	16.14	26.31	26.39	3.26
死亡 Mortality							
全省合计 All	合计 Both	5837	33.57	20.20	25.48	25.31	2.99
	男性 Male	4177	46.76	21.68	37.16	36.94	4.40
	女性 Female	1660	19.63	17.24	14.00	13.89	1.53
全省城市 Urban areas	合计 Both	2261	24.79	16.23	18.41	18.19	2.09
	男性 Male	1590	34.07	17.50	26.40	26.06	3.01
	女性 Female	671	15.06	13.85	10.60	10.51	1.14
全省农村 Rural areas	合计 Both	3576	43.26	23.90	33.71	33.57	4.03
	男性 Male	2587	60.65	25.41	49.65	49.53	5.96
	女性 Female	989	24.72	20.69	17.97	17.83	1.98

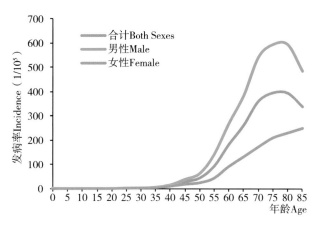

图 4－4a　安徽省肿瘤登记地区胃癌年龄别发病率,2013

Figure 4－4a　Age-specific incidence rates of

stomach cancer in Anhui Province,2013

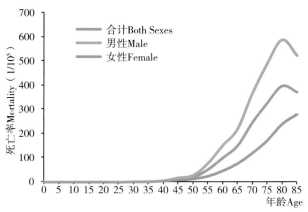

图 4－4d　安徽省肿瘤登记地区胃癌年龄别死亡率,2013

Figure 4－4d　Age-specific mortality of stomach

cancer in Anhui Province,2013

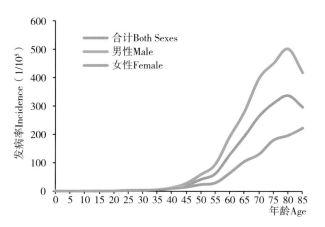

图 4－4b　城市肿瘤登记地区胃癌年龄别发病率,2013

Figure 4－4b　Age-specific incidence rates of

stomach cancer in urban areas,2013

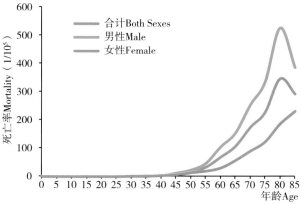

图 4－4e　城市肿瘤登记地区胃癌年龄别死亡率,2013

Figure 4－4e　Age-specific mortality of stomach

cancer in urban areas,2013

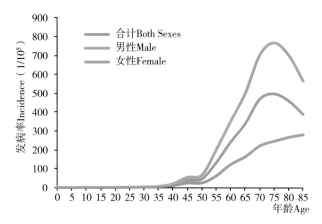

图 4－4c　农村肿瘤登记地区胃癌年龄别发病率,2013

Figure 4－4c　Age-specific incidence rates of

stomach cancer in rural areas,2013

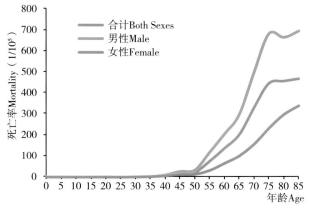

图 4－4f　农村肿瘤登记地区胃癌年龄别死亡率,2013

Figure 4－4f　Age-specific mortality of stomach

cancer in rural areas,2013

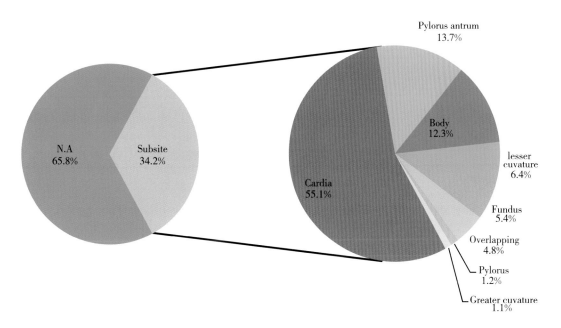

图 4 - 4g　2013 年安徽省肿瘤登记地区胃癌亚部位分布情况

Figure 4 - 4g　Incidence of subsite in stomach

cancer in Anhui Province,2013

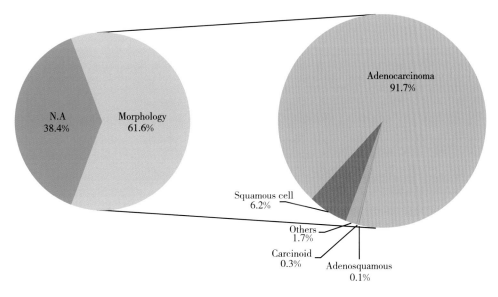

图 4 - 4h　2013 年安徽省肿瘤登记地区胃癌病理分型情况

Figure 4 - 4h　Incidence of pathological types in stomach

cancer in Anhui Province,2013

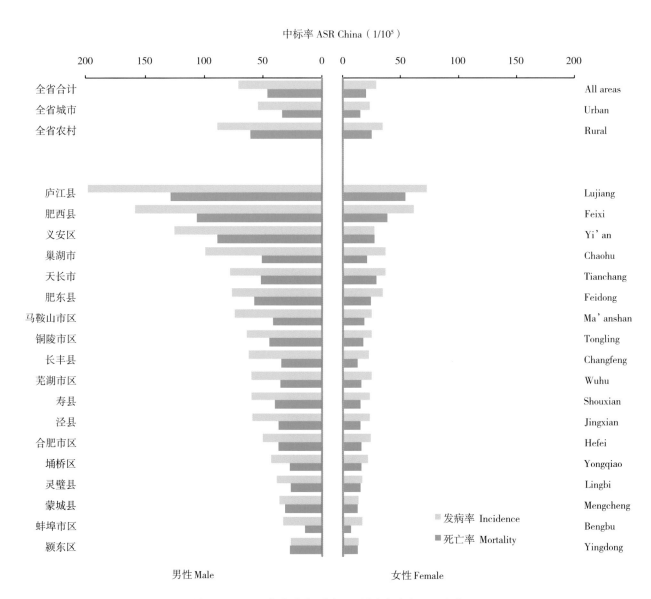

图 4 - 4i　2013 年安徽省不同地区胃癌发病率和死亡率

Figure 4 - 4i　Incidence and mortality rates of stomach
cancer in different areas in Anhui Province，2013

4.5 结直肠肛门(C18－C21)

2013 年,安徽省肿瘤登记地区结直肠肛门癌(以下简称结直肠癌)的新发病例数为 3729 例,发病率为 21.45/10 万,中国人口标化率为 16.87/10 万,世界人口标化率为 16.73 /10 万,占全部癌症发病的 7.86%。其中男性新发病例数为 2206 例,女性为 1523 例。男性中标率为女性的 1.45 倍,城市为农村的 1.17 倍。2013 年,登记地区因结直肠癌死亡的病例数为 1760 例,死亡率为 10.12/10 万,中国人口标化率 7.71/10 万,世界人口标化率为 7.69 /10 万。其中男性结直肠癌病例数为 1037 例,女性为 723 例。结直肠癌发病和死亡的 0~74 岁累积率分别是 2.03 %和 0.83 %。

结直肠癌的年龄别发病率和死亡率均在 0~34 岁年龄段处于较低水平,35~39 岁年龄组后逐渐上升,发病率和死亡率均在 85＋岁年龄组达到高峰。城市地区发病率均和死亡率均在 85＋岁年龄组达到最高水平。农村地区发病率均在 80~84 岁年龄组达到最高水平,死亡率在 85＋岁年龄组达到最高水平。(表 4－5,图 4－5a~4－5f)

在报告亚部位的病例中,46.6% 的结直肠癌发生在乙状结肠,其次是升结肠占 20.5%,盲肠占 9.3%,横结肠占 8.1%,降结肠占 6.7%。(图 4－5g)

城市地区结直肠癌发病率和死亡率高于农村。在 18 个肿瘤登记地区中,男性结直肠癌标化发病率最高的是马鞍山市区(41.68/10 万),其次

4.5 Colon,Rectum & Anus(C18－C21)

In 2013, There were 3729 new cases diagnosed as colorectal cancer in the registration areas in Anhui Province (2206 males and 1523 females), with the crude incidence rate was 21.45 per 100000(16.87 per 100000 for ASR China and 16.73 per 100000 for ASR World), accounting for 7.86% of all cancer cases. The ASR China in male was 1.45 times as high as that in female. The ASR China in urban areas was 1.17 times as high as that in rural areas. 1760 cases died of colorectal cancer in 2013 (1037 males and 723 females), with the crude mortality of 10.12 per 100000(7.71 per 100000 for ASR China and 7.69 per 100000 for ASR World). The cumulative rates of incidence and mortality from 0 to 74 years were 2.03% and 0.83%, respectively.

The age-specific incidence and mortality rates were relatively low before 35 years old, and increased after then. The incidence and the mortality rates both reached peak at age group of 85＋ years. The incidence and the mortality reached the peak at the age group of 85＋ years in urban areas. In rural areas. The incidence reached the peak at the age group of 80~84 years. The mortality reached peak at age group of 85＋ years. (Table 4－5, Figure 4－5a~4－5f)

Among all cases reported with exact anatomical subsite information, colorectal camcer occurred more frequently in sigmoid colon (46.6%) than in ascending colon(20.5%) and caecum(9.3%) parts, whereas there was only 8.1% in the transverse colon part. Descending colon accounted for 6.7% of all. (Figure 4－5g)

The colorectal cancer incidence and mortality in the urban areas were higher than these in rural areas. Among the 18 cancer registration areas,

为泾县和庐江县；女性发病率最高的是马鞍山市区（28.47/10 万），其次为铜陵市区和合肥市区。男性标化死亡率最高的是马鞍山市区（19.91/10 万），其次为铜陵市区和泾县。女性死亡率最高的是铜陵市区（15.65 /10 万），其次为义安区和马鞍山市区。（图 4 - 5h）

Ma'anshan City had the highest standardized incidence rate of colorectal cancer with 41. 68 per 100000 in male, followed by Jingxian County and Lujiang County. In female, Ma'anshan City had the highest standardized incidence rate of colorectal cancer with 28. 47 per 100000, followed by Tongling City and Hefei City. Ma'anshan City had the highest standardized mortality of colorectal cancer with 19. 91 per 100000 in male, followed by Tongling City and Jingxian County. In female, Tongling City had the highest standardized mortality of colorectal cancer with 15. 65 per 100000, followed by Yi'an District and Ma'anshan City. (Figure 4 - 5h)

表 4 - 5 2013 年安徽省肿瘤登记地区结直肠癌发病与死亡

Table 4 - 5 Incidence and mortality of colorectal cancer in Anhui Province,2013

地区 Area	性别 Sex	病例 No. cases	粗率 Crude rate $(1/10^5)$	构成 (%)	中标率 ASR China $(1/10^5)$	世标率 ASR world $(1/10^5)$	累积率 CUM. rate 0~74(%)
发病 Incidence							
全省合计 All	合计 Both	3729	21.45	7.86	16.87	16.73	2.03
	男性 Male	2206	24.70	7.56	19.98	19.95	2.40
	女性 Female	1523	18.01	8.35	13.83	13.63	1.65
全省城市 Urban areas	合计 Both	2150	23.57	8.92	18.12	18.04	2.21
	男性 Male	1246	26.70	8.66	20.99	21.11	2.59
	女性 Female	904	20.29	9.30	15.35	15.12	1.82
全省农村 Rural areas	合计 Both	1579	19.10	6.77	15.54	15.33	1.84
	男性 Male	960	22.51	6.49	18.89	18.67	2.20
	女性 Female	619	15.47	7.26	12.25	12.07	1.46
死亡 Mortality							
全省合计 All	合计 Both	1760	10.12	6.09	7.71	7.69	0.83
	男性 Male	1037	11.61	5.38	9.32	9.38	1.01
	女性 Female	723	8.55	7.51	6.17	6.09	0.63
全省城市 Urban areas	合计 Both	990	10.85	7.11	8.13	8.13	0.88
	男性 Male	564	12.09	6.21	9.49	9.62	1.07
	女性 Female	426	9.56	8.79	6.82	6.72	0.68
全省农村 Rural areas	合计 Both	770	9.32	5.15	7.31	7.24	0.78
	男性 Male	473	11.09	4.64	9.18	9.16	0.95
	女性 Female	297	7.42	6.21	5.54	5.46	0.59

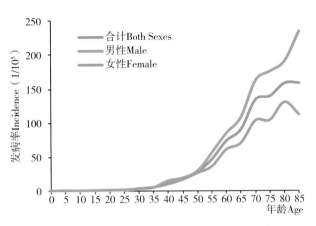

图 4 - 5a　安徽省肿瘤登记地区结直肠癌年龄别发病率,2013

Figure 4 - 5a　Age-specific incidence rates of
colorectal cancer in Anhui Province,2013

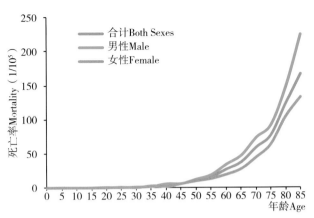

图 4 - 5d　安徽省肿瘤登记地区结直肠癌年龄别死亡率,2013

Figure 4 - 5d　Age-specific mortality of
colorectal cancer in Anhui Province,2013

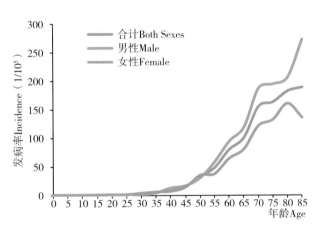

图 4 - 5b　城市肿瘤登记地区结直肠癌年龄别发病率,2013

Figure 4 - 5b　Age-specific incidence rates of
colorectal cancer in urban areas,2013

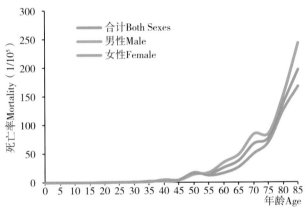

图 4 - 5e　城市肿瘤登记地区结直肠癌年龄别死亡率,2013

Figure 4 - 5e　Age-specific mortality of
colorectal cancer in urban areas,2013

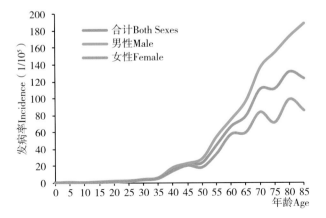

图 4 - 5c　农村肿瘤登记地区结直肠癌年龄别发病率,2013

Figure 4 - 5c　Age-specific incidence rates of
colorectal cancer in rural areas,2013

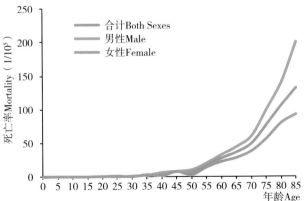

图 4 - 5f　农村肿瘤登记地区结直肠癌年龄别死亡率,2013

Figure 4 - 5f　Age-specific mortality of
colorectal cancer in rural areas,2013

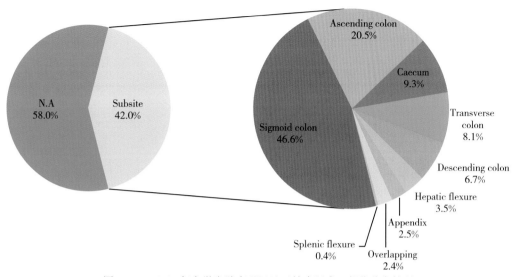

图 4 - 5g 2013 年安徽省肿瘤登记地区结直肠癌亚部位分布情况

Figure 4 - 5g Incidence of subsite in colorectal cancer in Anhui Province,2013

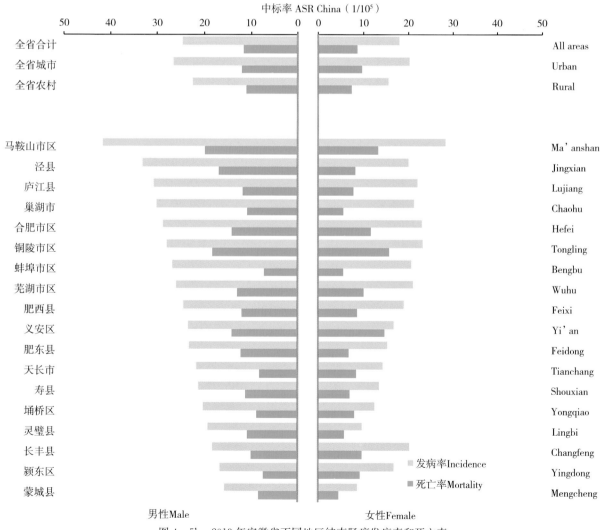

图 4 - 5h 2013 年安徽省不同地区结直肠癌发病率和死亡率

Figure 4 - 5h Incidence and mortality rates of colorectal cancer in different areas in Anhui Province,2013

4.6 肝脏(C22)

2013 年,安徽省肿瘤登记地区肝癌的新发病例数为4872 例,发病率为 28.02 /10 万,中国人口标化率为 22.23/10 万,世界人口标化率为 21.92/10 万,占全部癌症发病的 10.27 %。其中男性新发病例数为 3579 例,女性为 1293 例。男性中标率为女性的 2.89 倍,农村为城市的 1.15 倍。2013 年,登记地区因肝癌死亡的病例数为 4073 例,死亡率为 23.43/10 万,中国人口标化率 18.44 /10 万,世界人口标化率为 18.18/10 万。其中男性肝癌病例数为 3022 例,女性为 1051 例。肝癌发病和死亡的0～74岁累积率分别是 2.56 %和 2.09%。

肝癌的年龄别发病率和死亡率均在 0～34 岁年龄段处于较低水平,35～39 岁年龄组后迅速上升,发病率和死亡率均在85＋岁年龄组达到高峰。城市和农村的发病率和死亡率均在85＋岁年龄组达到最高水平。(表 4－6,图 4－6a～4－6f)

农村地区肝癌发病率和死亡率高于城市。在18 个肿瘤登记地区中,男性肝癌标化发病率最高的是灵璧县(69.41/10 万),其次为埇桥区和蒙城县;女性发病率最高的是灵璧县(27.92/10 万),其次为蒙城县和埇桥区。男性标化死亡率最高的是灵璧县(69.41/10 万),其次为蒙城县和颍东区;女性死亡率最高的是灵璧县(29.97/10 万),其次为蒙城县和埇桥区。(图 4－6g)

4.6 Liver(C22)

In 2013,There were 4872 new cases diagnosed as liver cancer in the registration areas in Anhui Province (3479 males and 1293 females),with the crude incidence rate was 28.02 per 100000(22.23 per 100000 for ASR China and 21.92 per 100000 for ASR World),accounting for 10.27% of all cancer cases. The ASR China in male was 2.89 times as high as that in female. The ASR China in rural areas was 1.15 times as high as that in urban areas. 4073 cases died of liver cancer in 2013(3022 males and 1051 females),with the crude mortality of 23.43 per 100000(18.44 per 100000 for ASR China and 18.18 per 100000 for ASR World). The cumulative rates of incidence and mortality from 0 to 74 years were 2.56% and 2.09%,respectively.

The age-specific incidence and mortality rates were relatively low before 35 years old,and dramatically increased after then. The incidence and mortality rates reached peak at age group of 85＋ years. The incidence and mortality both reached the peak at the age group of 85＋ years in urban and rural areas.(Table 4－6,Figure 4－6a～4－6f)

The liver cancer incidence and mortality in the rural areas were higher than these in urban areas. Among the 18 cancer registration areas,Lingbi County had the highest standardized incidence rate of liver cancer with 69.41 per 100000 in male,followed by Yongqiao District and Mengcheng County. In female,Lingbi County had the highest standardized incidence rate of liver cancer with 27.92 per 100000,followed by Mengcheng County and Yongqiao District. Lingbi County had the highest standardized mortality of liver cancer with 69.41 per 100000 in male,followed by Mengcheng County and Yingdong District. In female,Lingbi County had the highest standardized mortality of liver cancer with 29.97 per 100000, followed by Mengcheng County and Yongqiao District. (Figure 4－6g)

表 4 - 6　2013 年安徽省肿瘤登记地区肝癌发病与死亡

Table 4 - 6　Incidence and mortality of liver cancerin Anhui Province,2013

地区 Area	性别 Sex	病例 No. cases	粗率 Crude rate $(1/10^5)$	构成 （％）	中标率 ASR China $(1/10^5)$	世标率 ASR world $(1/10^5)$	累积率 CUM. rate $0\sim74$（％）
发病 Incidence							
全省合计 All	合计 Both	4872	28.02	10.27	22.23	21.92	2.56
	男性 Male	3579	40.07	12.27	32.91	32.38	3.76
	女性 Female	1293	15.29	7.09	11.40	11.34	1.31
全省城市 Urban areas	合计 Both	2437	26.72	10.11	20.85	20.51	2.41
	男性 Male	1791	38.38	12.45	30.91	30.50	3.55
	女性 Female	646	14.50	6.65	10.68	10.45	1.23
全省农村 Rural areas	合计 Both	2435	29.46	10.44	23.97	23.69	2.75
	男性 Male	1788	41.92	12.09	35.42	34.75	4.01
	女性 Female	647	16.17	7.59	12.30	12.42	1.42
死亡 Mortality							
全省合计 All	合计 Both	4073	23.43	14.10	18.44	18.18	2.09
	男性 Male	3022	33.83	15.68	27.65	27.18	3.12
	女性 Female	1051	12.43	10.92	9.10	9.06	1.01
全省城市 Urban areas	合计 Both	1886	20.68	13.54	15.94	15.70	1.77
	男性 Male	1400	30.00	15.41	23.92	23.55	2.66
	女性 Female	486	10.91	10.03	7.91	7.84	0.87
全省农村 Rural areas	合计 Both	2187	26.46	14.62	21.46	21.15	2.45
	男性 Male	1622	38.03	15.93	32.09	31.47	3.65
	女性 Female	565	14.12	11.82	10.59	10.58	1.19

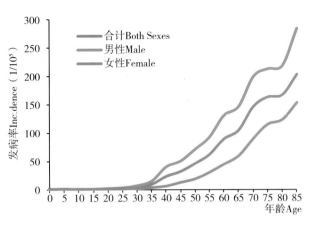

图4－6a　安徽省肿瘤登记地区肝癌年龄别发病率,2013

Figure 4－6a　Age-specific incidence rates of
liver cancer in Anhui Province,2013

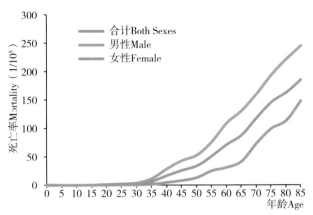

图4－6d　安徽省肿瘤登记地区肝癌年龄别死亡率,2013

Figure 4－6d　Age-specific mortality of
liver cancer in Anhui Province,2013

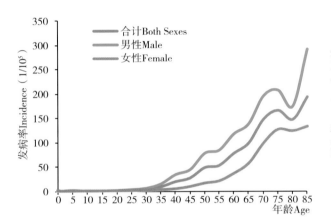

图4－6b　城市肿瘤登记地区肝癌年龄别发病率,2013

Figure 4－6b　Age-specific incidence rates of
liver cancer in urban areas,2013

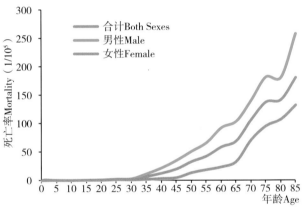

图4－6e　城市肿瘤登记地区肝癌年龄别死亡率,2013

Figure 4－6e　Age-specific mortality of
liver cancer in urban areas,2013

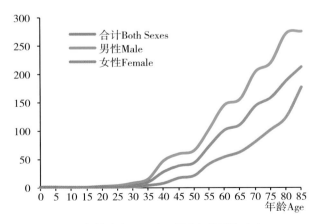

图4－6c　农村肿瘤登记地区肝癌年龄别发病率,2013

Figure 4－6c　Age-specific incidence rates of
liver cancer in rural areas,2013

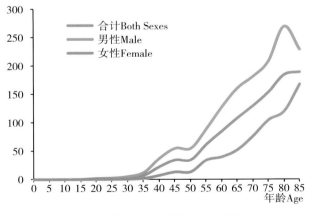

图4－6f　农村肿瘤登记地区肝癌年龄别死亡率,2013

Figure 4－6f　Age-specific mortality of
liver cancer in rural areas,2013

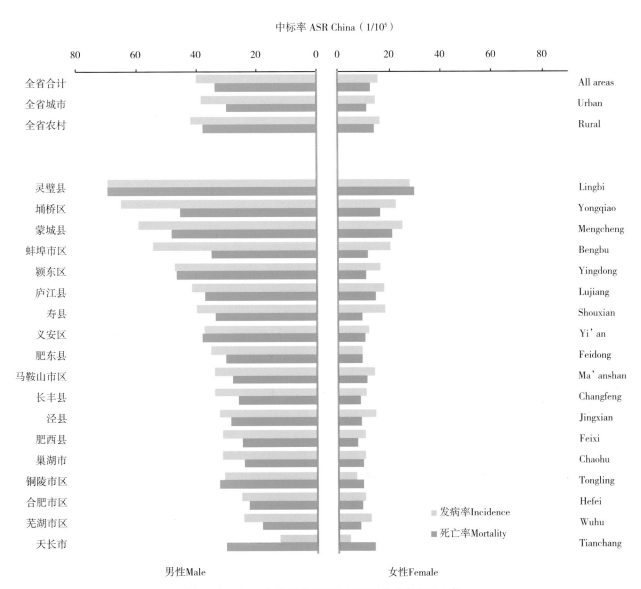

图 4 - 6g　2013 年安徽省不同地区肝癌发病率和死亡率

Figure 4 - 6g　Incidence and mortality rates of liver

cancer in different areas in Anhui Province,2013

4.7　胆囊及其他(C23－C24)

2013 年，安徽省肿瘤登记地区胆囊及胆道其他癌（简称胆囊癌）的新发病例数为 670 例，发病率为 3.85/10 万，中国人口标化率为 2.94/10 万，世界人口标化率为 2.88/10 万，占全部癌症发病的 1.41%。其中男性新发病例数为 275 例，女性为 395 例。女性中标率为男性的 1.39 倍，城市为农村的 1.23 倍。2013 年，登记地区因胆囊癌死亡的病例数为 437 例，死亡率为 2.51/10 万，中国人口标化率 1.88/10 万，世界人口标化率为 1.84/10 万。其中男性胆囊癌病例数为 192 例，女性为 245 例。胆囊癌发病和死亡的0～74岁累积率分别是 0.32% 和 0.20%。

胆囊癌的年龄别发病率和死亡率均在 0～49 岁年龄段处于较低水平，50～54 岁年龄组后迅速上升，发病率和死亡率在 80～84 岁年龄组达到高峰。城市和农村的发病率和死亡率均在 80～84 岁年龄组达到最高水平。（表 4－7，图 4－7a～4－7f）

城市胆囊癌发病率和死亡率均高于农村。在 18 个肿瘤登记地区中，男性胆囊癌标化发病率最高的是颍东区(6.25/10 万)，其次为义安区和蚌埠市区；女性发病率最高的是巢湖市(8.66/10 万)，其次为蚌埠市区和马鞍山市区。男性标化死亡率最高的是义安区(5.36/10 万)，其次为马鞍山市区和颍东区；女性死亡率最高的是铜陵市区(8.05/10 万)，其次为马鞍山市区和义安区。（图 4－7g）

4.7　Gallbladder & Extrahepatic Bile Duct (C23－C24)

In 2013, There were 670 new cases diagnosed as cancer of gallbladder and extrahepaticducts (below named as gallbladder cancer)in the registration areas in Anhui Province (275 males and 395 females), with the crude incidence rate was 3.85 per 100000(2.94 per 100000 for ASR China and 2.88 per 100000 for ASR World), accounting for 1.41% of all cancer cases. The ASR China in female was 1.39 times as high as that in male. The ASR China in urban areas was 1.23 times as high as that in rural areas. 437 cases died of gallbladder cancer in 2013(192 males and 245 females), with the crude mortality of 2.51 per 100000 (1.88 per 100000 for ASR China and 1.84 per 100000 for ASR World). The cumulative rates of incidence and mortality from 0 to 74 years were 0.32% and 0.20%.

The age-specific incidence and mortality rates were relatively low before 50 years old, and dramatically increased after then. The incidence and the mortality rates reached peak at age group of 80～84 years, The incidence and mortality both reached peak at the age group of 80～84 years in urban and rural areas. (Table 4－7, Figure 4－7a～4－7f)

The gallbladder cancer incidence and mortality in the urban areas were higher than these in rural areas. Among the 18 cancer registration areas, Yingdong District had the highest standardized incidence rate of gallbladder cancer with 6.25 per 100000 in male, followed by Yi'an District and Bengbu City. In female, Chaohu City had the highest standardized incidence rate of gallbladder cancer with 8.66 per 100000, followed by Bengbu City and Ma'anshan City. Yi'an District had the highest standardized mortality rate of gallbladder cancer with 5.36 per 100000 in male, followed by Ma'anshan City and Yingdong District. In female, Tongling City had the highest standardized mortality of gallbladder cancer with 8.05 per 100000, followed by Ma'anshan City and Yi'an District. (Figure 4－7g)

表 4-7 2013 年安徽省肿瘤登记地区胆囊癌发病与死亡

Table 4-7 Incidence and mortality of gallbladder cancer in Anhui Province,2013

地区 Area	性别 Sex	病例 No. cases	粗率 Crude rate (1/10⁵)	构成 (%)	中标率 ASR China (1/10⁵)	世标率 ASR world (1/10⁵)	累积率 CUM. rate 0~74(%)
发病 Incidence							
全省合计 All	合计 Both	670	3.85	1.41	2.94	2.88	0.32
	男性 Male	275	3.08	0.94	2.46	2.43	0.27
	女性 Female	395	4.67	2.16	3.41	3.33	0.38
全省城市 Urban areas	合计 Both	394	4.32	1.63	3.23	3.17	0.36
	男性 Male	159	3.41	1.11	2.67	2.65	0.31
	女性 Female	235	5.28	2.42	3.77	3.68	0.42
全省农村 Rural areas	合计 Both	276	3.34	1.18	2.61	2.55	0.28
	男性 Male	116	2.72	0.78	2.25	2.20	0.24
	女性 Female	160	4.00	1.88	2.98	2.91	0.33
死亡 Mortality							
全省合计 All	合计 Both	437	2.51	1.51	1.88	1.84	0.20
	男性 Male	192	2.15	1.00	1.69	1.66	0.18
	女性 Female	245	2.90	2.55	2.06	2.01	0.22
全省城市 Urban areas	合计 Both	261	2.86	1.87	2.10	2.05	0.23
	男性 Male	112	2.40	1.23	1.86	1.84	0.21
	女性 Female	149	3.34	3.08	2.33	2.26	0.25
全省农村 Rural areas	合计 Both	176	2.13	1.18	1.63	1.59	0.17
	男性 Male	80	1.88	0.79	1.51	1.48	0.14
	女性 Female	96	2.40	2.01	1.76	1.74	0.20

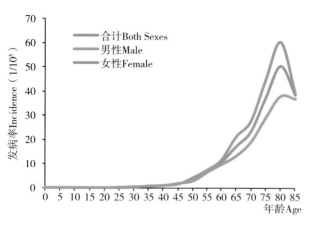

图 4 - 7a　安徽省肿瘤登记地区胆囊癌年龄别发病率,2013

Figure 4 - 7a　Age-specific incidence rates of gallbladder cancer in Anhui Province,2013

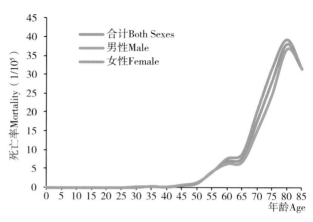

图 4 - 7d　安徽省肿瘤登记地区胆囊癌年龄别死亡率,2013

Figure 4 - 7d　Age-specific mortality of gallbladder cancer in Anhui Province,2013

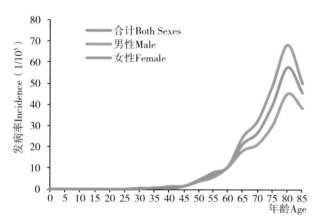

图 4 - 7b　城市肿瘤登记地区胆囊癌年龄别发病率,2013

Figure 4 - 7b　Age-specific incidence rates of gallbladder cancer in urban areas,2013

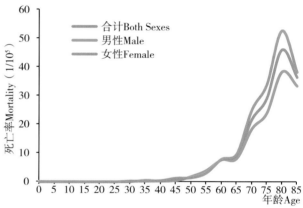

图 4 - 7e　城市肿瘤登记地区胆囊癌年龄别死亡率,2013

Figure 4 - 7e　Age-specific mortality of gallbladder cancer in urban areas,2013

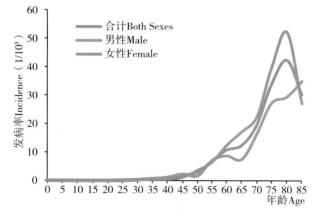

图 4 - 7c　农村肿瘤登记地区胆囊癌年龄别发病率,2013

Figure 4 - 7c　Age-specific incidence rates of gallbladder cancer in rural areas,2013

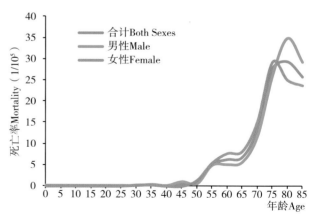

图 4 - 7f　农村肿瘤登记地区胆囊癌年龄别死亡率,2013

Figure 4 - 7f　Age-specific mortality of gallbladder cancer in rural areas,2013

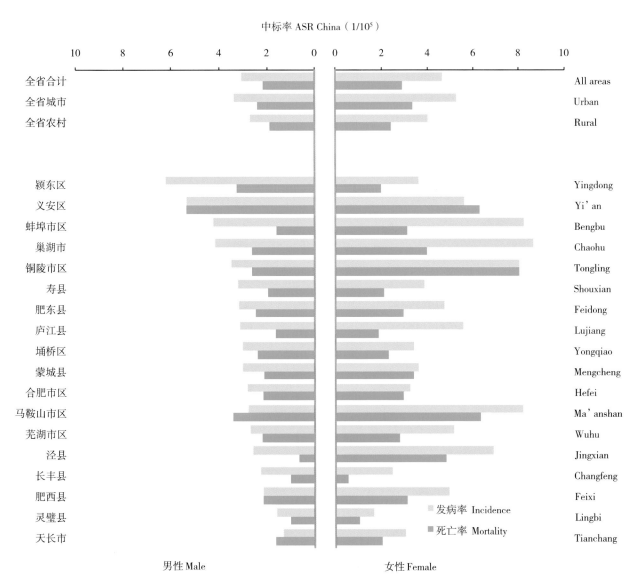

图 4 - 7g 2013 年安徽省不同地区胆囊癌发病率和死亡率

Figure 4 - 7g Incidence and mortality rates of gallbladder cancer in different areas in Anhui Province,2013

4.8 胰腺(C25)

2013 年,安徽省肿瘤登记地区胰腺癌的新发病例数为 1166 例,发病率为 6.71/10 万,中国人口标化率为 5.19/10 万,世界人口标化率为 5.14/10 万,占全部癌症发病的 2.46%。其中男性新发病例数为 695 例,女性为 471 例。男性中标率为女性的 1.52 倍,城市为农村的 1.23 倍。2013 年,登记地区因胰腺癌死亡的病例数为 960 例,死亡率为 5.52/10 万,中国人口标化率 4.23/10 万,世界人口标化率为 4.21/10 万。其中男性胰腺癌病例数为 565 例,女性为 395 例。胰腺癌发病和死亡的 0~74 岁累积率分别是 0.62% 和 0.50%。

胰腺癌年龄别发病率和死亡率在 0~39 岁年龄段均处于较低水平,自 40~44 岁年龄组以后快速上升,在 75~79 岁年龄组达到高峰,总体而言,男性的发病率和死亡率高于女性。城市、农村地区发病率和死亡率有一定的差异,且总体趋势不同,城市地区的发病率和死亡率在 85 + 岁年龄组达到最高水平,农村地区的发病率和死亡率在 75~79 岁年龄组达到最高水平。(表 4 - 8,图 4 - 8a~4 - 8f)

在报告亚部位的病例中,74.6% 的胰腺癌发生在胰头部,其次是胰岛部占 17.5%,胰尾部占 3.2%,胰体部占 2.5%。(图 4 - 8g)

在 18 个肿瘤登记地区中,男性胰腺癌标化发病率最高的是肥西县(11.13/10 万),其次为巢湖

4.8 Pancreas(C25)

In 2013, There were 1166 new cases diagnosed as pancreatic cancer in the registration areas in Anhui Province (695 males and 471 females), with the crude incidence rate was 6.71 per 100000(5.19 per 100000 for ASR China and 5.14 per 100000 for ASR World), accounting for 2.46% of all cancer cases. The ASR China in male was 1.52 times as high as that in female. The ASR China in urban areas was 1.23 times as high as that in rural areas. 960 cases died of pancreatic cancer in 2013 (565 males and 395 females), with the crude mortality of 5.52 per 100000(4.23 per 100000 for ASR China and 4.21 per 100000 for ASR World). The cumulative rates of incidence and mortality from 0 to 74 years were 0.62% and 0.50%, respectively.

The age-specific incidence and mortality rates were relatively low before 40 years old and increased dramatically since then. Both incidence and mortality rates in male were generally higher than those in female. There were some differences in the incidence and mortality rates between urban and rural areas, and the overall trends were different. The incidence and mortality rates both reached peaks at age group of 85+ years in urban areas, whereas reached peaks at the age group of 75~79 years in rural areas. (Table 4 - 8,Figure 4 - 8a~4 - 8f)

Among all cases reported with exact anatomical subsite information, pancreatic cancer occurred more frequently in pancreatic head (74.6%) than in endocrine (17.5%) and tail (3.2%) parts, whereas there was only 2.5% in the body part. (Figure 4 - 8g)

Among the 18 cancer registration areas, Feixi County had the highest standardized

市和铜陵市区；女性发病率最高的是义安区（9.49/10 万），其次为巢湖市和肥西县。男性标化死亡率最高的是巢湖市（10.68/10 万），其次为铜陵市区和肥东县；女性死亡率最高的是铜陵市区（5.76 /10 万），其次为马鞍山市区和巢湖市。（图 4 - 8h）

incidence rate of pancreatic cancer with 11.13 per 100000 in male, followed by Chaohu City and Tongling City. In female, Yi'an District had the highest standardized incidence rate of pancreatic cancer with 9.49 per 100000, followed by Chaohu City and Feixi County. Chaohu City had the highest standardized mortality of pancreatic cancer with 10.68 per 100000 in male, followed by Tongling City and Feidong County. In female, Tongling City had the highest standardized mortality of pancreatic cancer with 10.68 per 100000, followed by Ma'anshan City and Chaohu City. (Figure 4 - 8h)

表 4 - 8 2013 年安徽省肿瘤登记地区胰腺癌发病与死亡

Table 4 - 8 Incidence and mortality of pancreatic cancer in Anhui Province, 2013

地区 Area	性别 Sex	病例 No. cases	粗率 Crude rate $(1/10^5)$	构成 （%）	中标率 ASR China $(1/10^5)$	世标率 ASR world $(1/10^5)$	累积率 CUM. rate 0～74（%）
发病 Incidence							
全省合计 All	合计 Both	1166	6.71	2.46	5.19	5.14	0.62
	男性 Male	695	7.78	2.38	6.26	6.21	0.77
	女性 Female	471	5.57	2.58	4.12	4.08	0.47
全省城市 Urban areas	合计 Both	690	7.56	2.86	5.70	5.67	0.67
	男性 Male	403	8.64	2.80	6.80	6.77	0.83
	女性 Female	287	6.44	2.95	4.59	4.57	0.51
全省农村 Rural areas	合计 Both	476	5.76	2.04	4.63	4.54	0.57
	男性 Male	292	6.85	1.97	5.68	5.59	0.70
	女性 Female	184	4.60	2.16	3.60	3.53	0.43
死亡 Mortality							
全省合计 All	合计 Both	960	5.52	3.32	4.23	4.21	0.50
	男性 Male	565	6.33	2.93	5.07	5.06	0.61
	女性 Female	395	4.67	4.10	3.40	3.38	0.39
全省城市 Urban areas	合计 Both	557	6.11	4.00	4.57	4.57	0.53
	男性 Male	318	6.81	3.50	5.32	5.35	0.62
	女性 Female	239	5.37	4.93	3.82	3.79	0.42
全省农村 Rural areas	合计 Both	403	4.88	2.69	3.86	3.81	0.48
	男性 Male	247	5.79	2.43	4.81	4.75	0.61
	女性 Female	156	3.90	3.26	2.95	2.92	0.35

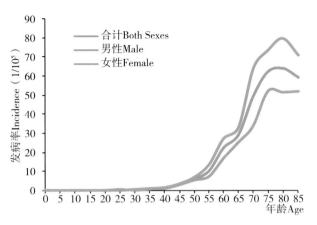

图 4 - 8a 安徽省肿瘤登记地区胰腺癌年龄别发病率,2013

Figure 4 - 8a Age-specific incidence rates of

pancreatic cancer in Anhui Province,2013

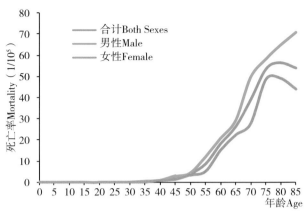

图 4 - 8d 安徽省肿瘤登记地区胰腺癌年龄别死亡率,2013

Figure 4 - 8d Age-specific mortality of

pancreatic cancer in Anhui Province,2013

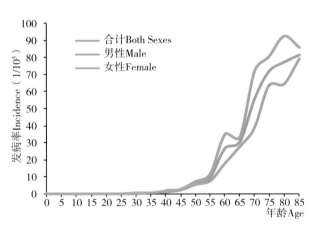

图 4 - 8b 城市肿瘤登记地区胰腺癌年龄别发病率,2013

Figure 4 - 8b Age-specific incidence rates of

pancreatic cancer in urban areas,2013

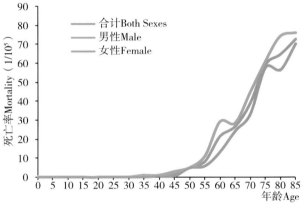

图 4 - 8e 城市肿瘤登记地区胰腺癌年龄别死亡率,2013

Figure 4 - 8e Age-specific mortality of

pancreatic cancer in urban areas,2013

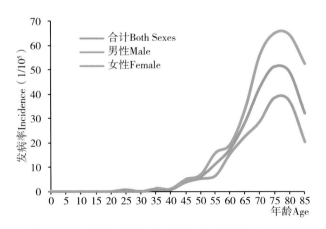

图 4 - 8c 农村肿瘤登记地区胰腺癌年龄别发病率,2013

Figure 4 - 8c Age-specific incidence rates of

pancreatic cancer in rural areas,2013

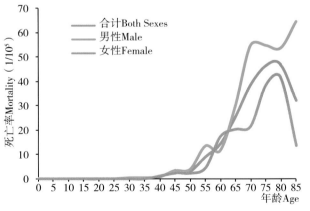

图 4 - 8f 农村肿瘤登记地区胰腺癌年龄别死亡率,2013

Figure 4 - 8f Age-specific mortality of

pancreatic cancer in rural areas,2013

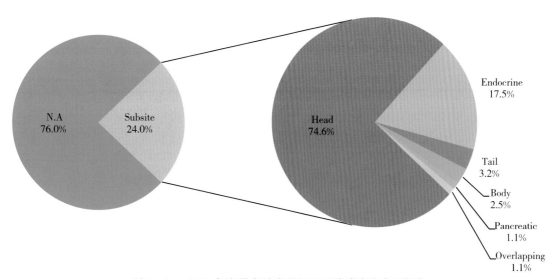

图 4 - 8g 2013 年安徽省肿瘤登记地区胰腺癌发病亚部位

Figure 4 - 8g Incidence of subsite in pancreatic cancer in Anhui Province,2013

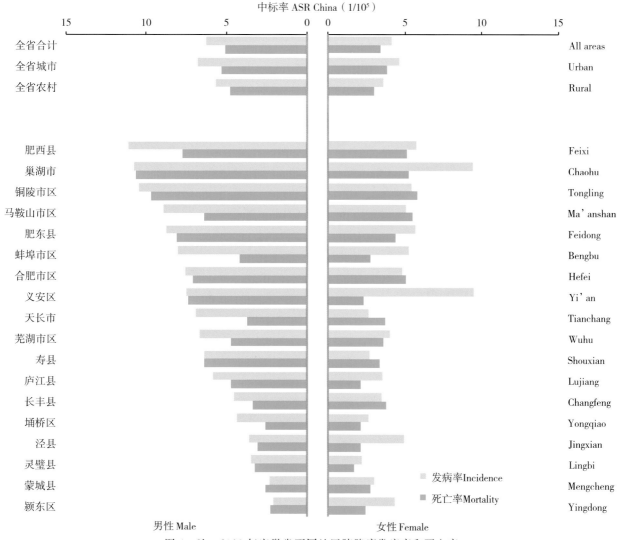

图 4 - 8h 2013 年安徽省不同地区胰腺癌发病率和死亡率

Figure 4 - 8h Incidence and mortality rates of pancreatic cancer in different areas in Anhui Province,2013

4.9 气管，支气管，肺（C33－C34）

2013 年，安徽省肿瘤登记地区肺癌的新发病例数为9030 例，发病率为 51.93/10 万，中国人口标化率为 39.94/10 万，世界人口标化率为 39.78/10 万，占全部癌症发病的 19.04%。其中男性新发病例数为 6507 例，女性为 2523 例。男性中标率为女性的 2.64 倍，城市为农村的 1.01 倍。2013 年，登记地区因肺癌死亡的病例数为 6721例，死亡率为 38.65/10 万，中国人口标化率29.21/10 万，世界人口标化率为 28.94/10 万。其中男性肺癌病例数为 4909 例，女性为 1812 例。肺癌发病和死亡的0～74 累积率分别是 4.84%和 3.35%。

肺癌年龄别发病率和死亡率在 0～39 岁年龄段均处于较低水平，40～44 岁年龄组以后快速上升，均在85 ＋岁年龄组达到最高水平，男性高于女性。城市、农村地区发病和死亡率水平虽然有一定的差异，但总体趋势类似。（表 4－9，图 4－9a～4－9f）

在报告亚部位的病例中，45.6% 的肺癌发生在肺上叶，其次是肺下叶占 32.0%，主支气管占11.3%，肺中叶 8.9%。在有病理学诊断的病例中，鳞状细胞癌是肺癌最主要的病理类型，占全肺癌的 47.0%，其次是腺癌（39.3%）、腺鳞癌（9.0%）和大细胞癌（0.9%），再次是小细胞癌（0.4%），其他类型占3.4%。（图 4－9g～4－9h）

4.9 Trachea，Bronchus ＆ Lung（C33－C34）

In 2013，There were 9030 new cases diagnosed as lung cancer in the registration areas in Anhui Province（6507 males and 2523 females），with the crude incidence rate was 51.93 per 100000（39.94 per 100000 for ASR China and 39.78 per 100000 for ASR World），accounting for 19.04% of all cancer cases. The ASR China in male was 2.64 times as high as that in female. The ASR China in urban areas was 1.01 times as high as that in rural areas. 6721 cases died of lung cancer in 2013（4909 males and 1812 females），with the crude mortality of 38.65 per 100000（29.21 per 100000 for ASR China and 28.94 per 100000 for ASR World）. The cumulative rates of incidence and mortality from 0 to 74 years were 4.84% and 3.35%，respectively.

The age-specific incidence and mortality rates were relatively low before 40 years old and increased dramatically since then. The incidence and mortality rates reached peaks at age group of 85＋ years. Both incidence and mortality rates in male were generally higher than those in female. The incidence and mortality rates varied in urban and rural areas with similar overall trends.（Table 4－9，Figure 4－9a～4－9f）

Among all cases reported with exact anatomical subsite information, lung cancer occurred more frequently in upper lobe（45.6%）than in lower lobe（32.0%）and main bronchus（11.3%）parts，whereas there was only 8.9% in the middle lobe part. Among all cases with pathological diagnostic information，squamous cell carcinoma was the most common histological type of lung cancer（47.0%），followed by adenocarcinoma（39.3%），adenosquamous carcinoma（9.0%）and large cell carcinoma（0.9%），small cell carcinoma（0.4%），other types accounted for 3.4% of all.（Figure 4－9g～4－9h）

在 18 个肿瘤登记地区中,男性肺癌标化发病率最高的是肥西县(91.71/10 万),其次为巢湖市和肥东县;女性发病率最高的是肥西县(31.57/10 万),其次为巢湖市和肥东县。男性标化死亡率最高的是铜陵市区(74.06/10 万),其次为肥西县和巢湖市;女性死亡率最高的是铜陵市区(25.66/10 万),其次为肥东县和合肥市区。(图 4 - 9i)

Among the 18 cancer registration areas, Feixi County had the highest standardized incidence rate of lung cancer with 91.71 per 100000 in male, followed by Chaohu City and Feidong County. In female, Feixi County had the highest standardized incidence rate of lung cancer with 31.57 per 100000, followed by Chaohu City and Feidong County. Tongling City had the highest standardized mortality of lung cancer with 74.06 per 100000 in male, followed by Feixi County and Chaohu City. In female, Tongling City had the highest standardized mortality of lung cancer with 25.66 per 100000, followed by Feidong County and Hefei City. (Figure 4 - 9i)

表 4 - 9　2013 年安徽省肿瘤登记地区肺癌发病与死亡

Table 4 - 9　Incidence and mortality of lung cancer in Anhui Province,2013

地区 Area	性别 Sex	病例 No. cases	粗率 Crude rate (1/10^5)	构成 (%)	中标率 ASR China (1/10^5)	世标率 ASR world (1/10^5)	累积率 CUM. rate 0～74(%)
发病 Incidence							
全省合计 All	合计 Both	9030	51.93	19.04	39.94	39.78	4.84
	男性 Male	6507	72.85	22.30	58.24	58.16	7.05
	女性 Female	2523	29.84	13.83	22.02	21.87	2.54
全省城市 Urban areas	合计 Both	4853	53.20	20.13	40.10	39.93	4.87
	男性 Male	3540	75.85	24.61	59.23	59.07	7.20
	女性 Female	1313	29.47	13.51	21.40	21.32	2.46
全省农村 Rural areas	合计 Both	4177	50.53	17.92	39.89	39.75	4.83
	男性 Male	2967	69.56	20.06	57.20	57.19	6.90
	女性 Female	1210	30.25	14.19	22.90	22.64	2.64
死亡 Mortality							
全省合计 All	合计 Both	6721	38.65	23.26	29.21	28.94	3.35
	男性 Male	4909	54.96	25.48	43.57	43.22	4.93
	女性 Female	1812	21.43	18.82	15.38	15.27	1.70
全省城市 Urban areas	合计 Both	3611	39.59	25.92	29.28	28.90	3.29
	男性 Male	2640	56.57	29.06	43.73	43.20	4.89
	女性 Female	971	21.80	20.04	15.36	15.23	1.64
全省农村 Rural areas	合计 Both	3110	37.62	20.78	29.23	29.07	3.42
	男性 Male	2269	53.19	22.28	43.45	43.30	4.98
	女性 Female	841	21.02	17.59	15.51	15.40	1.77

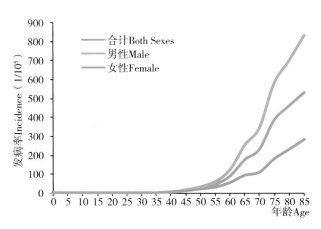

图 4－9a　安徽省肿瘤登记地区肺癌年龄别发病率,2013

Figure 4－9a　Age-specific incidence rates of

lung cancer in Anhui Province,2013

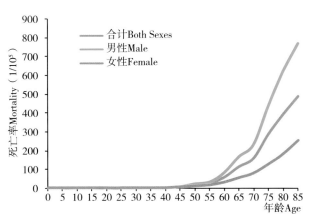

图 4－9d　安徽省肿瘤登记地区肺癌年龄别死亡率,2013

Figure 4－9d　Age-specific mortality of

lung cancer in Anhui Province,2013

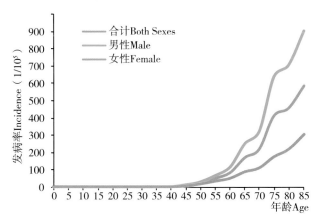

图 4－9b　城市肿瘤登记地区肺癌年龄别发病率,2013

Figure 4－9b　Age-specific incidence rates of

lung cancer in urban areas,2013

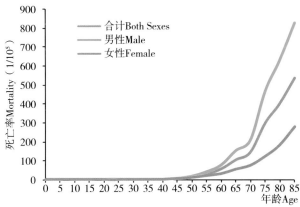

图 4－9e　城市肿瘤登记地区肺癌年龄别死亡率,2013

Figure 4－9e　Age-specific mortality of

lung cancer in urban areas,2013

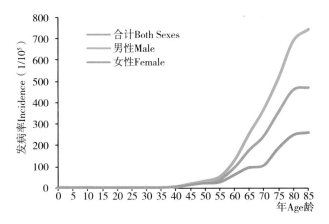

图 4－9c　农村肿瘤登记地区肺癌年龄别发病率,2013

Figure 4－9c　Age-specific incidence rates of

lung cancer in rural areas,2013

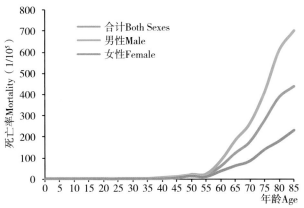

图 4－9f　农村肿瘤登记地区肺癌年龄别死亡率,2013

Figure 4－9f　Age-specific mortality of

lung cancer in rural areas,2013

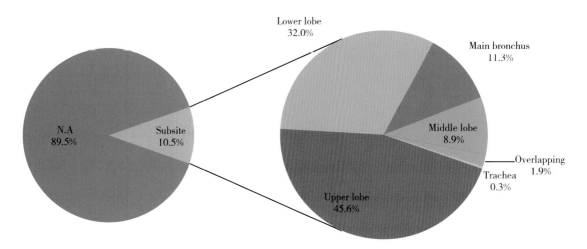

图 4 - 9g　2013 年安徽省肿瘤登记地区肺癌发病亚部位

Figure 4 - 9g　Incidence of subsite in lung

cancer in Anhui Province，2013

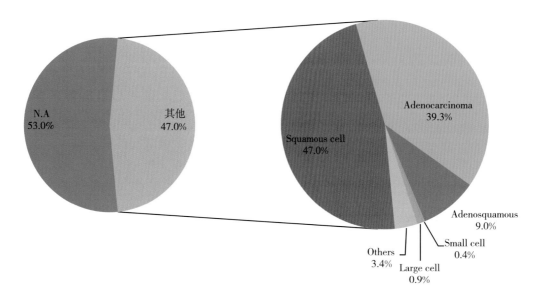

图 4 - 9h　2013 年安徽省肿瘤登记地区肺癌发病病理类型

Figure 4 - 9h　Incidence of pathological types in

lung cancer in Anhui Province，2013

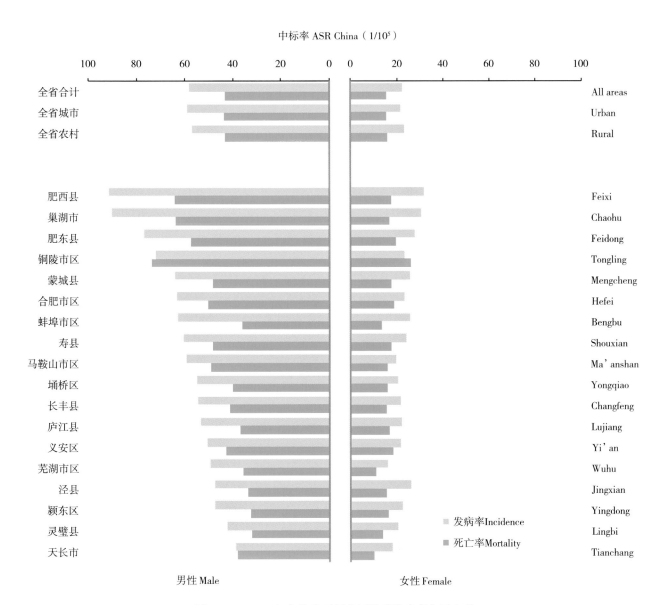

图 4 - 9i　2013 年安徽省不同地区肺癌发病率和死亡率

Figure 4 - 9i　Incidence and mortality rates of lung cancer in
different areas in Anhui Province,2013

4.10　骨（C40－C41）

　　2013 年,安徽省肿瘤登记地区骨和关节软骨恶性肿瘤（以下统称骨恶性肿瘤）的新发病例数为 396 例,发病率为 2.28/10 万,中国人口标化率为 1.89/10 万,世界人口标化率为 1.84/10 万,占全部癌症发病的 0.84％。其中男性新发病例数为 231 例,女性为 165 例。男性中标率为女性的 1.43 倍,农村为城市的 1.46 倍。2013 年,登记地区因骨恶性肿瘤死亡的病例数为 262 例,死亡率为 1.51/10 万,中国人口标化率 1.19/10 万,世界人口标化率为 1.15/10 万。其中男性骨恶性肿瘤病例数为 169 例,女性为 93 例。骨恶性肿瘤发病和死亡的 0～74 岁累积率分别是 0.19％ 和 0.12％。

　　骨恶性肿瘤年龄别发病率和死亡率在 0～39 岁年龄段均处于较低水平,40～44 岁年龄组以后逐渐上升,发病率和死亡率均在85＋岁年龄组达到最高水平。城市和农村地区发病率分别在 80～84 和 75～79 岁年龄组达最高水平,死亡率分别在85＋和 75～79 岁年龄组达最高水平。（表 4－10,图4－10a～4－10f）

　　在 18 个瘤登记地区中,男性骨恶性肿瘤标化发病率最高的是泾县（4.56/10 万）,其次为铜陵市区和寿县；女性发病率最高的是巢湖市（2.94/10 万）,其次为寿县和肥西县。男性标化死亡率最高的是肥东县（3.52/10 万）,其次为铜陵市区和肥西县；女性死亡率最高的是义安区（1.80 /10 万）,其次为肥东县和巢湖市。（图 4－10g）

4.10　Bone（C40－C41）

　　In 2013,There were 396 new cases diagnosed as bone cancer in the registration areas in Anhui Province（231 males and 165 females）,with the crude incidence rate was 2.28 per 100000（1.89 per 100000 for ASR China and 1.84 per 100000 for ASR World）,accounting for 0.84％ of all cancer cases. The ASR China in male was 1.43 times as high as that in female. The ASR China in rural areas was 1.46 times as high as that in urban areas. 262 cases died of bone cancer in 2013（169 males and 93 females）,with the crude mortality of 1.51 per 100000（1.19 per 100000 for ASR China and 1.15 per 100000 for ASR World）. The cumulative rates of incidence and mortality from 0 to 74 years were 0.19％ and 0.12％,respectively.

　　The age-specific incidence and mortality rates were relatively low before 40 years old and increased progressively since then,and both reached peaks at age group of 85＋ years. The incidence rates in urban and rural areas reached highest levels at the age group of 80～84 years and at the age group of 75～79 years respectively while the mortality in urban and rural areas reached highest levels at the age group of 85＋ years and at the age group of 75～79 years respectively. （Table 4－10,Figure 4－10a～4－10f）

　　Among the 18 cancer registration areas,Jingxian County had the highest standardized incidence rate of bone cancer with 4.56 per 100000 in male,followed by Tongling City and Shouxian County. In female, Chaohu City had the highest standardized incidence rate of bone cancer with 2.94 per 100000,followed by Shouxian County and Feixi County. Feidong County had the highest standardized mortality of bone cancer with 3.52 per 100000 in male,followed by Tongling City and Feixi County. In female,Yi'an District had the highest standardized mortality of bone cancer with 1.80 per 100000,followed by Feidong County and Chaohu City. （Figure 4－10g）

表 4 - 10 2013 年安徽省肿瘤登记地区骨恶性肿瘤发病与死亡

Table 4 - 10 Incidence and mortality of bone cancer in Anhui Province,2013

地区 Area	性别 Sex	病例 No. cases	粗率 Crude rate (1/10⁵)	构成 (%)	中标率 ASR China (1/10⁵)	世标率 ASR world (1/10⁵)	累积率 CUM. rate 0~74(%)
发病 Incidence							
全省合计 All	合计 Both	396	2.28	0.84	1.89	1.84	0.19
	男性 Male	231	2.59	0.79	2.22	2.16	0.23
	女性 Female	165	1.95	0.90	1.56	1.52	0.15
全省城市 Urban areas	合计 Both	170	1.86	0.71	1.57	1.54	0.16
	男性 Male	91	1.95	0.63	1.68	1.63	0.17
	女性 Female	79	1.77	0.81	1.45	1.45	0.16
全省农村 Rural areas	合计 Both	226	2.73	0.97	2.29	2.21	0.22
	男性 Male	140	3.28	0.95	2.85	2.77	0.30
	女性 Female	86	2.15	1.01	1.71	1.63	0.15
死亡 Mortality							
全省合计 All	合计 Both	262	1.51	0.91	1.19	1.15	0.12
	男性 Male	169	1.89	0.88	1.57	1.53	0.16
	女性 Female	93	1.10	0.97	0.81	0.77	0.08
全省城市 Urban areas	合计 Both	100	1.10	0.72	0.83	0.82	0.08
	男性 Male	63	1.35	0.69	1.08	1.07	0.10
	女性 Female	37	0.83	0.76	0.58	0.56	0.06
全省农村 Rural areas	合计 Both	162	1.96	1.08	1.59	1.52	0.16
	男性 Male	106	2.49	1.04	2.12	2.05	0.22
	女性 Female	56	1.40	1.17	1.07	1.00	0.09

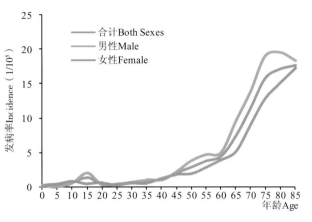

图 4 - 10a 安徽省肿瘤登记地区

骨恶性肿瘤年龄别发病率,2013

Figure 4 - 10a Age-specific incidence rates of

bone cancer in Anhui Province,2013

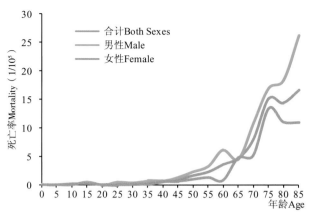

图 4 - 10d 安徽省肿瘤登记地区

骨恶性肿瘤年龄别死亡率,2013

Figure 4 - 10d Age-specific mortality of

bone cancer in Anhui Province,2013

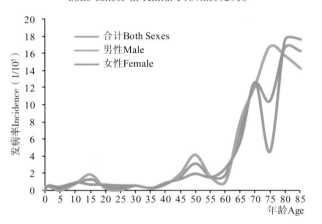

图 4 - 10b 城市肿瘤登记地区

骨恶性肿瘤年龄别发病率,2013

Figure 4 - 10b Age-specific incidence rates of

bone cancer in urban areas,2013

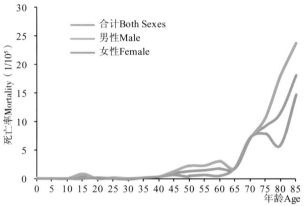

图 4 - 10e 城市肿瘤登记地区

骨恶性肿瘤年龄别死亡率,2013

Figure 4 - 10e Age-specific mortality of

bone cancer in urban areas,2013

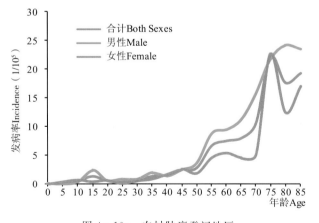

图 4 - 10c 农村肿瘤登记地区

骨恶性肿瘤年龄别发病率,2013

Figure 4 - 10c Age-specific incidence rates of

bone cancer in rural areas,2013

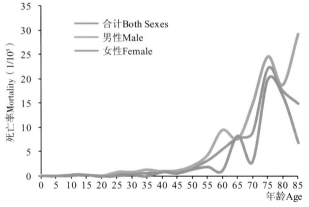

图 4 - 10f 农村肿瘤登记地区

骨恶性肿瘤年龄别死亡率,2013

Figure 4 - 10f Age-specific mortality of

bone cancer in rural areas,2013

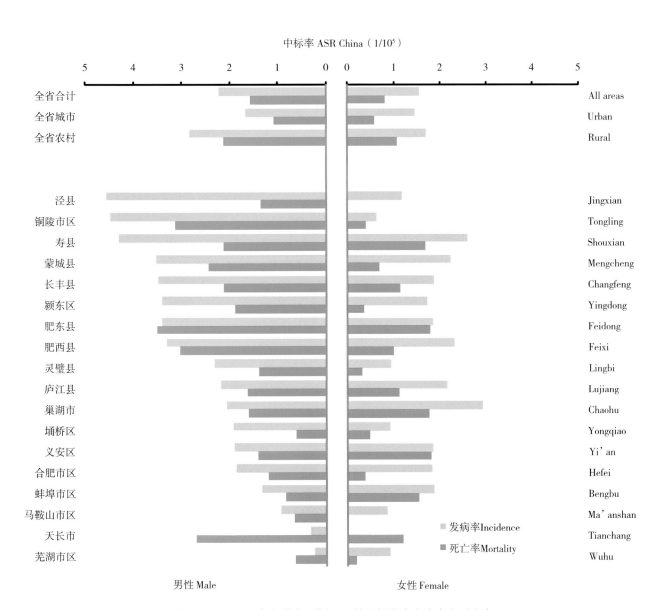

图 4 - 10g　2013 年安徽省不同地区骨恶性肿瘤发病率和死亡率

Figure 4 - 10g　Incidence and mortality rates of bone

cancer in different areas in Anhui Province,2013

4.11 乳腺(C50)

2013 年,安徽省肿瘤登记地区乳腺癌的新发病例数为 2346 例,发病率为 27.75/10 万,中国人口标化率为 22.76/10 万,世界人口标化率为 21.38/10 万,占全部癌症发病的 5.06%。城市为农村的 1.37 倍。2013 年,登记地区因乳腺癌死亡的病例数为 578 例,死亡率为 6.84/10 万,中国人口标化率 5.35/10 万,世界人口标化率为 5.16/10 万。乳腺癌发病和死亡的 0~74 累积率分别是 2.31% 和 0.57%。

乳腺癌的年龄别发病率在 0~24 岁年龄段处于较低水平,25~29 岁年龄组后迅速上升,在城市地区 50~54 岁年龄组达到高峰,而农村地区 60~64 岁年龄组达到高峰。0~34 岁年龄段死亡率处于较低水平,而 35~39 岁年龄组开始快速升高,80~84 岁年龄组处于最高水平。(表 4-11,图 4-11a~4-11b)

有明确亚部位信息的病例中,28.1% 的乳腺癌发生在乳房上外象限,其次是乳头占 28.0%,中心部占 21.0%,上内象限占 12.3%。有病理学信息的病例中,浸润性导管癌是乳腺癌最主要的病理类型,占全部乳腺癌的 70.5%,其次是小叶癌(6.2%)、佩吉特病(0.7%)、髓样癌(0.3%)和其他(22.3%)。(图 4-11c~4-11d)

4.11 Breast(C50)

In 2013，There were 2346 new cases diagnosed as breast cancer in the registration areas in Anhui Province,with the crude incidence rate was 27.75 per 100000(22.76 per 100000 for ASR China and 21.38 per 100000 for ASR World), accounting for 5.06% of all cancer cases. The ASR China in rural areas was 1.37 times as high as that in urban areas. 578 cases died of breast cancer in 2013，with the crude mortality of 6.84 per 100000(5.35 per 100000 for ASR China and 5.16 per 100000 for ASR World). The cumulative rates of incidence and mortality from 0 to 74 years were 2.31% and 0.57%,respectively.

The age-specific incidence rates was relatively low before 25 years old, and dramatically increased at the age group of 25~29 years. The incidence rates reached the peak at age group of 50~54 years in urban areas, whereas at the age group of 60~64years in rural areas. The age-specific mortality rates was relatively low before 35 years old, dramatically increased at the age group of 35~39 years and reached peak at age group of 80~84 years in both urban and rural areas.(Table 4-11,Figure 4-11a~4-11b)

Breast cancer occurred more frequently in upper-outer quadrant of breast(28.1%) than in nipple(28.0%) and central portion(21.0%) parts,whereas there was only 12.3% in upper-inner quadrant. Among all cases with pathological diagnostic information, infiltrating duct carcinoma was the most common histological type of breast cancer(70.5%), followed by lobular carcinoma(6.2%), paget disease(0.7%) and medullary(0.3%). Other pathological type accounted for 22.3% of all. (Figure 4-11c~4-11d)

城市地区乳腺癌发病率和死亡率高于农村。在 18 个肿瘤登记地区中,女性发病率最高的是巢湖市(37.14/10 万),其次为合肥市区和马鞍山市区。女性死亡率最高的是铜陵市区(10.05 /10万),其次为埇桥区和合肥市区。(图 4-11e)

The breast cancer incidence and mortality were higher in the rural areas than these in urban areas. Among the 18 cancer registration areas, In female, Chaohu County had the highest standardized incidence rate of breast cancer with 37.14 per 100000, followed by Hefei City and Ma'anshan City. In female, Tongling City had the highest standardized incidence rate of breast cancer with 10.05 per 100000, followed by Yongqiao District and Hefei City. (Figure 4-11e)

表 4-11 2013 年安徽省肿瘤登记地区乳腺癌发病与死亡

Table 4-11 Incidence and mortality of breast cancer in Anhui Province,2013

地区 Area	性别 Sex	病例 No. cases	粗率 Crude rate (1/10⁵)	构成 (%)	中标率 ASR China (1/10⁵)	世标率 ASR world (1/10⁵)	累积率 CUM. rate 0~74(%)
发病 Incidence							
	全省 All	2346	27.75	5.06	22.76	21.38	2.31
	城市 Urban areas	1453	32.62	6.13	26.12	24.47	2.65
	农村 Rural areas	893	22.32	3.95	19.02	17.93	1.93
死亡 Mortality							
	全省 All	578	6.84	2.07	5.35	5.16	0.57
	城市 Urban areas	358	8.04	2.61	6.18	6.02	0.68
	农村 Rural areas	220	5.50	1.56	4.44	4.22	0.45

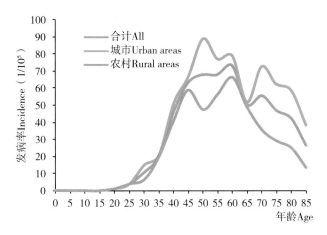

图 4-11a 安徽省肿瘤登记地区
乳腺癌年龄别发病率,2013

Figure 4-11a Age-specific incidence rates of
breast cancer in Anhui Province,2013

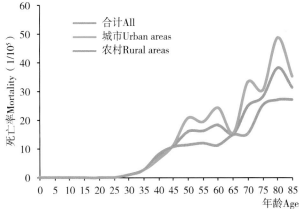

图 4-11b 安徽省肿瘤登记地区
乳腺癌年龄别死亡率,2013

Figure 4-11b Age-specific mortality of
breast cancer in Anhui Province,2013

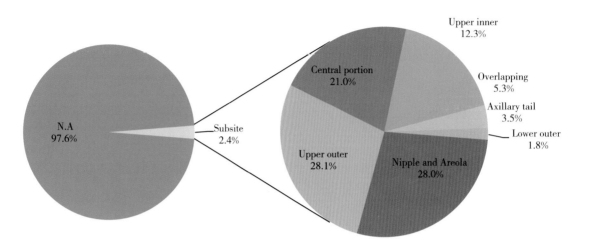

图 4 - 11c　2013 年安徽省肿瘤登记地区乳腺癌亚部位分布情况

Figure 4 - 11c　Distribution of subcategories of

breast cancer in Anhui Province，2013

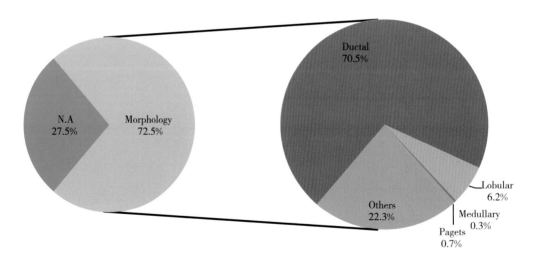

图 4 - 11d　2013 年安徽省肿瘤登记地区乳腺癌病理分型情况

Figure 4 - 11d　Distribution of histological type of

breast cancer in Anhui Province，2013

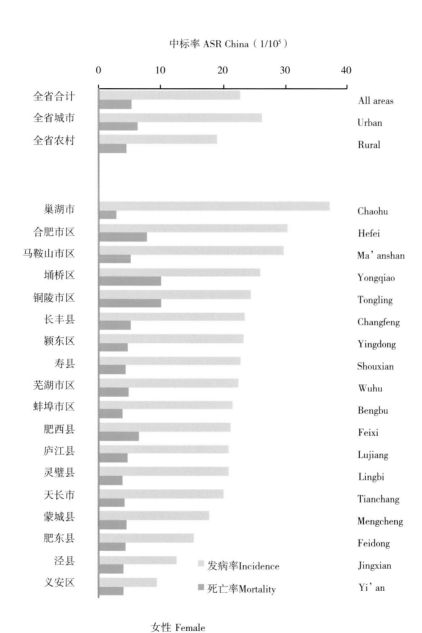

图 4 - 11e   2013 年安徽省不同地区乳腺癌发病率和死亡率

Figure 4 - 11e   Incidence and mortality rates of breast

cancer in different areas in Anhui Province，2013

4.12 子宫颈(C53)

2013 年,安徽省肿瘤登记地区子宫颈癌的新发病例数为 1208 例,发病率为 14.29/10 万,中国人口标化率为 11.74/10 万,世界人口标化率为 10.94/10 万,占全部癌症发病的 2.55%。城市为农村的 1.06 倍。2013 年,登记地区因子宫颈癌死亡的病例数为 315 例,死亡率为 3.73/10 万,中国人口标化率 2.97/10 万,世界人口标化率为 2.91/10 万。子宫颈癌发病和死亡的 0~74 累积率分别是 1.15% 和 0.34%。

子宫颈癌的年龄别发病率在 0~24 岁年龄段处于较低水平,25~29 岁组后迅速上升,在城市地区 50~54 岁组达到高峰,而农村地区 60~64 岁组达到高峰。0~34 岁年龄段死亡率处于较低水平,而 35~39 岁组开始升高,在城市地区 75~79 岁组达到高峰,而农村地区 60~64 岁组达到高峰。(表 4-12,图 4-12a~4-12b)

有明确亚部位信息的病例中,83.8% 的子宫颈癌发生在宫颈内膜,其次是外宫颈占 10.8%,交搭跨越占 5.4%。(图 4-12c)

城市地区子宫颈癌发病率高于农村,农村地区子宫颈癌死亡率高于城市。在 18 个肿瘤登记地区中,女性发病率最高的是天长市(23.72/10万),其次为马鞍山市区和蒙城县。女性死亡率最高的是埇桥区(5.05/10 万),其次为天长市和义安区。(图 4-12d)

4.12 Cervis(C53)

In 2013,There were 1208 new cases diagnosed as cervis cancer in the registration areas in Anhui Province,with the crude incidence rate was 14.29 per 100000(11.74 per 100000 for ASR China and 10.94 per 100000 for ASR World),accounting for 2.55% of all cancer cases. The ASR China in urban areas was 1.06 times as high as that in rural areas. 315 cases died of cervis cancer in 2013,with the crude mortality of 3.73 per 100000(2.97 per 100000 for ASR China and 2.91 per 100000 for ASR World). The cumulative rates of incidence and mortality from 0 to 74 years were 1.15% and 0.34%,respectively.

The age-specific incidence rates was relatively low before 25 years old, and dramatically increased after then. The incidence rates reached the peak at age group of 50~54 years in urban areas,whereas at the age group of 60~64years in rural areas. The age-specific mortality rates was relatively low before 35 years old,dramatically increased at the age group of 35~39 years. The mortality rates reached the peak at age group of 75~79 years in urban areas, whereas at the age group of 60~64years in rural areas. (Table 4-12,Figure 4-12a~4-12b)

Cervis cancer occurred more frequently in endocervix(83.8%) than in exocervix(10.8%) and overlapping lesion(5.4%) parts.(Figure 4-12c)

The cervis cancer incidence were higher in the rural areas than these in urban areas,the cervis cancer mortality were higher in the urban areas than these in rural areas. Among the 18 cancer registration areas,In female,Tianchang County had the highest standardized incidence rate of cervis cancer with 23.72 per 100000, followed by Ma'anshan City and Mengcheng County. In female,Yongqiao District had the highest standardized mortality rate of cervis cancer with 5.05 per 100000, followed by Tianchang County and Yi'an District of Tongling City. (Figure 4-12d)

表 4 – 12　2013 年安徽省肿瘤登记地区子宫颈癌发病与死亡

Table 4 – 12　Incidence and mortality of cervis cancer in Anhui Province,2013

地区 Area	性别 Sex	病例 No. cases	粗率 Crude rate (1/10^5)	构成 (%)	中标率 ASR China (1/10^5)	世标率 ASR world (1/10^5)	累积率 CUM. rate 0~74(%)
发病 Incidence							
	全省 All	1208	14.29	2.55	11.74	10.94	1.15
	城市 Urban areas	674	15.13	2.80	12.06	11.16	1.15
	农村 Rural areas	534	13.35	2.29	11.43	10.74	1.15
死亡 Mortality							
	全省 All	315	3.73	1.09	2.97	2.91	0.34
	城市 Urban areas	163	3.66	1.17	2.86	2.78	0.33
	农村 Rural areas	152	3.80	1.02	3.12	3.08	0.37

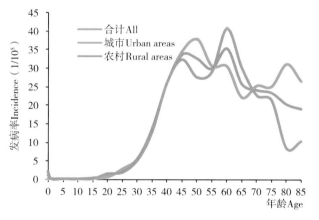

图 4 – 12a　安徽省肿瘤登记地区

子宫颈癌年龄别发病率,2013

Figure 4 – 12a　Age-specific incidence rates of

cervis cancer in Anhui Province,2013

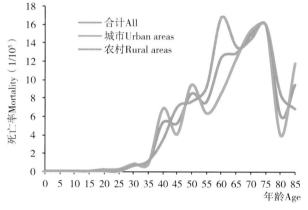

图 4 – 12b　安徽省肿瘤登记地区

子宫颈癌年龄别死亡率,2013

Figure 4 – 12b　Age-specific mortality of

cervis cancer in Anhui Province,2013

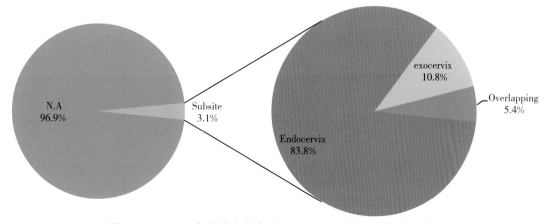

图 4 – 12c　2013 年安徽省肿瘤登记地区子宫颈癌亚部位分布情况

Figure 4 – 12c　Distribution of subcategories ofcervis cancer in Anhui Province,2013

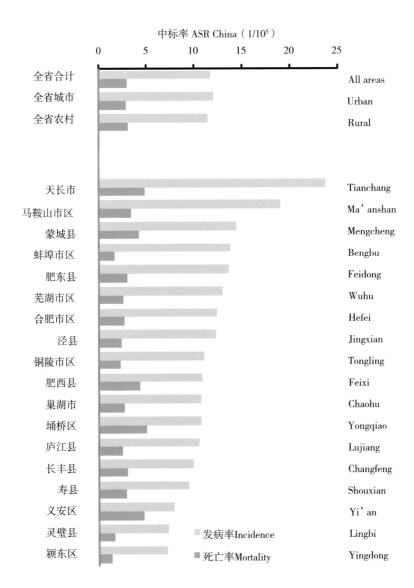

女性Female

图 4 - 12d 2013 年安徽省不同地区子宫颈癌发病率和死亡率

Figure 4 - 12d Incidence and mortality rates of cervis

cancer in different areas in Anhui Province, 2013

4.13　卵巢(C56)

2013 年,安徽省肿瘤登记地区卵巢癌的新发病例数为 549 例,发病率为 6.49/10 万,中国人口标化率为 5.39/10 万,世界人口标化率为 5.16/10 万,占全部癌症发病的 1.16%。城市为农村的 1.41 倍。2013 年,登记地区因卵巢癌死亡的病例数为 183 例,死亡率为 2.16/10 万,中国人口标化率 1.69/10 万,世界人口标化率为 1.66 /10 万。卵巢癌发病和死亡的 0～74 累积率分别是 0.58% 和 0.19%。

卵巢癌的年龄别发病率在 0～24 岁年龄段处于较低水平,25～29 岁年龄组后迅速上升,70～74 岁年龄组处于最高水平。0～34 岁年龄段死亡率处于较低水平,而 35～39 岁年龄组开始快速升高,在城市地区 75～79 岁年龄组达到高峰,而农村地区 65～69 岁年龄组达到高峰。(表 4 - 13,图 4 - 13a～4 - 13b)

城市地区卵巢癌发病率和死亡率高于农村。在 18 个肿瘤登记地区中,女性发病率最高的是合肥市区(7.84/10 万),其次为巢湖市和肥西县。女性死亡率最高的是肥西县(3.59 /10 万),其次为泾县和合肥市区。(图 4 - 13c)

4.13　Ovary(C56)

In 2013, There were 549 new cases diagnosed as ovary cancer in the registration areas in Anhui Province, with the crude incidence rate was 6.49 per 100000(5.39 per 100000 for ASR China and 5.16 per 100000 for ASR World), accounting for 1.16% of all cancer cases. The ASR China in urban areas was 1.41 times as high as that in rural areas. 183 cases died of ovary cancer in 2013, with the crude mortality of 2.16 per 100000 (1.69 per 100000 for ASR China and1.66 per 100000 for ASR World). The cumulative rates of incidence and mortality from 0 to 74 years were 0.58% and 0.19%, respectively.

The age-specific incidence rates was relatively low before 25 years old, dramatically increased at the age group of 25～29 years and reached peak at age group of 70～74 years in both urban and rural areas. The age-specific mortality rates was relatively low before 35 years old, dramatically increased at the age group of 35～39 years. The mortality rates reached the peak at age group of 75～79 years in urban areas, whereas at the age group of 65 ～ 69 years in rural areas. (Table 4 - 13, Figure 4 - 13a～4 - 13b)

The ovary cancer incidence and mortality were higher in the rural areas than these in urban areas. Among the 18 cancer registration areas, In female, Hefei City had the highest standardized incidence rate of ovary cancer with 7.84 per 100000, followed by Chaohu County and Feixi County. In female, Feixi County had the highest standardized incidence rate of esophageal cancer with 3.59 per 100000, followed by Jingxian County and Hefei City. (Figure 4 - 13c)

表 4－13　2013 年安徽省肿瘤登记地区卵巢癌发病与死亡

Table 4－13　Incidence and mortality of ovary cancer in Anhui Province,2013

地区 Area	性别 Sex	病例 No. cases	粗率 Crude rate $(1/10^5)$	构成 （%）	中标率 ASR China $(1/10^5)$	世标率 ASR world $(1/10^5)$	累积率 CUM. rate 0~74（%）
发病 Incidence							
全省 All		549	6.49	1.16	5.39	5.16	0.58
城市 Urban areas		341	7.65	1.41	6.29	6.04	0.70
农村 Rural areas		208	5.20	0.89	4.45	4.24	0.46
死亡 Mortality							
全省 All		183	2.16	0.63	1.69	1.66	0.19
城市 Urban areas		109	2.45	0.78	1.86	1.81	0.20
农村 Rural areas		74	1.85	0.49	1.52	1.51	0.19

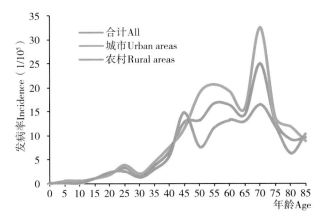

图 4－13a　安徽省肿瘤登记地区卵巢癌年龄别发病率,2013

Figure 4－13a　Age-specific incidence rates of

ovary cancer in Anhui Province,2013

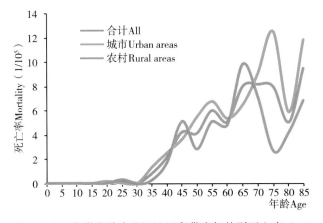

图 4－13b　安徽省肿瘤登记地区卵巢癌年龄别死亡率,2013

Figure 4－13b　Age-specific mortality of

ovary cancer in Anhui Province,2013

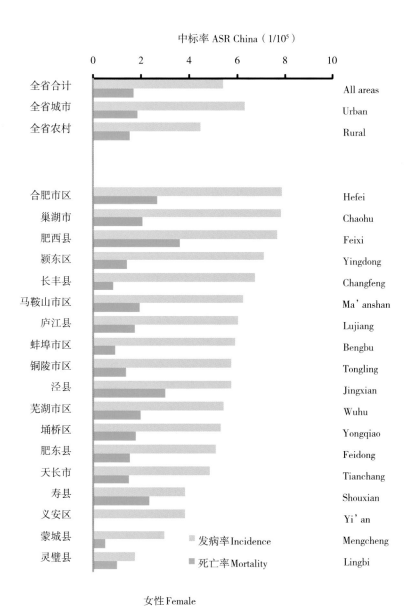

女性 Female

图 4 - 13c 2013 年安徽省不同地区卵巢癌发病率和死亡率

Figure 4 - 13c Incidence and mortality rates of ovary cancer in different areas in Anhui Province,2013

4.14 前列腺(C61)

2013 年,安徽省肿瘤登记地区前列腺癌的新发病例数为 655 例,发病率为 7.33/10 万,中国人口标化率为 5.75/10 万,世界人口标化率为 5.81/10 万,占全部癌症发病的 1.38%。城市发病中标率为农村的 1.82 倍。2013 年,登记地区因前列腺癌死亡的病例数为 292 例,死亡率为 3.27/10 万,中国人口标化率 2.51/10 万,世界人口标化率为 2.51/10 万。城市死亡中标率为农村的 1.45 倍。前列腺癌发病和死亡的 0～74 岁累积率分别是 0.59% 和 0.18%。

前列腺癌年龄别发病率在 0～59 岁年龄段处于较低水平,60～64 岁年龄组以后快速上升,发病率在 85+岁组达到高峰。年龄别死亡率在 0～59 岁年龄段处于较低水平,60～64 岁年龄组以后快速上升,死亡率在 85+岁组达到最高水平。城乡年龄别率水平虽然有一定的差异,但总体趋势类同。(表 4-14,图 4-14a～4-14b)

城市地区前列腺癌发病率和死亡率高于农村。在 18 个肿瘤登记地区中,前列腺癌标化发病率最高的是巢湖市(15.95/10 万),其次为马鞍山市区和芜湖市区。标化死亡率最高的是义安区(5.25/10 万),其次为马鞍山市区和肥东县。(图 4-14c)

4.14 Prostate(C61)

In 2013,There were 655 new cases diagnosed as prostate cancer in the registration areas in Anhui Province,with the crude incidence rate of 7.33 per 100000(5.75 per 100000 for ASR China and 5.81 per 100000 for ASR World),accounting for 1.38% of all cancer cases. The ASR China in urban areas was 1.82 times as high as that in rural areas. 292 cases died of prostate cancer in 2013,with the crude mortality of 3.27 per 100000 (2.51 per 100000 for ASR China and 2.51 per 100000 for ASR World). The ASR China in urban areas was 1.45 times as high as that in rural areas. The cumulative rates of incidence and mortality from 0 to 74 years were 0.59% and 0.18%,respectively.

The age-specific incidence rates were ralatively low before60 years old and increased dramatically since then. The incidence rates reached the peak at age group of 85+ years. The age-specific mortality rates were ralatively low before 60 years old and increased dramatically since then. The mortality rates reached the peak at age group of 85+ years. Both incidence and mortality rates in male were generally higher than those in female. The age-specific incidence and mortality rates varied in urban and rural areas with similar curves. (Table 4-14,Figure 4-14a～4-14b)

The prostate cancer incidence and mortality were higher in the urban areas than these in rural areas. Among the 18 cancer registration areas, Chaohu City had the highest standardized incidence rate of prostate cancer with 15.95 per 100000,followed by Ma'anshan City and Wuhu City. Yi'an Disctrict had the highest standardized mortality of prostate cancer with 5.25 per 100000,followed by Ma'anshan City and Feidong County. (Figure 4-14c)

表 4 - 14 2013 年安徽省肿瘤登记地区前列腺癌发病与死亡

Table 4 - 14 Incidence and mortality of prostate cancer in Anhui Province, 2013

地区 Area	性别 Sex	病例 No. cases	粗率 Crude rate $(1/10^5)$	构成 (%)	中标率 ASR China $(1/10^5)$	世标率 ASR world $(1/10^5)$	累积率 CUM. rate 0~74(%)
发病 Incidence							
全省 All		655	7.33	1.38	5.75	5.81	0.59
城市 Urban areas		445	9.54	1.85	7.27	7.39	0.76
农村 Rural areas		210	4.92	0.90	4.00	3.99	0.40
死亡 Mortality							
全省 All		292	3.27	1.01	2.51	2.51	0.18
城市 Urban areas		184	3.94	1.32	2.92	2.91	0.20
农村 Rural areas		108	2.53	0.72	2.02	2.04	0.15

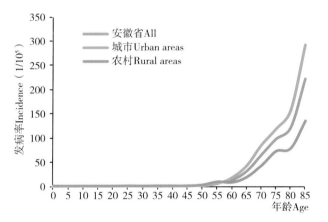

图 4 - 14a 安徽省肿瘤登记地区前列腺癌年龄别发病率, 2013

Figure 4 - 14a Age-specific incidence rates of

prostate cancer in Anhui Province, 2013

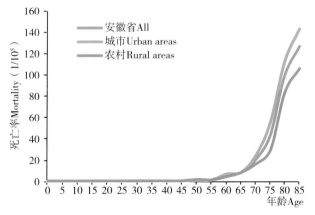

图 4 - 14b 安徽省肿瘤登记地区前列腺癌年龄别死亡率, 2013

Figure 4 - 14b Age-specific mortality of

prostate cancer in Anhui Province, 2013

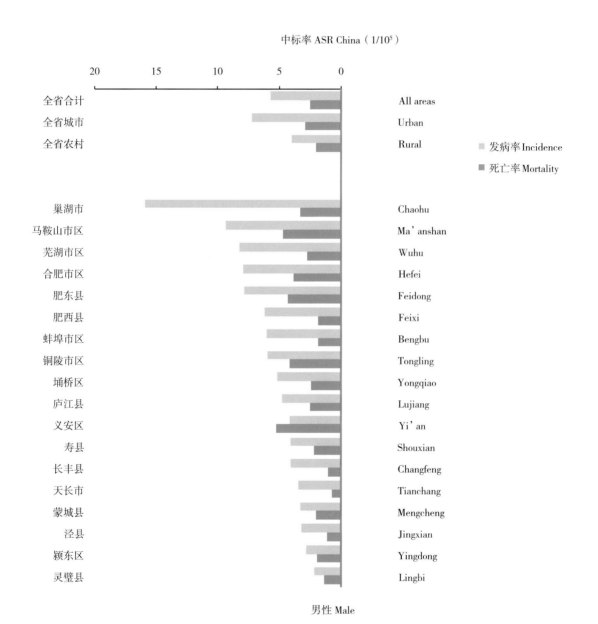

中标率 ASR China（1/10⁵）

男性 Male

图 4 - 14c   2013 年安徽省不同地区前列腺癌发病率和死亡率

Figure 4 - 14c   Incidence and mortality rates of prostate cancer in

different areas in Anhui Province,2013

4.15 肾及泌尿系统不明 (C64－C66,68)

2013 年,安徽省肿瘤登记地区肾及泌尿系统不明恶性肿瘤的新发病例数为 546 例,发病率为 3.14/10 万,中国人口标化率为 2.53/10 万,世界人口标化率为 2.49/10 万,占全部癌症发病的 1.15%。其中男性新发病例数为 350 例,女性为 196 例。男性中标率为女性的 1.78 倍,城市为农村的 1.58 倍。2013 年,登记地区因肾及泌尿系统不明恶性肿瘤死亡的病例数为 232 例,死亡率为 1.33/10 万,中国人口标化率 1.03/10 万,世界人口标化率为 1.02 /10 万。其中男性肾及泌尿系统不明恶性肿瘤病例数为 150 例,女性为 82 例。肾及泌尿系统不明恶性肿瘤发病和死亡的0~74 累积率分别是 0.29% 和 0.11%。

肾及泌尿系统不明恶性肿瘤发病率在 0~39 岁年龄段处于较低水平,40~44 岁年龄组以后快速上升,发病率在 80~84 岁年龄组达到高峰。肾及泌尿系统不明恶性肿瘤死亡率在 0~54 岁年龄段处于较低水平,55~59 岁年龄组以后快速上升,死亡率在85 + 岁组达到高峰。男性发病率和死亡率均高于女性。城乡年龄别率水平虽然有一定的差异,但总体趋势类同。(表 4－15,图 4－15a~ 4－15f)

肾及泌尿系统不明恶性肿瘤87.2%发生在肾脏,其次是输尿管占 6.8%,肾盂占 3.6%,其他泌尿器官占 2.4%。有病理学诊断的肾及泌尿系统不明恶性肿瘤病例(47.9%)中,明细胞癌占 62.3%,其次是乳头状腺癌(2.6%)、嫌色细胞癌 (1.8%)和其他(33.3%)。(图 4－15g~4－15h)

4.15 Kidney & Unspecified Urinary Organs(C64－C66,68)

In 2013, There were 546 new cases diagnosed as cancer of kidney and unspecified urinary organs(below named as "kidney cancer") in the registration areas in Anhui Province(350 males and 196 females), with the crude incidence rate of 3.14 per 100000(2.53 per 100000 for ASR China and 2.49 per 100000 for ASR World), accounting for 1.15% of all cancer cases. The ASR China in male was 1.78 times as high as that in female. The ASR China in rural areas was 1.58 times as high as that in urban areas. 232 cases died of kidney cancer in 2013 (150 males and 82 females), with the crude mortality of 1.33 per 100000(1.03 per 100000 for ASR China and 1.02 per 100000 for ASR World). The cumulative rates of incidence and mortality from 0 to 74 years were 0.29% and 0.11%, respectively.

The age-specific incidence rates were ralatively low before 40 years old and increased dramatically since then. The incidence rates reached the peak at age group of 80~84 years. The age-specific mortality rates were ralatively low before 55 years old and increased dramatically since then. The mortality rates reached the peak at age group of 85 + years. Both incidence and mortality rates in male were generally higher than those in female. The age-specific incidence and mortality rates varied in urban and rural areas with similar curves. (Table 4－15, Figure 4－15a~4－15f)

Kidney cancer occurred more frequently inkidney(87.2%) than in ureter(6.8%) and renal pelvis(3.6%) parts, whereas there was 2.4% in other urinary organs. Among all cases with pathological diagnostic information (47.9%), clear cell adenocarcinoma accounted for 62.3%, followed by papillary adenocarcinoma (2.6%) and chromophobe (1.8%). Other pathological type accounted for 33.3% of all. (Figure 4－15g~4－15h)

城市地区肾及泌尿系统不明恶性肿瘤发病率和死亡率均高于农村。在18个肿瘤登记地区中，男性肾及泌尿系统不明恶性肿瘤标化发病率最高的是合肥市区（6.15/10万），其次为巢湖市区和肥西县；女性发病率最高的是蚌埠市区（3.68/10万），其次为马鞍山市区和巢湖市。男性标化死亡率最高的是合肥市区（2.54/10万），其次为巢湖市和马鞍山市区；女性死亡率最高的是合肥市区（1.61/10万），其次为铜陵市区和芜湖市区。（图4-15i）

Both the kidney cancer incidence and mortality were higher in the urban areas than these in rural areas. Among the 18 cancer registration areas, Hefei City had the highest standardized incidence rate of kidney cancer with 6.15 per 100000 in male, followed by Chaohu City and Feixi County. In female, Bengbu City had the highest standardized incidence rate of kidney cancer with 3.68 per 100000, followed by Ma'anshan City and Chaohu City. Hefei City had the highest standardized mortality of kidney cancer with 2.54 per 100000 in male, followed by Chaohu City and Ma'anshan City. In female, Hefei City had the highest standardized incidence rate of kidney cancer with 1.61 per 100000, followed by Tongling City and Wuhu City. (Figure 4-15i)

表4-15　2013年安徽省肿瘤登记地区肾及泌尿系统不明恶性肿瘤发病与死亡

Table 4-15　Incidence and mortality of kidney cancer in Anhui Province, 2013

地区 Area	性别 Sex	病例 No. cases	粗率 Crude rate $(1/10^5)$	构成 （%）	中标率 ASR China $(1/10^5)$	世标率 ASR world $(1/10^5)$	累积率 CUM. rate 0～74（%）
发病 Incidence							
全省合计 All	合计 Both	546	3.14	1.15	2.53	2.49	0.29
	男性 Male	350	3.92	1.20	3.24	3.17	0.36
	女性 Female	196	2.32	1.07	1.82	1.81	0.22
全省城市 Urban areas	合计 Both	352	3.86	1.46	3.06	2.98	0.36
	男性 Male	220	4.71	1.53	3.82	3.68	0.43
	女性 Female	132	2.96	1.36	2.29	2.27	0.28
全省农村 Rural areas	合计 Both	194	2.35	0.83	1.93	1.94	0.22
	男性 Male	130	3.05	0.88	2.60	2.60	0.28
	女性 Female	64	1.60	0.75	1.26	1.27	0.15
死亡 Mortality							
全省合计 All	合计 Both	232	1.33	0.80	1.03	1.02	0.11
	男性 Male	150	1.68	0.78	1.35	1.32	0.14
	女性 Female	82	0.97	0.85	0.73	0.75	0.08
全省城市 Urban areas	合计 Both	152	1.67	1.09	1.25	1.26	0.13
	男性 Male	97	2.08	1.07	1.62	1.61	0.17
	女性 Female	55	1.23	1.14	0.90	0.95	0.09
全省农村 Rural areas	合计 Both	80	0.97	0.53	0.78	0.75	0.09
	男性 Male	53	1.24	0.52	1.04	1.00	0.11
	女性 Female	27	0.67	0.56	0.53	0.51	0.07

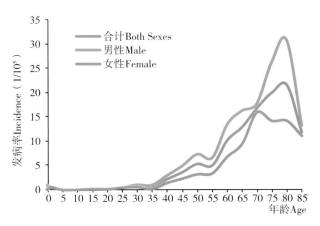

图 4 - 15a 安徽省肿瘤登记地区肾及泌尿系统

不明恶性肿瘤年龄别发病率,2013

Figure 4 - 15a Age-specific incidence rates of kidney

cancer in Anhui Province,2013

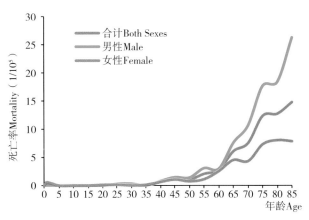

图 4 - 15d 安徽省肿瘤登记地区肾及泌尿系统

不明恶性肿瘤年龄别死亡率,2013

Figure 4 - 15d Age-specific mortality of kidney

cancer in Anhui Province,2013

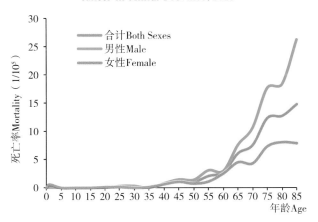

图 4 - 15b 城市肿瘤登记地区肾及泌尿系统

不明恶性肿瘤年龄别发病率,2013

Figure 4 - 15b Age-specific incidence rates of kidney

cancer in urban areas,2013

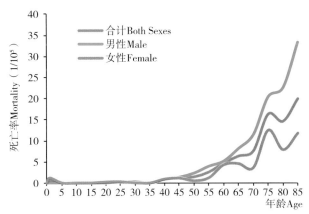

图 4 - 15e 城市肿瘤登记地区肾及泌尿系统

不明恶性肿瘤年龄别死亡率,2013

Figure 4 - 15e Age-specific mortality of kidney

cancer in urban areas,2013

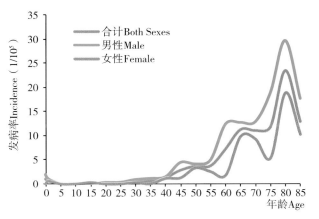

图 4 - 15c 农村肿瘤登记地区肾及泌尿系统

不明恶性肿瘤年龄别发病率,2013

Figure 4 - 15c Age-specific incidence rates of kidney

cancer in rural areas,2013

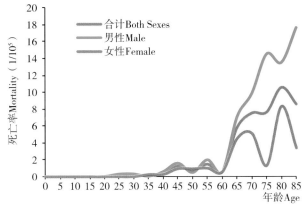

图 4 - 15f 农村肿瘤登记地区肾及泌尿系统

不明恶性肿瘤年龄别死亡率,2013

Figure 4 - 15f Age-specific mortality of kidney

cancer in rural areas,2013

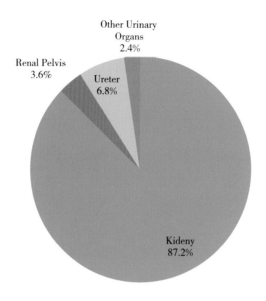

图 4 - 15g   2013 年安徽省肿瘤登记地区肾及泌尿系统
不明恶性肿瘤各部位分布情况

Figure 4 - 15g   Various parts of kidney cancer in Anhui Province, 2013

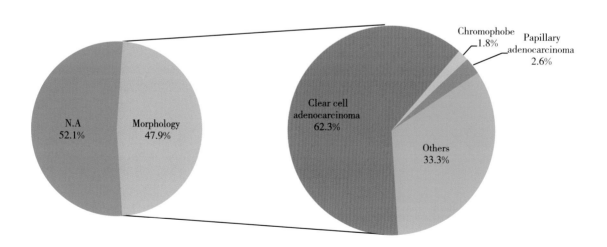

图 4 - 15h   2013 年安徽省肿瘤登记地区肾及泌尿系统不明恶性肿瘤发病病理类型

Figure 4 - 15h   Pathological types of kidney cancer in Anhui Province, 2013

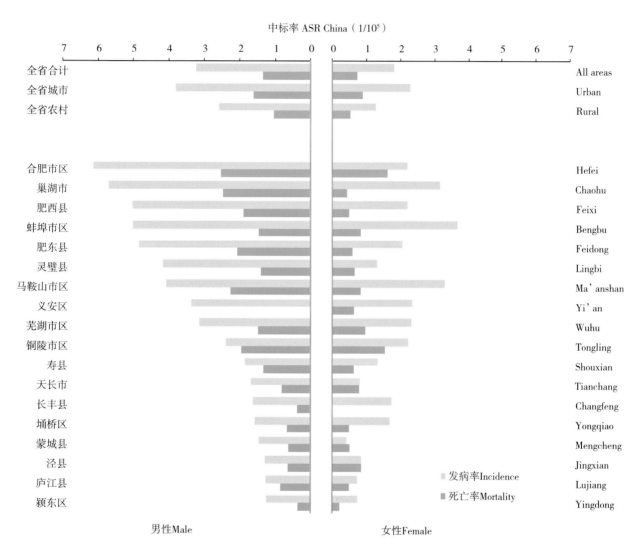

图 4 – 15i 2013 年安徽省不同地区肾及泌尿系统

不明恶性肿瘤发病率和死亡率

Figure 4 – 15i Incidence and mortality rates of kidney

cancer in different areas in Anhui Province，2013

4.16 膀胱（C67）

2013 年,安徽省肿瘤登记地区膀胱癌的新发病例数为 684 例,发病率为 3.93/10 万,中国人口标化率为 2.98/10 万,世界人口标化率为 2.92/10 万,占全部癌症发病的 1.44%。其中男性新发病例数为 549 例,女性为 135 例。男性发病中标率为女性的 4.21 倍,城市为农村的 1.59 倍。2013 年,登记地区因膀胱癌死亡的病例数为 247 例,死亡率为 1.42/10 万,中国人口标化率 1.02/10 万,世界人口标化率为 0.99 /10 万。其中男性膀胱癌病例数为 195 例,女性为 52 例。男性死亡中标率为女性的 4.19 倍,城市为农村的 1.36 倍。膀胱癌发病和死亡的 0～74 岁累积率分别是 0.31% 和 0.08%。

膀胱癌发病率在 0～49 岁年龄段处于较低水平,50～54 岁年龄组以后快速上升,发病率在 85＋岁年龄组达到高峰。膀胱癌死亡率在 0～54 岁年龄段处于较低水平,55～59 岁年龄组以后快速上升,死亡率在 80～84 岁组达到高峰。男性发病率和死亡率均高于女性。城乡年龄别率水平虽然有一定的差异,但总体趋势类同。（表 4 - 16,图 4 - 16a～4 - 16f）

在报告亚部位的膀胱癌病例（3.7%）中,膀胱三角区发病比例最高,为 48.0%,其次为膀胱后壁、膀胱颈和输尿管口,均为 12.0%。有病理学诊断的膀胱癌病例（60.1%）中,移行细胞癌占 65.9%,其次是鳞状细胞癌（12.6%）、腺癌（11.0%）和其他（10.5%）。（图 4 - 16g～4 - 16h）

4.16 Bladder（C67）

In 2013,There were 684 new cases diagnosed as bladder cancer in the registration areas in Anhui Province（548 males and 135 females）,with the crude incidence rate of 3.93 per 100000 （2.98 per 100000 for ASR China and 2.92 per 100000 for ASR World）,accounting for 1.44% of all cancer cases. The ASR China in male was 4.21 times as high as that in female. The ASR China in rural areas was 1.59 times as high as that in urban areas. 247 cases died of bladder cancer in 2013（195 males and 52 females）,with the crude mortality of 1.42 per 100000（1.02 per 100000 for ASR China and 0.99 per 100000 for ASR World）. The ASR China mortality in male was 4.19 times as high as that in female,and the ASR China in rural areas was 1.36 times as high as that in urban areas. The cumulative rates of incidence and mortality from 0 to 74 years were 0.31% and 0.08%,respectively.

The age-specific incidence rates were ralatively low before50 years old,and increased dramatically since then. The incidence rates reached the peak at age group of 85＋ years. The age-specific mortality rates were ralatively low before 55 years old and increased dramatically since then. The mortality rates reached the peak at age group of 80～84 years. Both incidence and mortality rates in male were generally higher than those in female. The age-specific incidence and mortality rates varied in urban and rural areas with similar curves.（Table 4 - 16, Figure 4 - 16a～4 - 16f）

Among all cases with subsites reported （3.7%）,Bladder cancer occurred more frequently in Trigone（48.0%）than in Posterior（12.0%）and Bladder neck（12.0%）and Ureteric orifice （12.0%）. Among all cases with pathological diagnostic information（60.1%）,transitional cell carcinoma accounted for 65.9%,followed by squamous cell carcinoma （12.6%） and adenocarcinoma（11.0%）and other pathological type（10.5%）.（Figure 4 - 16g～4 - 16h）

城市地区膀胱癌发病率和死亡率均高于农村。在18个肿瘤登记地区中,男性膀胱癌标化发病率最高的是巢湖市(11.91/10万),其次为马鞍山市区和肥西县;女性发病率最高的是铜陵市区(3.48/10万),其次为巢湖市和马鞍山市区。男性标化死亡率最高的是义安区(4.39/10万),其次为巢湖市和肥西县;女性死亡率最高的是巢湖市(0.92/10万),其次为合肥市区和芜湖市区。(图4-16i)

Both the bladder cancer incidence and mortality were higher in the urban areas than these in rural areas. Among the 18 cancer registration areas,Chaohu City had the highest standardized incidence rate of bladder cancer with 11.91 per 100000 in male,followed by Ma'anshan City and Feixi County. In female,Tongling City had the highest standardized incidence rate of bladder cancer with 3.48 per 100000,followed by Chaohu City and Ma'anshan City. Yi'an district of Tongling city had the highest standardized mortality of bladder cancer with 4.39 per 100000 in male,followed by Chaohu City and Feixi County. In female,Chaohu City had the highest standardized incidence rate of bladder cancer with 0.92 per 100000,followed by Hefei City and Wuhu City. (Figure 4-16i)

表 4-16 2013 年安徽省肿瘤登记地区膀胱癌发病与死亡

Table 4-16 Incidence and mortality of bladder cancer in Anhui Province,2013

地区 Area	性别 Sex	病例 No. cases	粗率 Crude rate (1/10⁵)	构成 (%)	中标率 ASR China (1/10⁵)	世标率 ASR world (1/10⁵)	累积率 CUM. rate 0~74(%)
发病 Incidence							
全省合计 All	合计 Both	684	3.93	1.44	2.98	2.92	0.31
	男性 Male	549	6.15	1.88	4.89	4.82	0.50
	女性 Female	135	1.60	0.74	1.16	1.12	0.12
全省城市 Urban areas	合计 Both	443	4.86	1.84	3.61	3.55	0.39
	男性 Male	351	7.52	2.44	5.81	5.76	0.60
	女性 Female	92	2.07	0.95	1.49	1.47	0.16
全省农村 Rural areas	合计 Both	241	2.92	1.03	2.28	2.21	0.23
	男性 Male	198	4.64	1.34	3.81	3.74	0.38
	女性 Female	43	1.07	0.50	0.79	0.74	0.07
死亡 Mortality							
全省合计 All	合计 Both	247	1.42	0.85	1.02	0.99	0.08
	男性 Male	195	2.18	1.01	1.69	1.65	0.13
	女性 Female	52	0.62	0.54	0.40	0.40	0.03
全省城市 Urban areas	合计 Both	152	1.67	1.09	1.16	1.14	0.08
	男性 Male	115	2.46	1.27	1.85	1.82	0.13
	女性 Female	37	0.83	0.76	0.54	0.54	0.04
全省农村 Rural areas	合计 Both	95	1.15	0.63	0.86	0.82	0.07
	男性 Male	80	1.88	0.79	1.51	1.45	0.13
	女性 Female	15	0.37	0.31	0.25	0.25	0.02

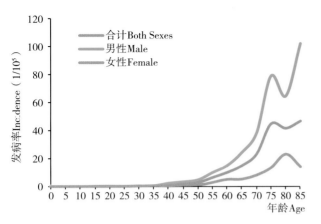

图 4－16a　安徽省肿瘤登记地区

膀胱癌年龄别发病率，2013

Figure 4－16a　Age-specific incidence rates of bladder

cancer in Anhui Province，2013

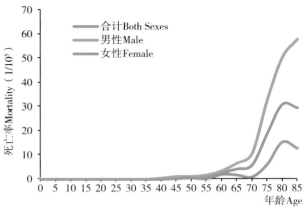

图 4－16d　安徽省肿瘤登记地区

膀胱癌年龄别死亡率，2013

Figure 4－16d　Age-specific mortality of bladder

cancer in Anhui Province，2013

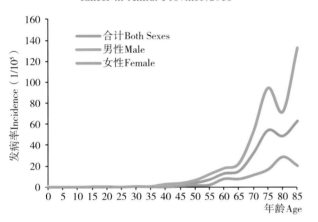

图 4－16b　城市肿瘤登记地区

膀胱癌年龄别发病率，2013

Figure 4－16b　Age-specific incidence rates of bladder

cancer in urban areas，2013

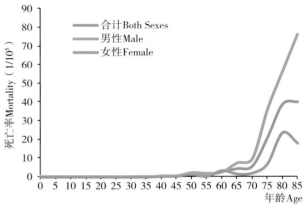

图 4－16e　城市肿瘤登记地区

膀胱癌年龄别死亡率，2013

Figure 4－16e　Age-specific mortality of bladder

cancer in urban areas，2013

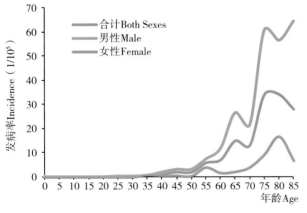

图 4－16c　农村肿瘤登记地区

膀胱癌年龄别发病率，2013

Figure 4－16c　Age-specific incidence rates of bladder

cancer in rural areas，2013

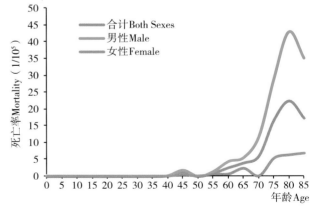

图 4－16f　农村肿瘤登记地区

膀胱癌年龄别死亡率，2013

Figure 4－16f　Age-specific mortality of bladder

cancer in rural areas，2013

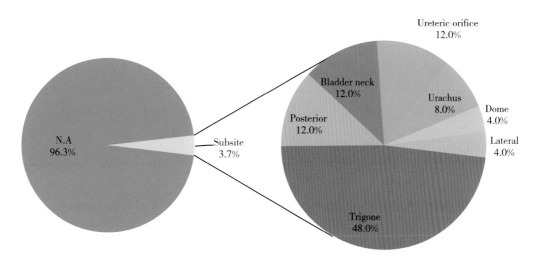

图 4 - 16g　2013 年安徽省肿瘤登记地区膀胱癌发病亚部位

Figure 4 - 16g　Subsites of bladder cancer in Anhui Province,2013

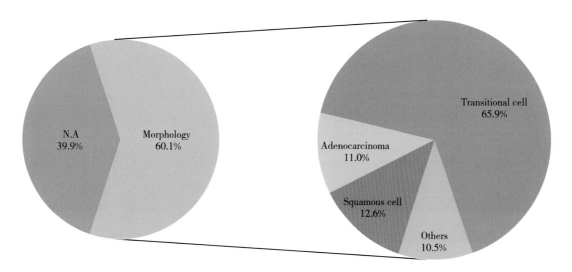

图 4 - 16h　2013 年安徽省肿瘤登记地区膀胱癌发病病理类型

Figure 4 - 16h　Pathological types of bladder cancer in Anhui Province,2013

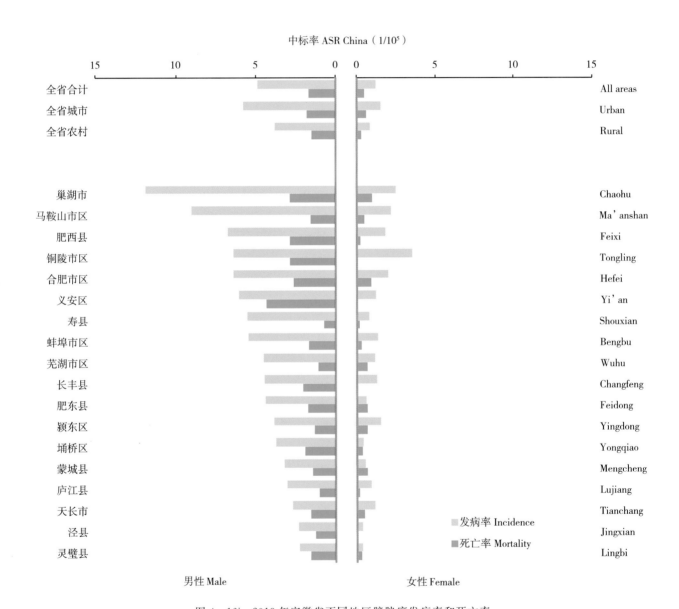

图 4 – 16i　2013 年安徽省不同地区膀胱癌发病率和死亡率

Figure 4 – 16i　Incidence and mortality rates of bladder cancer in
different areas in Anhui Province, 2013

4.17 脑及中枢神经系统 (C70－C72)

2013 年,安徽省肿瘤登记地区脑及中枢神经系统肿瘤的新发病例数为 1230 例,发病率为 7.07/10 万,中国人口标化率为 5.97/10 万,世界人口标化率为 5.89/10 万,占全部癌症发病的 2.59%。其中男性新发病例数为 627 例,女性为 603 例。男性中标率为女性的 1.01 倍,农村为城市的 1.01 倍。2013 年,登记地区因脑及中枢神经系统肿瘤死亡的病例数为 685 例,死亡率为 3.94/10 万,中国人口标化率 3.21/10 万,世界人口标化率为 3.20 /10 万。其中男性脑及中枢神经系统肿瘤病例数为 392 例,女性为 293 例。脑及中枢神经系统肿瘤发病和死亡的0～74岁累积率分别是 0.64% 和 0.34%。

脑及中枢神经系统肿瘤的年龄别发病率和死亡率在 40 岁之前均处于较低水平,自 40 岁以后逐渐上升,发病率在 80～84 岁年龄组达到高峰,死亡率在85＋岁年龄组达到高峰。(表 4－17,图 4－17a～4－17f)

81.2%脑及中枢神经系统肿瘤发生在脑部,其次是脑(脊)膜占 14.4%,脊髓、颅神经和中枢神经系统的其他部位占 4.4%。在有亚部位的脑瘤病例中,大脑部位发病比例最高,占 24.6%,其次为额叶和颞叶部,分别占 19.4% 和 15.5%。(图 4－17g～4－17h)

在 18 个肿瘤登记地区中,男性脑及中枢神经系统肿瘤标化发病率最高的是泾县(10.68/10 万),其次为肥西县和巢湖市;女性发病率最高的是肥西县(10.65/10 万),其次为长丰县和颍东区。男性标化死亡率最高的是肥西县(6.07/10 万),其次为义安区和肥东县;女性标化死亡率最高的是

4.17 Brain & Central Nervous System (C70－C72)

In 2013, There were 1230 new cases diagnosed as brain and central nervous system tumors in the registration areas in Anhui Province(627 males and 603 females),with the crude incidence rate was 7.07 per 100000 (5.97 per 100000 for ASR China and 5.89 per 100000 for ASR World),accounting for 2.59% of all cancer cases. The ASR China in male was 1.01 times as high as that in female. The ASR China in rural areas was 1.01 times as high as that in urban areas. 685 cases died of brain and central nervous system tumors in 2013(392 males and 293 females), with the crude mortality of 3.94 per 100000(3.21 per 100000 for ASR China and 3.20 per 100000 for ASR World). The cumulative rates of incidence and mortality from 0 to 74 years were 0.64% and 0.34%,respectively.

The age-specific incidence and mortality rates were relatively low before 40 years old and increased dramatically since then. The incidence rates reached the peak at age group of 80～84 years. The mortality rates reached the peak at age group of 85～ years. (Table 4－17, Figure 4－17a～4－17f)

Brain and central nervous system tumors occurred more frequently in brain(81.2%),then in meninges(14.4%), and spinal cord,cranial nerves and other parts of central nervous system(4.4%). Brain tumors occurred more frequently in cerebtum (24.6%), followed by frontal (19.4 %) and temporal(15.5%). (Figure 4－17g～4－17h)

Among the 18 cancer registration areas, Jingxian County had the highest standardized incidence rate of brain and central nervous system tumors with 10.68 per 100000 in male,followed by Feixi County and Chaohu City. In female, Feixi County had the highest standardized incidence rate of brain tumors with 10.65 per

巢湖市（5.48 /10 万），其次为肥西县和蒙城县。（图4 – 17i）

100000, followed by Changfeng County and Yindong District. Feixi County had the highest standardized mortality of brain tumors with 6.07 per 100000 in male, followed by Yi'an District and Feidong County. In female, Chaohu City had the highest standardized mortality rate of brain tumors with 5.48 per 100000, followed by Feixi County and Mengcheng County. (Figure 4 – 17i)

表 4 – 17 2013 年安徽省肿瘤登记地区脑瘤发病与死亡

Table 4 – 17 Incidence and mortality of brain tumors in Anhui Province, 2013

地区 Area	性别 Sex	病例 No. cases	粗率 Crude rate $(1/10^5)$	构成 （%）	中标率 ASR China $(1/10^5)$	世标率 ASR world $(1/10^5)$	累积率 CUM. rate $0\sim74$（%）
发病 Incidence							
全省合计 All	合计 Both	1230	7.07	2.59	5.97	5.89	0.64
	男性 Male	627	7.02	2.15	6.02	5.98	0.64
	女性 Female	603	7.13	3.30	5.94	5.81	0.65
全省城市 Urban areas	合计 Both	654	7.17	2.71	5.95	5.90	0.64
	男性 Male	333	7.14	2.31	5.95	5.96	0.62
	女性 Female	321	7.21	3.30	6.00	5.86	0.67
全省农村 Rural areas	合计 Both	576	6.97	2.47	6.04	5.93	0.65
	男性 Male	294	6.89	1.99	6.11	6.00	0.66
	女性 Female	282	7.05	3.31	5.95	5.82	0.63
死亡 Mortality							
全省合计 All	合计 Both	685	3.94	2.37	3.21	3.20	0.34
	男性 Male	392	4.39	2.03	3.70	3.73	0.39
	女性 Female	293	3.47	3.04	2.71	2.66	0.30
全省城市 Urban areas	合计 Both	311	3.41	2.23	2.74	2.70	0.29
	男性 Male	178	3.81	1.96	3.14	3.12	0.30
	女性 Female	133	2.99	2.75	2.35	2.29	0.28
全省农村 Rural areas	合计 Both	374	4.52	2.50	3.75	3.78	0.41
	男性 Male	214	5.02	2.10	4.32	4.41	0.49
	女性 Female	160	4.00	3.35	3.15	3.11	0.32

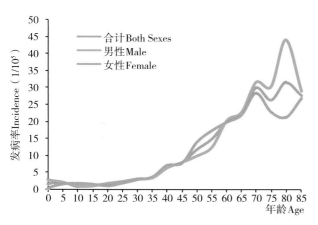

图 4 - 17a 安徽省肿瘤登记地区

脑瘤年龄别发病率,2013

Figure 4 - 17a Age-specific incidence rates of brain

tumors in Anhui Province,2013

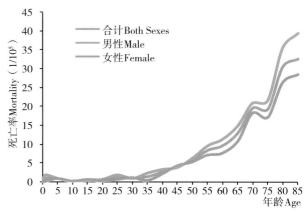

图 4 - 17d 安徽省肿瘤登记地区

脑瘤年龄别死亡率,2013

Figure 4 - 7d Age-specific mortality of brain

tumors in Anhui Province,2013

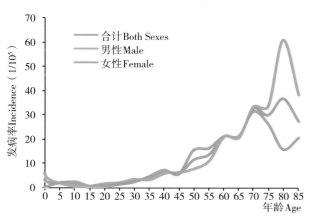

图 4 - 17b 城市肿瘤登记地区

脑瘤年龄别发病率,2013

Figure 4 - 17b Age-specific incidence rates of brain

tumors in urban areas,2013

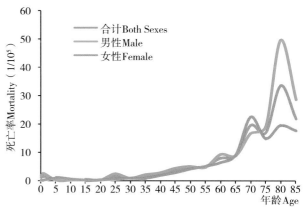

图 4 - 17e 城市肿瘤登记地区

脑瘤年龄别死亡率,2013

Figure 4 - 17e Age-specific mortality of brain

tumors in urban areas,2013

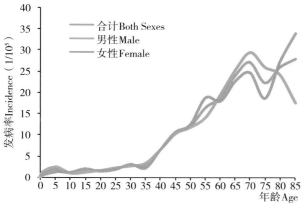

图 4 - 17c 农村肿瘤登记地区

脑瘤年龄别发病率,2013

Figure 4 - 17c Age-specific incidence rates of brain

tumors in rural areas,2013

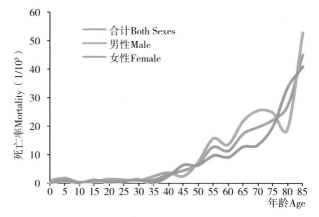

图 4 - 17f 农村肿瘤登记地区

脑瘤年龄别死亡率,2013

Figure 4 - 17f Age-specific mortality of brain

tumors in rural areas,2013

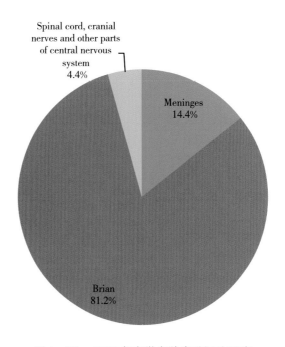

图 4 - 17g　2013 年安徽省肿瘤登记地区脑
及中枢神经系统肿瘤发病亚部位分布情况

Figure 4 - 17g　Distribution of subcategories of brain and
central nervous system tumors in Anhui Province，2013

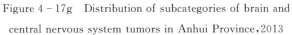

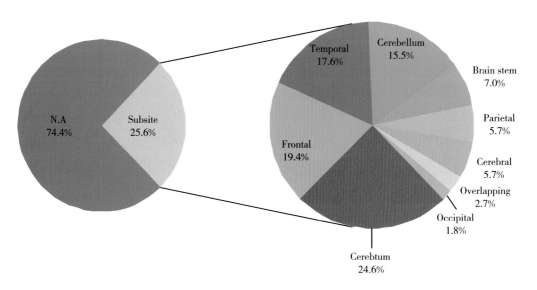

图 4 - 17h　2013 年安徽省肿瘤登记地区脑瘤发病亚部位分布情况

Figure 4 - 17h　Distribution of subcategories of brain
tumors in Anhui Province，2013

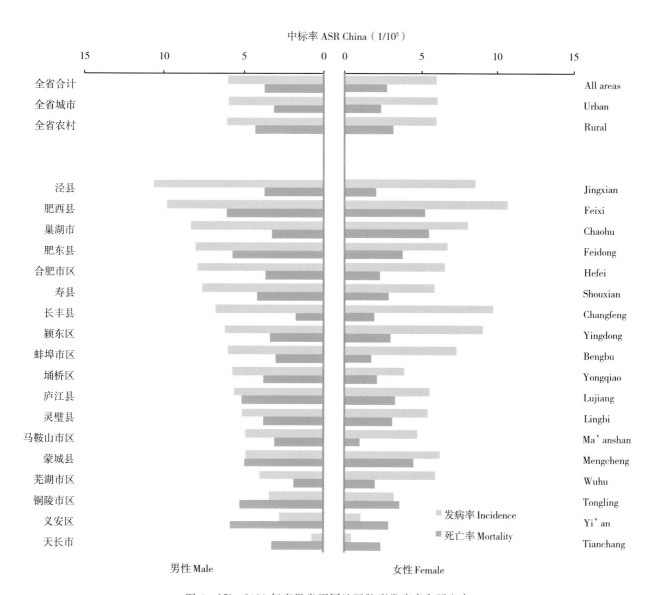

图 4 - 17i 2013 年安徽省不同地区脑瘤发病率和死亡率

Figure 4 - 17i Incidence and mortality rates of brain tumors

in different areas in Anhui Province, 2013

4.18 甲状腺(C73)

2013 年,安徽省肿瘤登记地区甲状腺癌的新发病例数为 622 例,发病率为 3.58/10 万,中国人口标化率为 3.21/10 万,世界人口标化率为 2.86/10 万,占全部癌症发病的 1.31%。其中男性新发病例数为 142 例,女性为 480 例。女性中标率为男性的 3.56 倍,城市为农村的 1.91 倍。2013 年,登记地区因甲状腺癌死亡的病例数为 61 例,死亡率为 0.35/10 万,中国人口标化率 0.27/10 万,世界人口标化率为 0.27 /10 万。其中男性甲状腺癌病例数为 26 例,女性为 35 例。甲状腺癌发病和死亡的0～74岁累积率分别是 0.29% 和 0.03%。

甲状腺癌年龄别发病率在 0～14 岁年龄段处于低水平,15 岁后呈波动上升,在 50～54 岁年龄组达到高峰,死亡率在 40 岁之前均处于较低水平,自 45 岁以后快速上升,死亡率在85＋岁年龄组达到高峰。(表 4－18,图 4－18a～4－18f)

甲状腺癌发病病例中,有病理学诊断的占79.3%,其中乳头状癌所占比例最高为 80.2%,腺癌占 2.2%,髓样癌占 0.4%,其他类型占 17.3%。(图 4－18g)

女性甲状腺癌发病率和死亡率高于男性。在18 个肿瘤登记地区中,男性甲状腺癌标化发病率最高的是马鞍山市区(2.84/10 万),其次为芜湖市区和泾县;女性发病率最高的是芜湖市区(11.21/

4.18 Thyroid Gland(C73)

In 2013,There were 622 new cases diagnosed as thyroid cancer in the registration areas in Anhui Province（142 males and 480 females）, with the crude incidence rate was 3.58 per 100000（3.21 per 100000 for ASR China and 2.86 per 100000 for ASR World）, accounting for 1.31% of all cancer cases. The ASR China in female was 3.56 times as high as that in male. The ASR China in urban areas was 1.91 times as high as that in rural areas. 61 cases died of thyroid cancer in 2013（26 males and 35 females）, with the crude mortality of 0.35 per 100000（0.27 per 100000 for ASR China and 0.27 per 100000 for ASR World）. The cumulative rates of incidence and mortality from 0 to 74 years were 0.29% and 0.03%,respectively.

The age-specific incidence rates were relatively low before 15 years old and increased since then. The peak for incidence rates occurred at age group of 50 to 54 years. The age-specific mortality rate was relatively low before 45 years old,and increased dramatically since then. The mortality rates reached the peak at age group of 85＋years.（Table 4－18,Figure 4－18a～4－18f）

79.3% of the thyroid cancer cases have pathological diagnostic information,of which the highest proportion of the pathological diagnostic information was papillary carcinoma（80.2%）, followed by adenocarcinoma（2.2%）and medullary carcinoma（0.4%）. Other pathological type accounted for 17.3% of all.（Figure 4－18g）

The incidence and mortality of thyroid cancer were higher in female than these in male. Among the 18 cancer registration areas, Ma'anshan City had the highest standardized incidence rate of thyroid cancer with 2.84 per

10 万),其次为马鞍山市区和蚌埠市区。男性标化死亡率最高的是铜陵市区(1.97/10 万),其次为义安区和肥东县;女性标化死亡率最高的是巢湖市(0.93 /10 万),其次为埇桥区和合肥市区。(图 4 - 18h)

100000 in male, followed by Wuhu City and Jingxian County. In female, Wuhu City had the highest standardized incidence rate of thyroid cancer with 11.21 per 100000, followed by Ma'anshan City and Bengbu City. Tongling City had the highest standardized mortality of thyroid cancer with 1.97 per 100000 in male, followed by Yi'an District and Feidong County. In female, Chaohu City had the highest standardized mortality rate of thyroid cancer with 0.93 per 100000, followed by Yongqiao District and Hefei City. (Figure 4 - 18h)

表 4 - 18　2013 年安徽省肿瘤登记地区甲状腺癌发病与死亡

Table 4 - 18　Incidence and mortality of thyroid cancer in Anhui Province, 2013

地区 Area	性别 Sex	病例 No. cases	粗率 Crude rate $(1/10^5)$	构成 (%)	中标率 ASR China $(1/10^5)$	世标率 ASR world $(1/10^5)$	累积率 CUM. rate 0~74(%)
发病 Incidence							
全省合计 All	合计 Both	622	3.58	1.31	3.21	2.86	0.29
	男性 Male	142	1.59	0.49	1.42	1.28	0.13
	女性 Female	480	5.68	2.63	5.05	4.49	0.45
全省城市 Urban areas	合计 Both	424	4.65	1.76	4.14	3.67	0.38
	男性 Male	91	1.95	0.63	1.70	1.55	0.17
	女性 Female	333	7.48	3.43	6.63	5.83	0.59
全省农村 Rural areas	合计 Both	198	2.40	0.85	2.17	1.95	0.19
	男性 Male	51	1.20	0.34	1.10	0.97	0.09
	女性 Female	147	3.67	1.72	3.28	2.98	0.29
死亡 Mortality							
全省合计 All	合计 Both	61	0.35	0.21	0.27	0.27	0.03
	男性 Male	26	0.29	0.13	0.24	0.23	0.03
	女性 Female	35	0.41	0.36	0.30	0.30	0.03
全省城市 Urban areas	合计 Both	42	0.46	0.30	0.36	0.36	0.04
	男性 Male	16	0.34	0.18	0.29	0.28	0.04
	女性 Female	26	0.58	0.54	0.43	0.44	0.04
全省农村 Rural areas	合计 Both	19	0.23	0.13	0.18	0.17	0.01
	男性 Male	10	0.23	0.10	0.20	0.18	0.02
	女性 Female	9	0.22	0.19	0.16	0.16	0.01

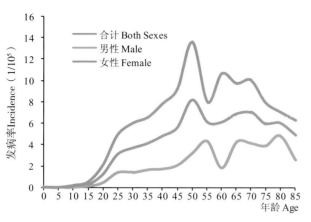

图 4－18a　安徽省肿瘤登记地区
甲状腺癌年龄别发病率,2013

Figure 4－18a　Age-specific incidence rates of
thyroid cancer in Anhui Province,2013

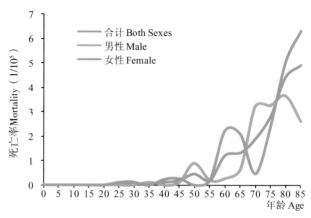

图 4－18d　安徽省肿瘤登记地区
甲状腺癌年龄别死亡率,2013

Figure 4－18d　Age-specific mortality of thyroid
cancer in Anhui Province,2013

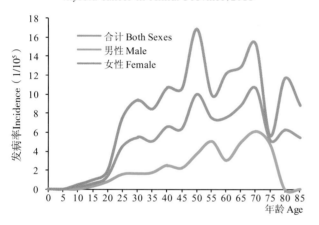

图 4－18b　城市肿瘤登记地区
甲状腺癌年龄别发病率,2013

Figure 4－18b　Age-specific incidence rates of thyroid
cancer in urban areas,2013

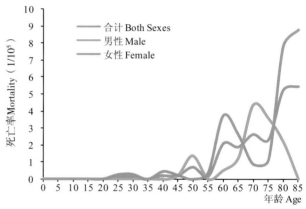

图 4－18e　城市肿瘤登记地区
甲状腺癌年龄别死亡率,2013

Figure 4－18e　Age-specific mortality of thyroid
cancer in urban areas,2013

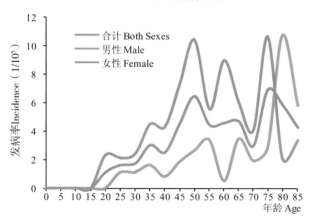

图 4－18c　农村肿瘤登记地区
甲状腺癌年龄别发病率,2013

Figure 4－18c　Age-specific incidence rates of
thyroid cancer in rural areas,2013

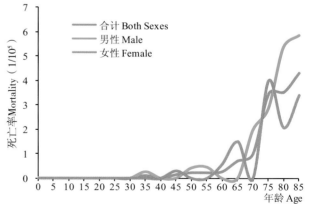

图 4－18f　农村肿瘤登记地区
甲状腺癌年龄别死亡率,2013

Figure 4－18f　Age-specific mortality of thyroid
cancer in rural areas,2013

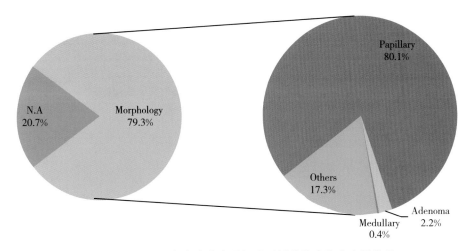

图 4 - 18g　2013 年全省肿瘤登记地区甲状腺癌发病病例类型

Figure 4 - 18g　Distribution of histological types of thyroid cancer in Anhui Province,2013

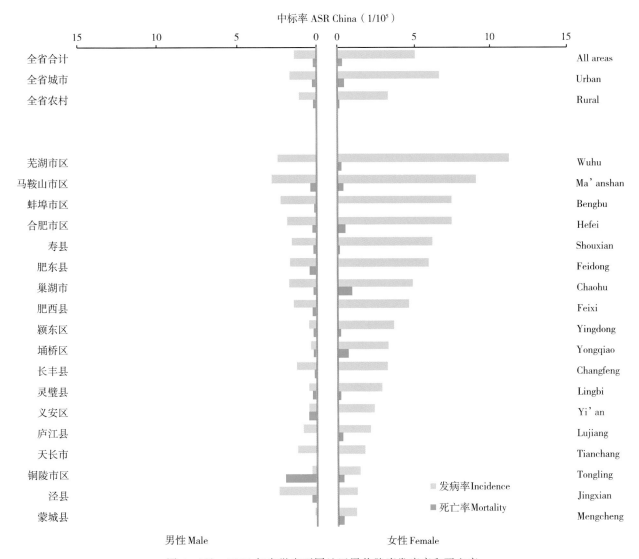

图 4 - 18h　2013 年安徽省不同地区甲状腺癌发病率和死亡率

Figure 4 - 18h　Incidence and mortality rates of thyroid cancer in different areas in Anhui Province,2013

4.19 恶性淋巴瘤
(C81－C85,88,90,96)

2013 年,安徽省肿瘤登记地区恶性淋巴瘤的新发病例数为 934 例,发病率为 5.37/10 万,中国人口标化率为 4.34/10 万,世界人口标化率为 4.27/10 万,占全部癌症发病的 1.97%。其中男性新发病例数为 546 例,女性为 388 例。男性中标率为女性的 1.40 倍,城市为农村的 1.07 倍。2013 年,登记地区因恶性淋巴瘤死亡的病例数为 464 例,死亡率为 2.67/10 万,中国人口标化率 2.13/10 万,世界人口标化率为 2.07/10 万。其中男性恶性淋巴瘤病例数为 288 例,女性为 176 例。恶性淋巴瘤发病和死亡的 0～74 累积率分别是 0.50% 和 0.23%。

恶性淋巴瘤年龄别发病率在 0～29 岁年龄段处于低水平,30 岁后呈波动上升,在 75～79 岁年龄组达到高峰,死亡率在 40 岁之前均处于较低水平,自 45 岁以后快速上升,死亡率在 75～79 岁年龄组达到高峰。(表 4－19,图 4－19a～4－19f)

恶性淋巴瘤发病类型中 50.86% 为其他和未特指类型的非霍奇金淋巴瘤,其次为多发性骨髓瘤和恶性浆细胞肿瘤占 18.63%,弥漫性非霍奇金淋巴瘤占 17.99%,周围和皮的 T 细胞淋巴瘤占 6.42%。(图 4－19g)

男性恶性淋巴瘤发病率和死亡率高于女性。在 18 个肿瘤登记地区中,男性恶性淋巴瘤标化发病率最高的是肥西县(11.18/10 万),其次为巢湖

4.19 Malignant Lymphoma
(C81－C85,88,90,96)

In 2013,There were 934 new cases diagnosed as malignant lymphoma in the registration areas in Anhui Province(546 males and 388 females), with the crude incidence rate was 5.37 per 100000(4.34 per 100000 for ASR China and 4.27 per 100000 for ASR World), accounting for 1.97% of all cancer cases. The ASR China in male was 1.40 times as high as that in female. The ASR China in urban areas was 1.07 times as high as that inrural areas. 464 cases died of malignant lymphoma in 2013(288 males and 176 females), with the crude mortality of 2.67 per 100000(2.13 per 100000 for ASR China and 2.07 per 100000 for ASR World). The cumulative rates of incidence and mortality from 0 to 74 years were 0.50% and 0.23%,respectively.

The age-specific incidence rates were relatively low before 30 years old and increased since then. The peak for incidence rates occurred at age group of 75 to 79 years. The age-specific mortality rate was relatively low before 45 years old,and increased dramatically since then. The mortality rates reached the peak at age group of 75 to 79 years. (Table 4－19,Figure 4－19a～4－19f)

Other and unspecified types of non-Hodgkin's lymphoma was the most common histological type of malignant lymphoma, accounting for 50.86% of all cases, followed by multiple myeloma and malignant plasma cellneoplasms (18.63%), diffuse non-Hodgkin's lymphoma (17.99%) and peripheral and cutaneous T-cell lymphoma(6.42%). (Figure 4－19g)

The incidence and mortality of malignant lymphoma were higher in male than these in female. Among the 18 cancer registration areas, Feixi County hadthe highest standardized

市和肥东县;女性发病率最高的是巢湖市(7.48/10万),其次为铜陵市区和马鞍山市区。男性标化死亡率最高的是巢湖市(7.46/10万),其次为义安区和肥东县;女性死亡率最高的是铜陵市区(4.51/10万),其次为肥西县和巢湖市。(图 4 - 19h)

incidence rate of malignant lymphoma with 11. 18 per 100000 in male,followed by Chaohu City and Feidong County. In female,Chaohu City had the highest standardized incidence rate of malignant lymphoma with 7. 48 per 100000,followed by Tongling City and Ma'anshan City. Chaohu City had the highest standardized mortality of malignant lymphoma with 7. 46 per 100000 in male,followed by Yi'an District and Feidong County. In female,Tongling City had the highest standardized mortality rate of malignant lymphoma with 4. 51 per 100000,followed by Feixi County and Chaohu City. (Figure 4 - 19h)

表 4 - 19　2013 年安徽省肿瘤登记地区恶性淋巴瘤发病与死亡

Table 4 - 19　Incidence and mortality of malignant lymphomain Anhui Province,2013

地区 Area	性别 Sex	病例 No. cases	粗率 Crude rate $(1/10^5)$	构成 (%)	中标率 ASR China $(1/10^5)$	世标率 ASR world $(1/10^5)$	累积率 CUM. rate 0~74(%)
发病 Incidence							
全省合计 All	合计 Both	934	5. 37	1. 97	4. 34	4. 27	0. 50
	男性 Male	546	6. 11	1. 87	5. 07	5. 01	0. 58
	女性 Female	388	4. 59	2. 13	3. 62	3. 53	0. 41
全省城市 Urban areas	合计 Both	520	5. 70	2. 16	4. 47	4. 38	0. 52
	男性 Male	291	6. 24	2. 02	5. 00	4. 90	0. 58
	女性 Female	229	5. 14	2. 36	3. 96	3. 86	0. 46
全省农村 Rural areas	合计 Both	414	5. 01	1. 78	4. 19	4. 14	0. 47
	男性 Male	255	5. 98	1. 72	5. 14	5. 12	0. 58
	女性 Female	159	3. 97	1. 86	3. 24	3. 16	0. 36
死亡 Mortality							
全省合计 All	合计 Both	464	2. 67	1. 61	2. 13	2. 07	0. 23
	男性 Male	288	3. 22	1. 49	2. 67	2. 62	0. 29
	女性 Female	176	2. 08	1. 83	1. 60	1. 53	0. 17
全省城市 Urban areas	合计 Both	264	2. 89	1. 90	2. 25	2. 15	0. 24
	男性 Male	158	3. 39	1. 74	2. 72	2. 65	0. 29
	女性 Female	106	2. 38	2. 19	1. 80	1. 69	0. 18
全省农村 Rural areas	合计 Both	200	2. 42	1. 34	2. 00	1. 97	0. 23
	男性 Male	130	3. 05	1. 28	2. 61	2. 59	0. 29
	女性 Female	70	1. 75	1. 46	1. 39	1. 36	0. 16

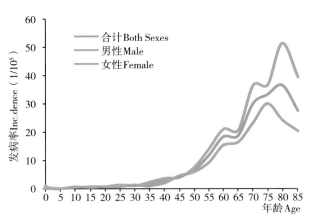

图 4 - 19a　安徽省肿瘤登记地区

恶性淋巴瘤年龄别发病率，2013

Figure 4 - 19a　Age-specific incidence rates of

malignant lymphoma in Anhui Province，2013

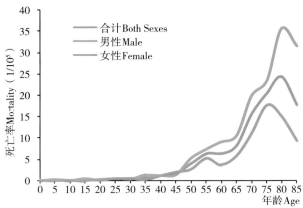

图 4 - 19d　安徽省肿瘤登记地区

恶性淋巴瘤年龄别死亡率，2013

Figure 4 - 19d　Age-specific mortality of

malignant lymphoma in Anhui Province，2013

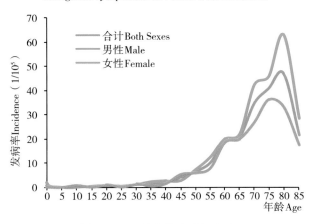

图 4 - 19b　城市肿瘤登记地区

恶性淋巴瘤年龄别发病率，2013

Figure 4 - 19b　Age-specific incidence rates of

malignant lymphoma in urban areas，2013

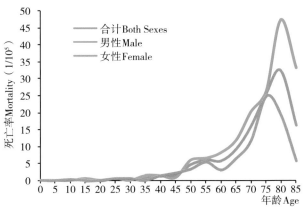

图 4 - 19e　城市肿瘤登记地区

恶性淋巴瘤年龄别死亡率，2013

Figure 4 - 19e　Age-specific mortality of

malignant lymphoma in urban areas，2013

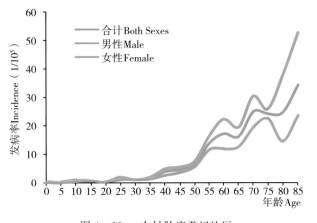

图 4 - 19c　农村肿瘤登记地区

恶性淋巴瘤年龄别发病率，2013

Figure 4 - 19c　Age-specific incidence rates of

malignant lymphoma in rural areas，2013

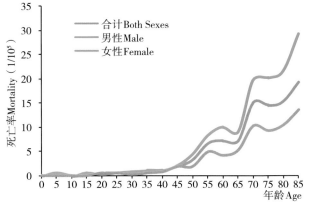

图 4 - 19f　农村肿瘤登记地区

恶性淋巴瘤年龄别死亡率，2013

Figure 4 - 19f　Age-specific mortality of

malignant lymphoma in rural areas，2013

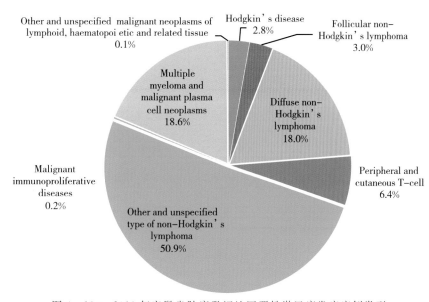

图 4 - 19g 2013 年安徽省肿瘤登记地区恶性淋巴瘤发病病例类型

Figure 4 - 19g Distribution of histological types of malignant lymphoma in Anhui Province,2013

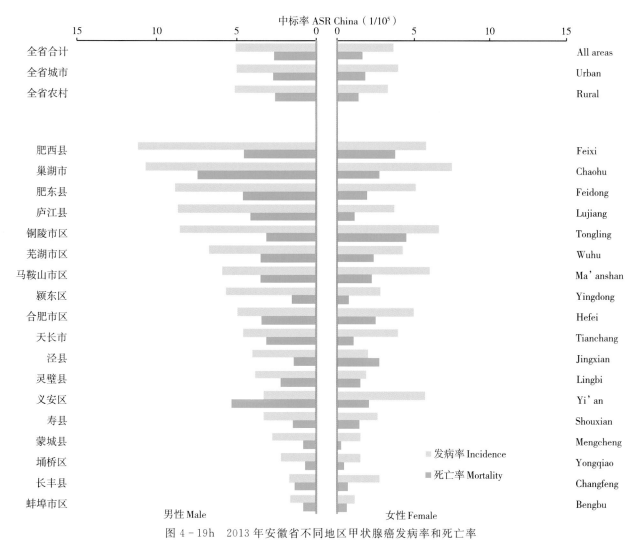

图 4 - 19h 2013 年安徽省不同地区甲状腺癌发病率和死亡率

Figure 4 - 19h Incidence and mortality rates of malignant lymphoma in different areas in Anhui Province,2013

4.20 白血病(C91－C95)

2013 年,安徽省肿瘤登记地区白血病的新发病例数为 1001 例,发病率为 5.76/10 万,中国人口标化率为 5.11/10 万,世界人口标化率为 5.23/10 万,占全部癌症发病的 2.11％。其中男性新发病例数为 571 例,女性为 430 例。男性中标率为女性的 1.29 倍,农村为城市的 1.07 倍。2013 年,登记地区因白血病死亡的病例数为 591 例,死亡率为 3.40/10 万,中国人口标化率 2.89/10 万,世界人口标化率 2.92/10 万。其中男性白血病病例数为 337 例,女性为 254 例。白血病发病和死亡的 0～74 累积率分别是 0.48％和 0.29％。

白血病年龄别发病率和死亡率在 0～4 岁年龄组较高,在 5 岁以后趋于平缓,40 岁后开始快速升高,在 75～79 岁年龄组达到高峰。城乡和农村地区年龄别率的水平虽然有一定的差异,但总体趋势类同。(表 4－20,图 4－20a～4－20f)

白血病病例中有病理分型登记的占 53.4％,其中髓样白血病是白血病最主要的病理类型,占全部白血病的 30.3％,淋巴样白血病占 20.2％,单核细胞白血病占 2.6％,其他类型为 0.3％。(图 4－20g)

男性白血病发病率和死亡率高于女性。在 18 个肿瘤登记地区中,男性白血病标化发病率最高的是巢湖市(9.89/10 万),其次为肥东县和马鞍山市区;女性发病率最高的是肥西县(7.21/10 万),其次为寿县和合肥市区。男性标化死亡率最高

4.20 Leukaemia(C91－C95)

In 2013，There were 1001 new cases diagnosed as leukaemia in the registration areas in Anhui Province(571 males and 430 females)，with the crude incidence rate was 5.76 per 100000(5.11 per 100000 for ASR China and 5.23 per 100000 for ASR World)，accounting for 2.11％ of all cancer cases. The ASR China in male was 1.29 times as high as that in female. The ASR China in ruralareas was 1.07 times as high as that inurbanareas. 591 cases died of leukaemia in 2013(337 males and 254 females)，with the crude mortality of 3.40 per 100000(2.89 per 100000 for ASR China and 2.92 per 100000 for ASR World). The cumulative rates of incidence and mortality from 0 to 74 years were 0.48％ and 0.29％，respectively.

The age-specific incidence and mortality rates were high before 5 years old and remained relatively low after then. It dramatically increased since 40 years，and peaked at age group of 75～79 years. The age-specific incidence and mortality rates varied in urban and rural areas with similar curve.(Table 4－20，Figure 4－20a～4－20f)

53.4％ of the leukaemia cases had specific morphological information. Myeloid leukaemia was the most common histological type of leukaemia，accounting for 30.3％ of all cases，followed by lymphoid leukaemia(20.2％) and monocytic leukaemia(2.6％). Other leukaemia accounted for 0.3％.(Figure 4－20g)

The incidence and mortality of leukaemia were higher in male than these in female. Among the 18 cancer registration areas，Chaohu City had the highest standardized incidence rate of leukaemia with 9.89 per 100000 in male，followed by Feidong County and Ma'anshan City. In

是马鞍山市区（6.51/10 万），其次为泾县和灵璧县；女性死亡率最高的是天长市（4.27/10 万），其次为肥东县和合肥市区。（图 4 - 20h）

female，Feixi County had the highest standardized incidence rate of leukaemia with 7.21 per 100000，followed by Shouxian County and Hefei City. Ma'anshan City had the highest standardized mortality of leukaemia with 6.51 per 100000 in male，followed by Jingxian County and Lingbi County. In female，Tianchang City had the highest standardized mortality rate of leukaemia with 4.27 per 100000，followed by Feidong County and Hefei City. (Figure 4 - 20h)

表 4 - 20 2013 年安徽省肿瘤登记地区白血病发病与死亡

Table 4 - 20 Incidence and mortality of leukaemiain Anhui Province,2013

地区 Area	性别 Sex	病例 No. cases	粗率 Crude rate (1/10⁵)	构成 (%)	中标率 ASR China (1/10⁵)	世标率 ASR world (1/10⁵)	累积率 CUM. rate 0～74(%)
发病 Incidence							
全省合计 All	合计 Both	1001	5.76	2.11	5.11	5.23	0.48
	男性 Male	571	6.39	1.96	5.75	5.94	0.54
	女性 Female	430	5.09	2.36	4.47	4.52	0.42
全省城市 Urban areas	合计 Both	517	5.67	2.14	4.96	5.10	0.48
	男性 Male	316	6.77	2.20	5.94	6.17	0.56
	女性 Female	201	4.51	2.07	3.96	4.00	0.40
全省农村 Rural areas	合计 Both	484	5.86	2.08	5.31	5.40	0.49
	男性 Male	255	5.98	1.72	5.53	5.68	0.52
	女性 Female	229	5.72	2.69	5.09	5.13	0.45
死亡 Mortality							
全省合计 All	合计 Both	591	3.40	2.05	2.89	2.92	0.29
	男性 Male	337	3.77	1.75	3.25	3.29	0.31
	女性 Female	254	3.00	2.64	2.56	2.57	0.26
全省城市 Urban areas	合计 Both	298	3.27	2.14	2.78	2.80	0.27
	男性 Male	174	3.73	1.92	3.16	3.12	0.28
	女性 Female	124	2.78	2.56	2.43	2.50	0.25
全省农村 Rural areas	合计 Both	293	3.54	1.96	3.07	3.10	0.31
	男性 Male	163	3.82	1.60	3.37	3.49	0.34
	女性 Female	130	3.25	2.72	2.77	2.71	0.28

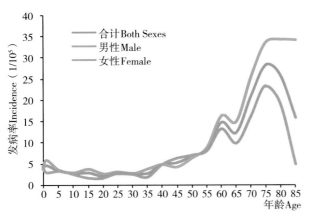

图 4 - 20a 安徽省肿瘤登记地区

白血病年龄别发病率，2013

Figure 4 - 20a Age-specific incidence rates of

leukaemia in Anhui Province，2013

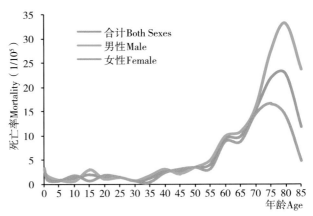

图 4 - 20d 安徽省肿瘤登记地区

白血病年龄别死亡率，2013

Figure 4 - 20d Age-specific mortality of

leukaemia in Anhui Province，2013

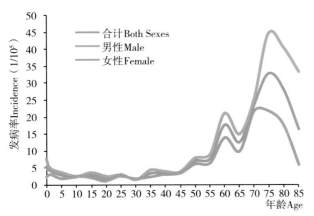

图 4 - 20b 城市肿瘤登记地区白

血病年龄别发病率，2013

Figure 4 - 20b Age-specific incidence rates of

leukaemia in urban areas，2013

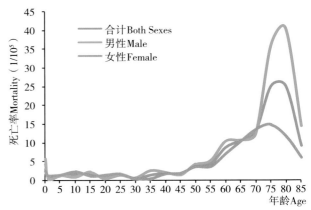

图 4 - 20e 城市肿瘤登记地区

白血病年龄别死亡率，2013

Figure 4 - 20e Age-specific mortality of

leukaemia in urban areas，2013

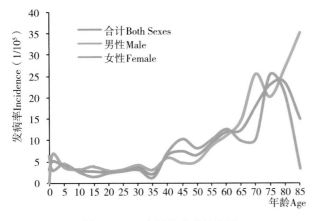

图 4 - 20c 农村肿瘤登记地区

白血病年龄别发病率，2013

Figure 4 - 20c Age-specific incidence rates of

leukaemia in rural areas，2013

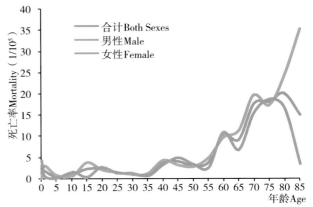

图 4 - 20f 农村肿瘤登记地区

白血病年龄别死亡率，2013

Figure 4 - 20f Age-specific mortality of

leukaemia in rural areas，2013

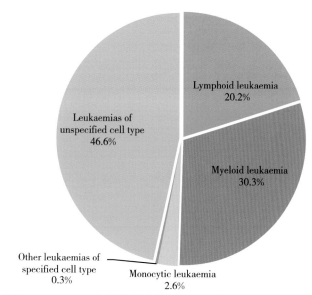

图 4 - 20g 2013 年安徽省肿瘤登记地区白血病发病病理类型

Figure 4 - 20g Distribution of histological types of leukaemia in Anhui Province，2013

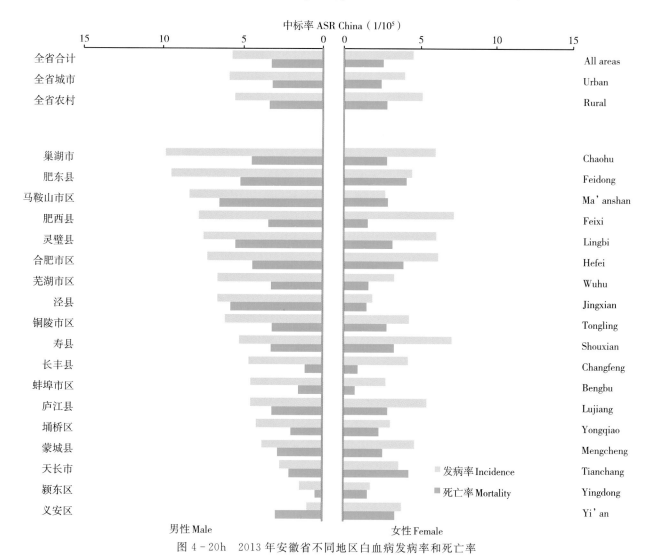

图 4 - 20h 2013 年安徽省不同地区白血病发病率和死亡率

Figure 4 - 20h Incidence and mortality rates of leukaemia in different areas in Anhui Province，2013

5 附 录

5.1 安徽省肿瘤登记地区合计发病和死亡结果

表 5-1-1　2013年全省肿瘤登记地区男女合计癌症发病主要指标（1/10万）

部位 Site		发病数 No. cases	构成 Freq.（%）	年龄组								
				0 -	1 - 4	5 - 9	10 - 14	15 - 19	20 - 24	25 - 29	30 - 34	35 - 39
唇	Lip	35	0.07	0.00	0.00	0.00	0.00	0.00	0.06	0.07	0.00	0.00
舌	Tongue	79	0.17	0.00	0.13	0.00	0.00	0.00	0.00	0.14	0.15	0.13
口	Mouth	116	0.24	0.00	0.00	0.00	0.00	0.00	0.06	0.00	0.15	0.00
唾液腺	Salivary glands	73	0.15	0.00	0.00	0.00	0.00	0.00	0.06	0.07	0.07	0.13
扁桃腺	Tonsil	16	0.03	0.00	0.00	0.00	0.00	0.00	0.00	0.00	0.00	0.07
其他的口咽	Other oropharynx	22	0.05	0.00	0.00	0.00	0.00	0.00	0.00	0.00	0.00	0.07
鼻咽	Nasopharynx	388	0.82	0.00	0.00	0.00	0.10	0.08	0.12	0.36	1.16	1.53
喉咽	Hypopharynx	39	0.08	0.00	0.00	0.00	0.00	0.00	0.00	0.00	0.07	0.00
咽,部位不明	Pharynx unspecified	23	0.05	0.00	0.00	0.00	0.00	0.00	0.00	0.00	0.00	0.00
食管	Oesophagus	5236	11.04	0.00	0.00	0.00	0.10	0.00	0.12	0.28	0.29	1.07
胃	Stomach	8752	18.46	0.00	0.00	0.00	0.38	0.24	0.30	1.92	2.69	4.60
小肠	Small intestine	210	0.44	0.00	0.00	0.00	0.00	0.00	0.00	0.00	0.07	0.33
结肠	Colon	1696	3.58	0.00	0.00	0.10	0.00	0.16	0.42	0.57	1.02	2.14
直肠	Rectum	2010	4.24	0.00	0.00	0.00	0.00	0.08	0.24	0.43	1.74	2.34
肛门	Anus	23	0.05	0.00	0.00	0.00	0.00	0.00	0.00	0.00	0.00	0.07
肝脏	Liver	4872	10.27	0.51	0.13	0.40	0.10	0.16	0.79	1.56	3.70	8.61
胆囊及其他	Gallbladder etc.	670	1.41	0.00	0.00	0.00	0.00	0.00	0.00	0.07	0.29	0.67
胰腺	Pancreas	1166	2.46	0.00	0.00	0.00	0.00	0.00	0.12	0.28	0.44	0.93
鼻,鼻窦及其他	Nose,sinuses etc.	60	0.13	0.00	0.13	0.00	0.00	0.00	0.00	0.00	0.07	0.20
喉	Larynx	287	0.61	0.00	0.00	0.00	0.00	0.00	0.00	0.00	0.07	0.07
气管,支气管,肺	Traches,bronchus and lung	9030	19.04	0.51	0.00	0.10	0.00	0.00	0.60	0.85	2.40	4.87
其他的胸腔器官	Other thoracic organs	115	0.24	0.00	0.00	0.00	0.00	0.08	0.12	0.14	0.15	0.13
骨	Bone	396	0.84	0.00	0.27	0.20	0.67	1.35	0.48	0.36	0.65	0.80
皮肤的黑色素瘤	Melanoma of skin	80	0.17	0.00	0.00	0.10	0.00	0.08	0.00	0.00	0.15	0.07
其他的皮肤	Other skin	351	0.74	0.00	0.00	0.13	0.20	0.00	0.08	0.14	0.15	0.80
间皮瘤	Mesothelioma	10	0.02	0.00	0.00	0.00	0.00	0.00	0.00	0.00	0.00	0.00
卡波氏肉瘤	Kaposi sarcoma	4	0.01	0.00	0.00	0.00	0.00	0.00	0.00	0.00	0.00	0.00
周围神经,其他结缔	Connective and soft tissue	142	0.30	0.00	0.13	0.10	0.29	0.32	0.42	0.07	0.36	0.53
乳房	Breast	2346	5.06	0.00	0.00	0.00	0.00	0.00	1.24	3.93	11.08	20.16
外阴	Vulva	29	0.06	0.00	0.00	0.00	0.00	0.00	0.00	0.29	0.00	0.00
阴道	Vagina	14	0.03	0.00	0.00	0.00	0.00	0.00	0.00	0.00	0.00	0.00
子宫颈	Cervix uteri	1208	2.55	1.12	0.00	0.00	0.00	0.17	0.99	2.33	5.47	13.26
子宫体	Corpus uteri	397	0.84	0.00	0.00	0.00	0.00	0.00	0.25	0.87	0.89	2.44
子宫,部位不明	Uterus unspecified	170	0.36	0.00	0.00	0.00	0.00	0.00	0.12	0.87	0.44	1.49
卵巢	Ovary	549	1.16	0.00	0.00	0.22	0.21	1.01	1.98	3.20	1.63	3.65
其他的女性生殖器	Other female genital organs	23	0.05	0.00	0.00	0.00	0.00	0.00	0.00	0.00	0.00	0.00
胎盘	Placenta	6	0.01	0.00	0.00	0.00	0.00	0.00	0.12	0.15	0.15	0.41
阴茎	Penis	0	0.10	0.00	0.00	0.00	0.00	0.00	0.00	0.00	0.00	0.00
前列腺	Prostate	655	1.38	0.00	0.00	0.00	0.00	0.00	0.00	0.28	0.00	0.13
睾丸	Testis	32	0.07	0.95	0.00	0.00	0.00	0.15	0.00	0.56	0.43	0.26
其他的男性生殖器	Other male genital organs	8	0.02	0.00	0.00	0.00	0.00	0.00	0.00	0.00	0.00	0.00
肾	Kidney	476	1.00	0.51	0.54	0.00	0.00	0.08	0.12	0.43	0.73	0.47
肾盂	Renal pelvis	20	0.04	0.00	0.00	0.00	0.00	0.00	0.00	0.00	0.00	0.00
输尿管	Ureter	37	0.08	0.00	0.00	0.00	0.00	0.00	0.00	0.00	0.07	0.07
膀胱	Bladder	684	1.44	0.00	0.00	0.00	0.00	0.08	0.12	0.07	0.36	0.53
其他的泌尿器官	Other urinary organs	13	0.03	0.00	0.00	0.00	0.00	0.00	0.00	0.00	0.00	0.00
眼	Eye	17	0.04	1.03	0.27	0.00	0.00	0.00	0.06	0.00	0.07	0.07
脑,神经系统	Brain,nervous system	1230	2.59	1.54	1.61	1.79	1.14	1.11	1.39	1.92	2.83	3.40
甲状腺	Thyroid	622	1.31	0.00	0.00	0.00	0.10	0.32	1.27	3.13	3.70	4.14
肾上腺	Adrenal gland	28	0.06	0.00	0.13	0.00	0.00	0.08	0.06	0.00	0.00	0.07
其他的内分泌腺	Other endocrine	73	0.15	0.00	0.00	0.00	0.19	0.16	0.12	0.21	0.44	0.33
霍奇金病	Hodgkin disease	26	0.05	0.00	0.00	0.00	0.10	0.00	0.24	0.00	0.07	0.20
非霍奇金淋巴瘤	Non-hodgkin lymphoma	732	1.54	0.51	0.27	0.10	0.48	0.56	0.48	1.00	1.09	1.40
免疫增生性疾病	Immunoproliferative disease	2	0.00	0.00	0.00	0.00	0.00	0.00	0.00	0.00	0.00	0.00
多发性骨髓瘤	Multiple myeloma	174	0.37	0.00	0.00	0.00	0.00	0.00	0.00	0.00	0.07	0.00
淋巴样白血病	Lymphoid leukaemia	193	0.41	0.00	2.56	0.89	1.05	0.64	0.24	0.43	0.14	0.27
髓样白血病	Myeloid leukaemia	361	0.76	0.51	0.81	0.80	0.38	0.88	0.60	1.00	0.80	1.47
白血病,未特指	Leukaemia unspecified	447	0.94	3.59	1.21	1.69	1.24	1.27	1.27	1.42	1.67	1.00
其他的或未指明部位	Other and unspecified	845	1.78	0.51	0.94	0.40	0.48	0.32	0.66	0.57	1.16	0.80
所有部位合计	All sites	47420	100.00	10.25	9.41	7.06	6.85	8.83	12.92	23.67	38.93	65.13
所有部位除外 C44	All sites but C44	47069	99.26	10.25	9.28	6.86	6.85	8.75	12.92	23.53	38.78	64.33

5 Appendix

5.1 Total of incidence and mortality in Anhui provincial cancer registration areas

Table 5 - 1 - 1　Cancer incidence in registration areas of Anhui Province, both sexes in 2013(1/10⁵)

| Age group | | | | | | | | | | 粗率 Crude rate | 中国人口 标化率 ASR China | 世界人口 标化率 ASR world | Cum. Rate (%) | | ICD10 |
40 - 44	45 - 49	50 - 54	55 - 59	60 - 64	65 - 69	70 - 74	75 - 79	80 - 84	85 +				累积率 (0-64 岁)	累积率 (0-74 岁)	
0.19	0.13	0.12	0.44	0.69	0.51	0.94	1.90	1.11	2.96	0.20	0.15	0.15	0.01	0.02	C00
0.32	0.39	1.41	0.55	1.24	1.70	3.30	1.27	2.77	1.97	0.45	0.38	0.38	0.02	0.05	C01 - C02
0.32	0.53	1.41	0.88	1.92	3.39	2.83	6.02	6.09	3.94	0.67	0.53	0.52	0.03	0.06	C03 - C06
0.57	0.53	0.59	1.32	1.10	0.85	1.42	3.17	1.66	1.97	0.42	0.33	0.32	0.02	0.03	C07 - C08
0.00	0.26	0.24	0.44	0.41	0.00	0.24	0.32	0.00	0.00	0.09	0.08	0.07	0.00	0.01	C09
0.06	0.00	0.12	0.22	0.27	0.68	0.47	1.27	1.66	1.97	0.13	0.10	0.09	0.00	0.01	C10
2.47	2.89	5.41	6.06	7.82	4.92	6.84	8.87	4.43	4.93	2.23	1.87	1.78	0.14	0.20	C11
0.19	0.13	0.47	0.44	0.82	1.53	1.42	0.95	0.55	0.00	0.22	0.18	0.18	0.01	0.03	C12 - C13
0.00	0.00	0.24	0.22	0.41	0.68	1.18	0.95	1.66	0.99	0.13	0.10	0.10	0.00	0.01	C14
3.49	10.71	18.47	57.39	112.43	161.94	246.01	239.31	258.55	270.04	30.11	23.19	23.51	1.02	3.06	C15
12.68	28.52	44.11	93.41	184.22	262.84	363.00	398.42	396.96	340.02	50.34	39.23	39.27	1.87	4.99	C16
0.70	0.85	3.18	3.41	3.43	4.92	4.72	9.51	6.09	5.91	1.21	0.96	0.95	0.06	0.11	C17
4.88	7.95	15.17	21.04	30.47	38.66	61.33	63.71	69.21	76.87	9.75	7.70	7.64	0.42	0.92	C18
6.98	9.20	12.00	24.01	41.73	50.53	71.00	73.54	86.37	77.86	11.56	9.07	9.00	0.49	1.10	C19 - C20
0.00	0.07	0.12	0.44	0.41	0.17	0.71	0.95	1.66	2.96	0.13	0.10	0.10	0.01	0.01	C21
22.45	30.95	45.29	60.91	88.27	103.61	145.06	161.97	166.09	202.04	28.02	22.23	21.92	1.32	2.56	C22
0.95	1.64	3.41	6.83	10.57	17.13	23.35	37.08	50.38	38.44	3.85	2.94	2.88	0.12	0.32	C23 - C24
1.33	3.29	6.23	10.57	22.38	29.51	49.53	62.44	64.22	59.13	6.71	5.19	5.14	0.23	0.62	C25
0.70	0.33	0.12	0.99	0.96	1.02	0.94	0.95	3.88	0.99	0.35	0.27	0.27	0.02	0.03	C30 - C31
0.44	1.38	1.53	3.63	6.45	8.31	10.38	9.83	14.95	12.81	1.65	1.28	1.29	0.07	0.16	C32
12.05	24.32	45.52	90.32	174.20	229.10	384.46	456.74	529.29	478.98	51.93	39.94	39.78	1.78	4.84	C33 - C34
0.51	1.05	1.18	1.32	1.92	2.37	4.01	2.22	3.88	0.00	0.66	0.54	0.53	0.03	0.07	C37 - C38
1.14	2.04	2.94	3.86	4.53	7.46	11.56	15.85	17.16	17.74	2.28	1.89	1.84	0.10	0.19	C40 - C41
0.19	0.39	0.47	0.88	1.92	2.20	2.83	1.58	4.43	1.97	0.46	0.37	0.37	0.02	0.05	C43
1.14	0.72	2.00	2.86	4.80	5.43	10.14	16.80	27.68	45.34	2.02	1.52	1.53	0.07	0.14	C44
0.00	0.13	0.00	0.33	0.14	0.17	0.47	0.00	0.00	0.99	0.04	0.05	0.05	0.00	0.01	C45
0.06	0.00	0.00	0.00	0.00	0.00	0.71	0.00	0.00	0.00	0.02	0.02	0.02	0.00	0.00	C46
0.70	0.79	1.88	1.32	2.06	1.02	3.07	3.80	5.54	4.93	0.82	0.70	0.67	0.04	0.07	C47;C49
46.82	63.33	67.87	67.90	73.08	50.55	55.68	47.22	42.40	26.80	27.75	22.76	21.38	1.78	2.31	C50
0.26	0.66	0.00	0.22	0.85	1.05	1.44	3.07	2.02	4.73	0.34	0.25	0.25	0.01	0.02	C51
0.13	0.13	0.00	1.56	0.00	0.70	0.96	0.61	0.00	0.00	0.17	0.12	0.12	0.01	0.02	C52
26.28	33.65	32.60	29.83	35.27	25.80	24.00	23.30	20.19	18.92	14.29	11.74	10.94	0.90	1.15	C53
5.10	9.41	15.57	16.25	12.70	9.76	11.52	8.59	4.04	3.15	4.70	3.87	3.74	0.32	0.42	C54
3.83	5.03	4.14	3.56	5.08	2.79	5.28	3.07	4.04	3.15	2.01	1.64	1.54	0.12	0.16	C55
6.76	12.72	13.14	16.70	16.37	14.29	24.96	12.88	9.08	9.46	6.49	5.39	5.16	0.39	0.58	C56
0.26	0.66	0.49	0.67	1.13	0.70	0.96	0.61	0.00	3.15	0.27	0.21	0.21	0.02	0.02	C57
0.00	0.00	0.00	0.00	0.00	0.00	0.00	0.00	0.00	0.00	0.07	0.07	0.05	0.00	0.00	C58
0.00	0.00	0.00	0.00	0.00	0.00	0.00	0.00	0.00	0.00	0.00	0.00	0.00	0.00	0.00	C60
0.13	0.39	1.82	6.76	12.56	30.71	64.46	97.10	120.17	220.87	7.33	5.75	5.81	0.11	0.59	C61
0.38	0.91	0.23	0.00	0.00	0.66	0.93	1.31	4.90	4.93	0.36	0.33	0.29	0.02	0.02	C62
0.00	0.00	0.00	0.87	0.80	0.00	0.46	0.00	0.00	0.00	0.07	0.07	0.08	0.01	0.01	C63
2.09	3.48	5.18	4.74	8.24	11.02	14.15	13.95	17.16	11.83	2.74	2.22	2.20	0.13	0.26	C64
0.00	0.00	0.00	0.11	0.69	0.34	0.71	1.90	1.66	0.00	0.12	0.09	0.09	0.00	0.01	C65
0.06	0.00	0.12	0.11	1.24	1.02	0.94	2.85	2.21	0.00	0.21	0.17	0.16	0.01	0.02	C66
1.33	2.10	2.94	6.50	10.16	15.09	23.59	45.33	42.08	47.31	3.93	2.98	2.92	0.12	0.31	C67
0.00	0.07	0.00	0.00	0.00	0.51	0.94	1.27	0.55	0.00	0.10	0.06	0.05	0.00	0.01	C68
0.13	0.00	0.00	0.22	0.14	0.00	0.47	0.63	0.55	0.00	0.10	0.08	0.10	0.01	0.01	C69
6.60	7.82	11.76	14.87	20.04	22.38	29.96	26.31	31.56	27.60	7.07	5.97	5.89	0.38	0.64	C70 - C72
4.82	5.65	8.23	6.17	6.18	6.95	7.08	6.02	6.09	4.93	3.58	3.21	2.86	0.22	0.29	C73
0.13	0.33	0.12	0.55	0.41	0.34	0.47	0.63	1.11	0.00	0.16	0.13	0.13	0.01	0.01	C74
0.44	0.72	0.59	1.32	1.10	0.34	1.18	0.95	0.00	0.00	0.42	0.38	0.34	0.03	0.04	C75
0.13	0.20	0.24	0.11	0.41	0.51	0.00	0.95	0.00	0.00	0.15	0.13	0.12	0.01	0.01	C81
2.35	3.29	5.41	9.14	14.28	13.91	23.59	23.14	31.56	25.62	4.21	3.42	3.36	0.20	0.39	C82 - C85;C96
0.00	0.00	0.00	0.11	0.14	0.00	0.00	0.00	0.00	0.00	0.01	0.01	0.01	0.00	0.00	C88
0.44	0.85	1.06	2.64	3.57	4.41	6.60	9.19	4.98	1.97	1.00	0.78	0.77	0.04	0.10	C90
0.57	0.98	1.41	1.65	2.79	3.22	5.66	4.44	3.32	1.97	1.11	1.02	1.16	0.06	0.11	C91
2.03	1.91	3.06	3.30	6.04	5.26	6.60	10.46	7.75	6.90	2.08	1.80	1.78	0.12	0.17	C92 - C94
2.22	2.50	2.47	3.52	6.04	3.90	8.73	13.31	14.95	6.90	2.57	2.29	2.30	0.14	0.20	C95
2.47	4.07	4.94	8.26	14.28	18.48	26.65	35.18	45.95	38.44	4.86	3.86	3.83	0.20	0.42	O&U
145.43	226.67	327.48	530.37	880.75	1117.33	1667.35	1876.73	2043.51	1961.27	272.73	215.64	213.24	11.42	25.34	ALL
144.29	225.95	325.48	527.50	875.94	1111.91	1657.21	1859.93	2015.82	1915.93	270.71	214.12	211.71	11.35	25.20	ALLbC44

表 5-1-2　2013 年全省肿瘤登记地区男性癌症发病主要指标(1/10 万)

部位 Site		发病数 No. cases	构成 Freq.（%）	年龄组								
				0 -	1 - 4	5 - 9	10 - 14	15 - 19	20 - 24	25 - 29	30 - 34	35 - 39
唇	Lip	16	0.05	0.00	0.00	0.00	0.00	0.00	0.00	0.00	0.00	0.00
舌	Tongue	47	0.16	0.00	0.00	0.00	0.00	0.00	0.00	0.14	0.00	0.13
口	Mouth	71	0.24	0.00	0.00	0.00	0.00	0.00	0.00	0.00	0.29	0.00
唾液腺	Salivary glands	46	0.16	0.00	0.00	0.00	0.00	0.00	0.00	0.00	0.14	0.13
扁桃腺	Tonsil	11	0.04	0.00	0.00	0.00	0.00	0.00	0.00	0.00	0.00	0.13
其他的口咽	Other oropharynx	19	0.07	0.00	0.00	0.00	0.00	0.00	0.00	0.00	0.00	0.13
鼻咽	Nasopharynx	263	0.90	0.00	0.00	0.00	0.18	0.15	0.00	0.42	1.29	2.11
喉咽	Hypopharynx	38	0.13	0.00	0.00	0.00	0.00	0.00	0.00	0.14	0.00	0.00
咽,部位不明	Pharynx unspecified	19	0.07	0.00	0.00	0.00	0.00	0.00	0.00	0.00	0.00	0.00
食管	Oesophagus	3891	13.34	0.00	0.00	0.00	0.00	0.00	0.00	0.42	0.29	1.84
胃	Stomach	6349	21.76	0.00	0.00	0.00	0.35	0.30	0.47	1.53	2.57	5.66
小肠	Small intestine	123	0.42	0.00	0.00	0.00	0.00	0.00	0.00	0.00	0.00	0.66
结肠	Colon	951	3.26	0.00	0.00	0.18	0.00	0.15	0.59	0.56	1.00	1.71
直肠	Rectum	1238	4.24	0.00	0.00	0.00	0.00	0.15	0.24	0.56	1.57	2.50
肛门	Anus	17	0.06	0.00	0.00	0.00	0.00	0.00	0.00	0.00	0.00	0.13
肝脏	Liver	3579	12.27	0.95	0.00	0.55	0.00	0.15	1.18	2.64	6.14	14.22
胆囊及其他	Gallbladder etc.	275	0.94	0.00	0.00	0.00	0.00	0.00	0.00	0.00	0.14	0.79
胰腺	Pancreas	695	2.38	0.00	0.00	0.00	0.00	0.00	0.00	0.14	0.57	1.05
鼻,鼻窦及其他	Nose,sinuses etc.	34	0.12	0.00	0.00	0.00	0.00	0.15	0.00	0.00	0.00	0.26
喉	Larynx	257	0.88	0.00	0.00	0.00	0.00	0.00	0.00	0.00	0.00	0.00
气管,支气管,肺	Traches,bronchus and lung	6507	22.30	0.95	0.00	0.00	0.00	0.00	0.94	0.83	2.57	5.00
其他的胸腔器官	Other thoracic organs	75	0.26	0.00	0.00	0.00	0.00	0.15	0.24	0.14	0.14	0.26
骨	Bone	231	0.79	0.00	0.25	0.00	0.53	2.11	0.35	0.42	0.71	1.05
皮肤的黑色素瘤	Melanoma of skin	45	0.15	0.00	0.00	0.18	0.00	0.15	0.00	0.00	0.14	0.00
其他的皮肤	Other skin	194	0.66	0.00	0.25	0.18	0.00	0.00	0.00	0.14	0.29	0.79
间皮瘤	Mesothelioma	7	0.02	0.00	0.00	0.00	0.00	0.00	0.00	0.00	0.00	0.00
卡波氏肉瘤	Kaposi sarcoma	3	0.01	0.00	0.00	0.00	0.00	0.00	0.00	0.00	0.00	0.00
周围神经,其他结缔	Connective and soft tissue	80	0.27	0.00	0.25	0.18	0.35	0.15	0.59	0.00	0.14	0.66
乳房	Breast	54	0.19	0.00	0.00	0.18	0.00	0.00	0.12	0.00	0.14	0.00
外阴	Vulva	—	—	—	—	—	—	—	—	—	—	—
阴道	Vagina	—	—	—	—	—	—	—	—	—	—	—
子宫颈	Cervix uteri	—	—	—	—	—	—	—	—	—	—	—
子宫体	Corpus uteri	—	—	—	—	—	—	—	—	—	—	—
子宫,部位不明	Uterus unspecified	—	—	—	—	—	—	—	—	—	—	—
卵巢	Ovary	—	—	—	—	—	—	—	—	—	—	—
其他的女性生殖器	Other female genital organs	—	—	—	—	—	—	—	—	—	—	—
胎盘	Placenta	—	—	—	—	—	—	—	—	—	—	—
阴茎	Penis	48	0.16	0.00	0.00	0.00	0.00	0.00	0.00	0.14	0.00	0.26
前列腺	Prostate	655	2.25	0.00	0.00	0.00	0.00	0.00	0.00	0.28	0.00	0.13
睾丸	Testis	32	0.11	0.95	0.00	0.00	0.00	0.15	0.00	0.56	0.43	0.26
其他的男性生殖器	Other male genital organs	8	0.03	0.00	0.00	0.00	0.00	0.00	0.00	0.00	0.00	0.00
肾	Kidney	301	1.03	0.95	0.49	0.00	0.00	0.00	0.12	0.42	0.86	0.79
肾盂	Renal pelvis	14	0.05	0.00	0.00	0.00	0.00	0.00	0.00	0.00	0.00	0.00
输尿管	Ureter	28	0.10	0.00	0.00	0.00	0.00	0.00	0.00	0.00	0.14	0.13
膀胱	Bladder	549	1.88	0.00	0.00	0.00	0.00	0.15	0.24	0.14	0.43	0.53
其他的泌尿器官	Other urinary organs	7	0.02	0.00	0.00	0.00	0.00	0.00	0.00	0.00	0.00	0.00
眼	Eye	9	0.03	1.89	0.49	0.00	0.00	0.00	0.00	0.00	0.00	0.00
脑,神经系统	Brain,nervous system	627	2.15	2.84	2.45	2.03	0.71	0.90	1.77	2.23	3.00	3.29
甲状腺	Thyroid	142	0.49	0.00	0.00	0.00	0.00	0.15	0.47	1.39	1.43	1.71
肾上腺	Adrenal gland	16	0.05	0.00	0.00	0.00	0.00	0.00	0.12	0.00	0.00	0.00
其他的内分泌腺	Other endocrine	41	0.14	0.00	0.00	0.00	0.35	0.30	0.12	0.14	0.29	0.26
霍奇金病	Hodgkin disease	17	0.06	0.00	0.00	0.00	0.18	0.00	0.24	0.00	0.14	0.26
非霍奇金淋巴瘤	Non-hodgkin lymphoma	439	1.50	0.95	0.49	0.18	0.35	0.75	0.47	1.25	1.00	1.98
免疫增生性疾病	Immunoproliferative disease	1	0.00	0.00	0.00	0.00	0.00	0.00	0.00	0.00	0.00	0.00
多发性骨髓瘤	Multiple myeloma	89	0.31	0.00	0.00	0.00	0.00	0.00	0.00	0.00	0.00	0.00
淋巴样白血病	Lymphoid leukaemia	114	0.39	0.00	3.44	0.92	1.42	0.60	0.24	0.56	0.14	0.26
髓样白血病	Myeloid leukaemia	212	0.73	0.95	1.23	1.29	0.53	1.05	0.94	0.83	0.86	1.98
白血病,未特指	Leukaemia unspecified	245	0.84	2.84	1.23	1.29	0.89	2.11	1.41	1.67	1.71	1.45
其他的或未指明部位	Other and unspecified	444	1.52	0.00	0.49	0.55	0.71	0.30	0.71	0.70	0.86	0.79
所有部位合计	All sites	29173	100.00	13.26	11.04	7.76	6.56	10.08	11.55	18.22	29.56	53.33
所有部位除外 C44	All sites but C44	28979	99.34	13.26	10.80	7.57	6.56	10.08	11.55	18.08	29.28	52.54

Table 5 – 1 – 2　Cancer incidence in registration areas of Anhui Province, male in 2013(1/10^5)

Age group										粗率 Crude rate	中国人口 标化率 ASR China	世界人口 标化率 ASR world	Cum. Rate (%)		ICD10
40 – 44	45 – 49	50 – 54	55 – 59	60 – 64	65 – 69	70 – 74	75 – 79	80 – 84	85 +				累积率 (0 – 64 岁)	累积率 (0 – 74 岁)	
0.13	0.26	0.00	0.87	1.07	0.33	0.46	1.97	0.00	0.00	0.18	0.14	0.14	0.01	0.02	C00
0.38	0.26	2.28	0.87	1.60	1.32	4.17	1.31	3.68	5.26	0.53	0.45	0.45	0.03	0.06	C01 – C02
0.38	0.52	2.05	1.09	2.14	4.95	2.78	5.90	8.58	7.89	0.79	0.66	0.65	0.03	0.07	C03 – C06
0.76	0.78	0.23	1.74	1.60	1.65	1.39	3.94	2.45	2.63	0.51	0.41	0.40	0.03	0.04	C07 – C08
0.00	0.52	0.00	0.44	0.53	0.00	0.46	0.66	0.00	0.00	0.12	0.10	0.09	0.01	0.01	C09
0.13	0.00	0.23	0.44	0.53	1.32	0.93	1.97	3.68	0.00	0.21	0.17	0.16	0.01	0.02	C10
3.66	4.04	7.06	8.28	10.96	6.27	9.74	9.18	7.36	7.89	2.94	2.51	2.40	0.19	0.27	C11
0.38	0.26	0.91	0.87	1.34	2.97	2.78	1.97	1.23	0.00	0.43	0.35	0.35	0.02	0.05	C12 – C13
0.00	0.00	0.46	0.22	0.53	1.32	2.32	1.31	3.68	0.00	0.21	0.17	0.17	0.01	0.02	C14
5.30	17.08	28.93	93.09	177.50	242.01	360.33	345.08	355.60	407.56	43.56	34.87	35.51	1.62	4.63	C15
15.13	38.34	62.41	141.70	270.00	384.97	544.44	597.01	595.93	486.45	71.08	57.19	57.33	2.69	7.34	C16
0.88	1.17	4.33	3.71	3.74	4.62	5.56	11.15	8.58	5.26	1.38	1.14	1.11	0.07	0.12	C17
6.18	7.96	15.26	25.29	33.68	40.94	66.78	77.41	82.16	126.21	10.65	8.63	8.64	0.46	1.00	C18
8.20	10.30	13.21	29.65	49.99	66.36	93.68	96.44	106.68	102.55	13.86	11.20	11.15	0.58	1.38	C19 – C20
0.00	0.13	0.23	0.65	0.53	0.33	1.39	1.31	1.23	5.26	0.19	0.15	0.16	0.01	0.02	C21
39.35	49.82	70.84	91.78	130.19	145.93	198.95	212.56	218.26	283.98	40.07	32.91	32.38	2.04	3.76	C22
0.88	1.83	2.73	6.32	9.62	13.21	19.01	28.87	38.01	36.81	3.08	2.46	2.43	0.11	0.27	C23 – C24
1.64	3.65	7.06	13.73	27.53	33.35	64.46	73.48	79.70	70.99	7.78	6.26	6.21	0.28	0.77	C25
0.63	0.26	0.23	1.09	1.34	1.32	1.39	1.31	3.68	2.63	0.38	0.31	0.30	0.02	0.03	C30 – C31
0.50	2.61	2.73	7.19	11.50	15.19	18.09	17.71	28.20	26.29	2.88	2.30	2.34	0.12	0.29	C32
14.50	29.34	58.77	123.17	252.36	343.04	579.69	698.04	830.14	786.20	72.85	58.24	58.16	2.44	7.05	C33 – C34
0.88	1.17	0.91	1.53	2.67	3.30	6.03	2.62	4.90	0.00	0.84	0.69	0.68	0.04	0.09	C37 – C38
1.01	2.22	3.87	4.80	5.08	9.57	13.91	19.03	19.62	18.41	2.59	2.22	2.16	0.11	0.23	C40 – C41
0.13	0.13	0.46	0.65	2.14	3.63	2.78	2.62	7.36	0.00	0.50	0.42	0.42	0.02	0.05	C43
0.88	0.52	1.59	4.58	4.81	6.60	12.52	17.71	39.24	52.59	2.17	1.73	1.74	0.07	0.17	C44
0.00	0.13	0.00	0.44	0.00	0.33	0.93	0.00	0.00	2.63	0.08	0.06	0.07	0.00	0.01	C45
0.00	0.00	0.00	0.00	0.00	0.00	1.39	0.00	0.00	0.00	0.03	0.03	0.03	0.00	0.01	C46
1.14	0.91	2.05	1.74	1.60	1.32	2.78	3.94	7.36	7.89	0.90	0.77	0.75	0.05	0.07	C47;C49
0.76	0.78	1.37	1.74	2.14	0.99	2.78	0.66	4.90	7.89	0.60	0.50	0.51	0.04	0.06	C50
—	—	—	—	—	—	—	—	—	—	—	—	—	—	—	C51
—	—	—	—	—	—	—	—	—	—	—	—	—	—	—	C52
—	—	—	—	—	—	—	—	—	—	—	—	—	—	—	C53
—	—	—	—	—	—	—	—	—	—	—	—	—	—	—	C54
—	—	—	—	—	—	—	—	—	—	—	—	—	—	—	C55
—	—	—	—	—	—	—	—	—	—	—	—	—	—	—	C56
—	—	—	—	—	—	—	—	—	—	—	—	—	—	—	C57
—	—	—	—	—	—	—	—	—	—	—	—	—	—	—	C58
0.00	0.65	0.23	1.09	2.41	1.98	3.71	3.28	3.68	7.89	0.54	0.44	0.44	0.02	0.05	C60
0.13	0.39	1.82	6.76	12.56	30.71	64.46	97.10	120.17	220.87	7.33	5.75	5.81	0.11	0.59	C61
0.38	0.91	0.23	0.00	0.00	0.66	0.93	1.31	4.90	0.00	0.36	0.33	0.29	0.02	0.02	C62
0.00	0.00	0.00	0.87	0.80	0.00	0.46	0.00	0.00	0.00	0.09	0.07	0.08	0.01	0.01	C63
2.77	4.83	7.06	6.10	10.43	13.87	14.38	17.71	24.52	13.15	3.37	2.80	2.75	0.17	0.31	C64
0.00	0.00	0.00	0.22	1.07	0.66	0.93	2.62	1.23	0.00	0.16	0.12	0.12	0.01	0.01	C65
0.13	0.00	0.23	0.22	1.87	1.32	1.39	3.94	3.68	0.00	0.31	0.26	0.24	0.01	0.03	C66
2.40	3.39	4.78	10.03	14.97	24.43	38.49	79.38	64.99	102.55	6.15	4.89	4.82	0.19	0.50	C67
0.00	0.00	0.00	0.00	0.00	0.33	0.93	1.97	1.23	0.00	0.09	0.06	0.05	0.00	0.01	C68
0.13	0.00	0.00	0.22	0.27	0.00	0.46	0.00	0.00	1.23	0.10	0.09	0.13	0.01	0.01	C69
6.18	7.96	9.79	12.43	20.32	22.78	31.53	30.18	44.14	28.92	7.02	6.02	5.98	0.37	0.64	C70 – C72
1.77	2.09	3.19	4.36	1.87	4.29	4.17	3.94	4.90	2.63	1.59	1.42	1.28	0.09	0.13	C73
0.25	0.26	0.23	0.65	0.53	0.66	0.46	0.00	2.45	0.00	0.18	0.14	0.14	0.01	0.02	C74
0.50	0.78	0.91	1.09	1.60	0.33	1.85	0.66	0.00	0.00	0.46	0.42	0.40	0.03	0.04	C75
0.13	0.13	0.46	0.22	0.80	0.33	0.00	1.31	0.00	0.00	0.19	0.18	0.16	0.01	0.01	C81
2.90	3.52	6.15	10.90	17.11	15.85	30.14	24.93	45.37	36.81	4.91	4.09	4.06	0.24	0.47	C82 – C85;C96
0.00	0.00	0.00	0.00	0.27	0.00	0.00	0.00	0.00	0.00	0.01	0.01	0.01	0.00	0.00	C88
0.76	0.39	0.91	3.27	2.94	4.62	6.49	10.50	6.13	2.63	1.00	0.79	0.78	0.04	0.10	C90
0.88	0.65	0.68	1.74	2.94	3.30	7.42	6.56	3.68	2.63	1.28	1.18	1.35	0.07	0.12	C91
1.89	1.56	3.64	3.27	6.68	6.60	7.42	12.46	12.26	15.78	2.37	2.10	2.12	0.13	0.20	C92 – C94
2.02	1.96	2.05	3.92	6.68	4.95	10.67	14.43	18.39	15.78	2.74	2.47	2.46	0.14	0.22	C95
2.40	3.39	4.56	7.85	14.97	20.47	28.75	41.33	52.73	60.48	4.97	4.08	4.06	0.19	0.44	O&U
129.40	207.87	337.11	642.90	1127.85	1495.32	2277.01	2588.78	2877.88	2963.37	326.60	264.75	264.42	12.97	31.83	ALL
128.52	207.35	335.52	638.32	1123.04	1488.71	2264.49	2571.07	2838.64	2910.78	324.43	263.01	262.68	12.90	31.66	ALLbC44

表 5 - 1 - 3 2013 年全省肿瘤登记地区女性癌症发病主要指标（1/10 万）

部位 Site		发病数 No. cases	构成 Freq. （%）	年龄组								
				0 -	1 - 4	5 - 9	10 - 14	15 - 19	20 - 24	25 - 29	30 - 34	35 - 39
唇	Lip	19	0.10	0.00	0.00	0.00	0.00	0.00	0.12	0.15	0.00	0.00
舌	Tongue	32	0.18	0.00	0.30	0.00	0.00	0.00	0.00	0.15	0.30	0.14
口	Mouth	45	0.25	0.00	0.00	0.00	0.00	0.00	0.12	0.00	0.00	0.00
唾液腺	Salivary glands	27	0.15	0.00	0.00	0.00	0.00	0.00	0.12	0.15	0.00	0.14
扁桃腺	Tonsil	5	0.03	0.00	0.00	0.00	0.00	0.00	0.00	0.00	0.00	0.00
其他的口咽	Other oropharynx	3	0.02	0.00	0.00	0.00	0.00	0.00	0.00	0.00	0.00	0.00
鼻咽	Nasopharynx	125	0.69	0.00	0.00	0.00	0.00	0.00	0.25	0.29	1.03	0.95
喉咽	Hypopharynx	1	0.01	0.00	0.00	0.00	0.00	0.00	0.00	0.00	0.00	0.00
咽,部位不明	Pharynx unspecified	4	0.02	0.00	0.00	0.00	0.00	0.00	0.00	0.00	0.00	0.00
食管	Oesophagus	1345	7.37	0.00	0.00	0.00	0.21	0.00	0.25	0.15	0.30	0.27
胃	Stomach	2403	13.17	0.00	0.00	0.00	0.41	0.17	0.12	2.33	2.81	3.52
小肠	Small intestine	87	0.48	0.00	0.00	0.00	0.00	0.00	0.00	0.15	0.00	
结肠	Colon	745	4.08	0.00	0.00	0.00	0.00	0.17	0.25	0.58	1.03	2.57
直肠	Rectum	772	4.23	0.00	0.00	0.00	0.00	0.00	0.25	0.29	1.92	2.16
肛门	Anus	6	0.03	0.00	0.00	0.00	0.00	0.00	0.00	0.00	0.00	0.00
肝脏	Liver	1293	7.09	0.00	0.30	0.22	0.21	0.17	0.37	0.44	1.18	2.84
胆囊及其他	Gallbladder etc.	395	2.16	0.00	0.00	0.00	0.00	0.00	0.00	0.15	0.44	0.54
胰腺	Pancreas	471	2.58	0.00	0.00	0.00	0.00	0.00	0.25	0.44	0.30	0.81
鼻,鼻窦及其他	Nose,sinuses etc.	26	0.14	0.00	0.00	0.00	0.00	0.00	0.00	0.15	0.00	0.14
喉	Larynx	30	0.16	0.00	0.00	0.00	0.00	0.00	0.00	0.15	0.00	0.14
气管,支气管,肺	Traches,bronchus and lung	2523	13.83	0.00	0.00	0.00	0.22	0.00	0.25	0.87	2.22	4.74
其他的胸腔器官	Other thoracic organs	40	0.22	0.00	0.30	0.00	0.00	0.00	0.00	0.15	0.15	0.00
骨	Bone	165	0.90	0.00	0.30	0.43	0.82	0.51	0.62	0.29	0.59	0.54
皮肤的黑色素瘤	Melanoma of skin	35	0.19	0.00	0.00	0.00	0.00	0.00	0.00	0.15	0.00	0.14
其他的皮肤	Other skin	157	0.86	0.00	0.00	0.22	0.00	0.17	0.00	0.15	0.00	0.81
间皮瘤	Mesothelioma	3	0.02	0.00	0.00	0.00	0.00	0.00	0.00	0.00	0.00	0.00
卡波氏肉瘤	Kaposi sarcoma	1	0.01	0.00	0.00	0.00	0.00	0.00	0.00	0.00	0.00	0.00
周围神经,其他结缔	Connective and soft tissue	62	0.34	0.00	0.00	0.00	0.21	0.51	0.25	0.15	0.59	0.41
乳房	Breast	2346	12.86	0.00	0.00	0.00	0.00	0.00	1.24	3.93	11.08	20.16
外阴	Vulva	29	0.16	0.00	0.00	0.00	0.00	0.00	0.00	0.29	0.00	0.00
阴道	Vagina	14	0.08	0.00	0.00	0.00	0.00	0.00	0.00	0.00	0.00	0.00
子宫颈	Cervix uteri	1208	6.62	1.12	0.00	0.00	0.00	0.17	0.99	2.33	5.47	13.26
子宫体	Corpus uteri	397	2.18	0.00	0.00	0.00	0.00	0.00	0.25	0.87	0.89	2.44
子宫,部位不明	Uterus unspecified	170	0.93	0.00	0.00	0.00	0.00	0.00	0.12	0.87	0.44	1.49
卵巢	Ovary	549	3.01	0.00	0.00	0.00	0.22	0.21	1.01	1.98	3.20	1.63	3.65
其他的女性生殖器	Other female genital organs	23	0.13	0.00	0.00	0.00	0.00	0.00	0.00	0.00	0.00	0.00
胎盘	Placenta	6	0.03	0.00	0.00	0.00	0.00	0.00	0.12	0.15	0.15	0.41
阴茎	Penis	—	—	—	—	—	—	—	—	—	—	—
前列腺	Prostate	—	—	—	—	—	—	—	—	—	—	—
睾丸	Testis	—	—	—	—	—	—	—	—	—	—	—
其他的男性生殖器	Other male genital organs	—	—	—	—	—	—	—	—	—	—	—
肾	Kidney	175	0.96	0.00	0.60	0.00	0.00	0.17	0.12	0.44	0.59	0.14
肾盂	Renal pelvis	6	0.03	0.00	0.00	0.00	0.00	0.00	0.00	0.00	0.00	0.00
输尿管	Ureter	9	0.05	0.00	0.00	0.00	0.00	0.00	0.00	0.00	0.00	0.00
膀胱	Bladder	135	0.74	0.00	0.00	0.00	0.00	0.00	0.00	0.00	0.30	0.54
其他的泌尿器官	Other urinary organs	6	0.03	0.00	0.00	0.00	0.00	0.00	0.00	0.00	0.00	0.00
眼	Eye	8	0.04	0.00	0.00	0.00	0.00	0.00	0.12	0.00	0.15	0.14
脑,神经系统	Brain,nervous system	603	3.30	0.00	0.60	1.51	1.64	1.35	0.99	1.60	2.66	3.52
甲状腺	Thyroid	480	2.63	0.00	0.00	0.00	0.21	0.51	2.11	4.94	6.06	6.63
肾上腺	Adrenal gland	12	0.07	0.00	0.30	0.00	0.00	0.17	0.00	0.00	0.00	0.14
其他的内分泌腺	Other endocrine	32	0.18	0.00	0.00	0.00	0.00	0.00	0.12	0.29	0.59	0.41
霍奇金病	Hodgkin disease	9	0.05	0.00	0.00	0.00	0.00	0.00	0.25	0.00	0.00	0.14
非霍奇金淋巴瘤	Non-hodgkin lymphoma	293	1.61	0.00	0.00	0.00	0.62	0.34	0.50	0.73	1.18	0.81
免疫增生性疾病	Immunoproliferative disease	1	0.01	0.00	0.00	0.00	0.00	0.00	0.00	0.00	0.00	0.00
多发性骨髓瘤	Multiple myeloma	85	0.47	0.00	0.00	0.00	0.00	0.00	0.00	0.00	0.15	0.00
淋巴样白血病	Lymphoid leukaemia	79	0.43	0.00	1.49	0.86	0.62	0.68	0.25	0.29	0.00	0.27
髓样白血病	Myeloid leukaemia	149	0.82	0.00	0.30	0.22	0.21	0.68	0.25	1.16	0.74	0.95
白血病,未特指	Leukaemia unspecified	202	1.11	4.47	1.19	2.15	1.64	0.34	1.11	1.16	1.63	0.54
其他的或未指明部位	Other and unspecified	401	2.20	1.12	1.49	0.22	0.21	0.34	0.62	0.44	1.48	0.81
所有部位合计	All sites	18247	100.00	6.70	7.44	6.25	7.18	7.43	14.37	29.37	48.62	77.25
所有部位除外 C44	All sites but C44	18090	99.14	6.70	7.44	6.03	7.18	7.26	14.37	29.23	48.62	76.44

Table 5 - 1 - 3　Cancer incidence in registration areas of Anhui Province, female in 2013 (1/10^5)

\multicolumn{10}{Age group}										Crude rate 粗率	ASR China 中国人口标化率	ASR world 世界人口标化率	Cum. Rate（%）		ICD10
40－44	45－49	50－54	55－59	60－64	65－69	70－74	75－79	80－84	85＋				累积率（0－64岁）	累积率（0－74岁）	
0.26	0.00	0.24	0.00	0.28	0.70	1.44	1.84	2.02	4.73	0.22	0.16	0.16	0.01	0.02	C00
0.26	0.53	0.49	0.22	0.85	2.09	2.40	1.23	2.02	0.00	0.38	0.32	0.31	0.02	0.04	C01－C02
0.26	0.53	0.73	0.67	1.69	1.74	2.88	6.13	4.04	1.58	0.53	0.40	0.39	0.02	0.04	C03－C06
0.38	0.26	0.97	0.89	0.56	0.00	1.44	2.45	1.01	1.58	0.32	0.25	0.24	0.02	0.02	C07－C08
0.00	0.00	0.49	0.45	0.28	0.00	0.00	0.00	0.00	0.00	0.06	0.05	0.05	0.01	0.01	C09
0.00	0.00	0.00	0.00	0.00	0.00	0.00	0.61	0.00	3.15	0.04	0.02	0.02	0.00	0.00	C10
1.28	1.72	3.65	3.78	4.51	3.49	3.84	8.59	2.02	3.15	1.48	1.23	1.15	0.09	0.12	C11
0.00	0.00	0.00	0.00	0.28	0.00	0.00	0.00	0.00	0.00	0.01	0.01	0.01	0.00	0.00	C12－C13
0.00	0.00	0.00	0.22	0.28	0.00	0.00	0.61	0.00	1.58	0.05	0.03	0.03	0.00	0.00	C14
1.66	4.24	7.30	20.93	43.74	77.40	127.68	140.43	178.67	187.60	15.91	11.48	11.50	0.40	1.42	C15
10.21	18.55	24.57	44.08	93.68	133.88	175.20	212.79	233.17	252.23	28.42	21.26	21.17	1.00	2.55	C16
0.51	0.53	1.95	3.12	3.10	5.23	3.84	7.97	5.05	6.31	1.03	0.78	0.79	0.05	0.09	C17
3.57	7.95	15.08	16.70	27.09	36.26	55.68	50.90	58.55	47.29	8.81	6.84	6.73	0.37	0.83	C18
5.74	8.08	10.70	18.26	33.01	33.82	47.52	52.13	69.65	63.06	9.13	6.94	6.85	0.40	0.81	C19－C20
0.00	0.00	0.00	0.22	0.28	0.00	0.00	0.61	2.02	1.58	0.07	0.04	0.04	0.00	0.00	C21
5.36	11.79	18.00	29.39	44.02	58.92	89.28	114.68	123.15	152.91	15.29	11.40	11.34	0.57	1.31	C22
1.02	1.46	4.14	7.35	11.57	21.27	27.84	44.77	60.56	39.41	4.67	3.41	3.33	0.13	0.38	C23－C24
1.02	2.91	5.35	7.35	16.93	25.45	34.08	52.13	51.48	52.02	5.57	4.12	4.08	0.18	0.47	C25
0.77	0.40	0.00	0.89	0.56	0.70	0.48	0.61	4.04	0.00	0.31	0.23	0.23	0.02	0.02	C30－C31
0.38	0.13	0.24	0.00	1.13	1.05	2.40	2.45	4.04	4.73	0.35	0.26	0.25	0.01	0.03	C32
9.57	19.21	31.38	56.77	91.70	108.78	182.40	231.19	281.62	294.79	29.84	22.02	21.87	1.08	2.54	C33－C34
0.13	0.93	1.46	1.11	1.13	1.39	1.92	1.84	3.03	0.00	0.47	0.39	0.39	0.03	0.04	C37－C38
1.28	1.85	1.95	2.89	3.95	5.23	9.12	12.88	15.14	17.34	1.95	1.56	1.52	0.08	0.15	C40－C41
0.26	0.66	0.49	1.11	1.69	0.70	2.88	0.61	2.02	3.15	0.41	0.32	0.32	0.02	0.04	C43
1.40	0.93	2.43	1.11	4.80	4.18	7.68	15.94	18.17	40.99	1.86	1.33	1.33	0.06	0.12	C44
0.00	0.13	0.00	0.22	0.28	0.00	0.00	0.00	0.00	0.00	0.04	0.03	0.03	0.00	0.00	C45
0.13	0.00	0.00	0.00	0.00	0.00	0.00	0.00	0.00	0.00	0.01	0.01	0.01	0.00	0.00	C46
0.26	0.66	1.70	0.89	2.54	0.70	3.36	3.68	4.04	3.15	0.73	0.63	0.59	0.04	0.06	C47;C49
46.82	63.33	67.87	67.90	73.08	50.55	55.68	47.22	42.40	26.80	27.75	22.76	21.38	1.78	2.31	C50
0.26	0.66	0.00	0.22	0.85	1.05	1.44	3.07	2.02	4.73	0.34	0.25	0.25	0.01	0.02	C51
0.13	0.13	0.00	1.56	0.00	0.70	0.96	0.61	0.00	0.00	0.17	0.12	0.12	0.01	0.02	C52
26.28	33.65	32.60	29.83	35.27	25.80	24.00	23.30	20.19	18.92	14.29	11.74	10.94	0.90	1.15	C53
5.10	9.41	15.57	16.25	12.70	9.76	11.52	8.59	4.04	3.15	4.70	3.87	3.74	0.32	0.42	C54
3.83	5.03	4.14	3.56	5.08	2.79	5.28	3.07	4.04	3.15	2.01	1.64	1.54	0.12	0.16	C55
6.76	12.72	13.14	16.70	16.37	14.29	24.96	12.88	9.08	9.46	6.49	5.39	5.16	0.39	0.58	C56
0.26	0.66	0.49	0.67	1.13	0.70	0.96	0.61	0.00	3.15	0.27	0.21	0.21	0.02	0.02	C57
0.00	0.00	0.00	0.00	0.00	0.00	0.00	0.00	0.00	0.00	0.07	0.07	0.05	0.00	0.00	C58
—	—	—	—	—	—	—	—	—	—	—	—	—	—	—	C60
—	—	—	—	—	—	—	—	—	—	—	—	—	—	—	C61
—	—	—	—	—	—	—	—	—	—	—	—	—	—	—	C62
—	—	—	—	—	—	—	—	—	—	—	—	—	—	—	C63
1.40	2.12	3.16	3.34	5.93	8.02	13.92	10.43	11.10	11.04	2.07	1.64	1.63	0.09	0.20	C64
0.00	0.00	0.00	0.00	0.28	0.00	0.48	1.23	2.02	0.00	0.07	0.05	0.04	0.00	0.00	C65
0.00	0.00	0.00	0.00	0.56	0.70	0.48	1.84	1.01	0.00	0.11	0.08	0.08	0.00	0.01	C66
0.26	0.79	0.97	2.89	5.08	5.23	8.16	13.49	23.22	14.19	1.60	1.16	1.12	0.05	0.12	C67
0.00	0.13	0.00	0.00	0.00	0.70	0.96	0.61	0.00	0.00	0.07	0.06	0.05	0.00	0.01	C68
0.13	0.00	0.00	0.22	0.00	0.00	0.48	1.23	0.00	0.00	0.09	0.08	0.07	0.00	0.01	C69
7.02	7.68	13.87	17.37	19.75	21.96	28.32	22.69	21.20	26.80	7.13	5.94	5.81	0.40	0.65	C70－C72
7.91	9.27	13.62	8.02	10.72	9.76	10.08	7.97	7.07	6.31	5.68	5.05	4.49	0.35	0.45	C73
0.00	0.40	0.00	0.45	0.28	0.00	0.48	1.23	0.00	0.00	0.14	0.12	0.13	0.01	0.01	C74
0.38	0.66	0.24	1.56	0.56	0.35	0.48	1.23	0.00	0.00	0.38	0.33	0.29	0.02	0.03	C75
0.13	0.26	0.00	0.00	0.00	0.70	0.00	0.61	0.00	0.00	0.11	0.08	0.08	0.00	0.01	C81
1.79	3.05	4.62	7.35	11.29	11.85	16.80	21.46	20.19	18.92	3.47	2.75	2.67	0.16	0.30	C82－C85;C96
0.00	0.00	0.00	0.22	0.00	0.00	0.00	0.00	0.00	0.00	0.01	0.01	0.01	0.00	0.00	C88
0.13	1.32	1.22	2.00	4.23	4.18	6.72	7.97	4.04	1.58	1.01	0.78	0.77	0.05	0.10	C90
0.26	0.93	1.70	1.56	2.54	3.14	3.84	2.45	3.03	1.58	0.93	0.85	0.94	0.06	0.09	C91
2.17	2.25	2.43	3.34	5.36	3.84	5.76	8.59	4.04	1.58	1.76	1.49	1.42	0.10	0.15	C92－C94
2.42	3.05	2.92	3.12	5.36	2.79	6.72	12.26	12.11	1.58	2.39	2.13	2.15	0.14	0.18	C95
2.55	4.77	5.35	8.68	13.54	16.39	24.48	29.44	40.38	25.22	4.74	3.68	3.66	0.20	0.41	O&U
161.64	245.77	317.20	415.44	619.92	718.20	1036.33	1211.14	1356.64	1360.47	215.82	167.85	163.55	9.79	18.56	ALL
160.24	244.84	314.76	414.33	615.12	714.01	1028.65	1195.20	1338.47	1319.48	213.96	166.52	162.22	9.73	18.44	ALLbC44

表 5－1－4　2013 年全省城市肿瘤登记地区男女合计癌症发病主要指标（1/10 万）

部位 Site		发病数 No. cases	构成 Freq. (%)	年龄组								
				0－	1－4	5－9	10－14	15－19	20－24	25－29	30－34	35－39
唇	Lip	14	0.06	0.00	0.00	0.00	0.00	0.00	0.10	0.00	0.00	0.00
舌	Tongue	51	0.21	0.00	0.00	0.00	0.00	0.00	0.00	0.14	0.14	0.13
口	Mouth	63	0.26	0.00	0.00	0.00	0.00	0.00	0.10	0.00	0.00	0.00
唾液腺	Salivary glands	37	0.15	0.00	0.00	0.00	0.00	0.00	0.10	0.00	0.14	0.26
扁桃腺	Tonsil	13	0.05	0.00	0.00	0.00	0.00	0.00	0.00	0.00	0.00	0.13
其他的口咽	Other oropharynx	12	0.05	0.00	0.00	0.00	0.00	0.00	0.00	0.00	0.00	0.13
鼻咽	Nasopharynx	216	0.90	0.00	0.00	0.00	0.22	0.00	0.10	0.55	1.27	1.66
喉咽	Hypopharynx	24	0.10	0.00	0.00	0.00	0.00	0.00	0.00	0.14	0.00	0.00
咽，部位不明	Pharynx unspecified	9	0.04	0.00	0.00	0.00	0.00	0.00	0.00	0.00	0.00	0.00
食管	Oesophagus	1929	8.00	0.00	0.00	0.00	0.00	0.00	0.10	0.14	0.14	0.64
胃	Stomach	3558	14.76	0.00	0.00	0.00	0.00	0.16	0.10	1.91	2.26	4.60
小肠	Small intestine	128	0.53	0.00	0.00	0.00	0.00	0.00	0.00	0.00	0.14	0.38
结肠	Colon	1064	4.41	0.00	0.00	0.00	0.00	0.16	0.42	0.41	0.71	2.43
直肠	Rectum	1072	4.45	0.00	0.00	0.00	0.00	0.00	0.10	0.14	1.70	1.79
肛门	Anus	14	0.06	0.00	0.00	0.00	0.00	0.00	0.00	0.00	0.00	0.13
肝脏	Liver	2437	10.11	1.05	0.00	0.64	0.22	0.32	0.83	1.77	3.53	8.43
胆囊及其他	Gallbladder etc.	394	1.63	0.00	0.00	0.00	0.00	0.00	0.00	0.00	0.28	0.64
胰腺	Pancreas	690	2.86	0.00	0.00	0.00	0.00	0.00	0.10	0.14	0.57	0.77
鼻，鼻窦及其他	Nose, sinuses etc.	36	0.15	0.00	0.00	0.00	0.00	0.00	0.00	0.00	0.00	0.13
喉	Larynx	163	0.68	0.00	0.00	0.00	0.00	0.00	0.00	0.00	0.14	0.00
气管，支气管，肺	Traches, bronchus and lung	4853	20.13	1.05	0.00	0.21	0.00	0.00	0.73	0.68	2.40	3.96
其他的胸腔器官	Other thoracic organs	58	0.24	0.00	0.00	0.00	0.00	0.16	0.10	0.14	0.14	0.13
骨	Bone	170	0.71	0.00	0.54	0.21	0.87	1.29	0.42	0.27	0.57	0.26
皮肤的黑色素瘤	Melanoma of skin	42	0.17	0.00	0.00	0.00	0.00	0.00	0.00	0.00	0.28	0.13
其他的皮肤	Other skin	198	0.82	0.00	0.27	0.21	0.00	0.16	0.00	0.14	0.14	0.89
间皮瘤	Mesothelioma	7	0.03	0.00	0.00	0.00	0.00	0.00	0.00	0.00	0.00	0.00
卡波氏肉瘤	Kaposi sarcoma	2	0.01	0.00	0.00	0.00	0.00	0.00	0.00	0.00	0.00	0.00
周围神经，其他结缔	Connective and soft tissue	81	0.34	0.00	0.00	0.21	0.44	0.32	0.42	0.00	0.42	0.77
乳房	Breast	1453	6.13	0.00	0.00	0.00	0.00	0.00	1.08	3.87	15.39	20.89
外阴	Vulva	12	0.05	0.00	0.00	0.00	0.00	0.00	0.00	0.28	0.00	0.00
阴道	Vagina	7	0.03	0.00	0.00	0.00	0.00	0.00	0.00	0.00	0.00	0.00
子宫颈	Cervix uteri	674	2.80	0.00	0.00	0.00	0.00	0.34	0.65	2.76	5.70	13.67
子宫体	Corpus uteri	238	0.99	0.00	0.00	0.00	0.00	0.00	0.00	1.11	1.43	3.35
子宫，部位不明	Uterus unspecified	56	0.23	0.00	0.00	0.00	0.00	0.00	0.00	1.11	0.29	0.77
卵巢	Ovary	341	1.41	0.00	0.00	0.46	0.47	1.03	1.72	3.87	2.00	4.39
其他的女性生殖器	Other female genital organs	14	0.06	0.00	0.00	0.00	0.00	0.00	0.00	0.00	0.00	0.00
胎盘	Placenta	4	0.02	0.00	0.00	0.00	0.00	0.00	0.00	0.28	0.29	0.52
阴茎	Penis	0	0.06	0.00	0.00	0.00	0.00	0.00	0.00	0.00	0.00	0.00
前列腺	Prostate	445	1.85	0.00	0.00	0.00	0.00	0.00	0.00	0.27	0.00	0.00
睾丸	Testis	23	0.10	0.00	0.00	0.00	0.00	0.00	0.31	0.00	1.08	0.56	0.51
其他的男性生殖器	Other male genital organs	6	0.02	0.00	0.00	0.00	0.00	0.00	0.00	0.00	0.00	0.00
肾	Kidney	301	1.25	0.00	0.27	0.00	0.00	0.00	0.10	0.68	0.85	0.51
肾盂	Renal pelvis	16	0.07	0.00	0.00	0.00	0.00	0.00	0.00	0.00	0.00	0.00
输尿管	Ureter	26	0.11	0.00	0.00	0.00	0.00	0.00	0.00	0.00	0.14	0.00
膀胱	Bladder	443	1.84	0.00	0.00	0.00	0.00	0.16	0.21	0.00	0.57	0.38
其他的泌尿器官	Other urinary organs	9	0.04	0.00	0.00	0.00	0.00	0.00	0.00	0.00	0.00	0.00
眼	Eye	12	0.05	1.05	0.27	0.00	0.00	0.00	0.10	0.00	0.00	0.13
脑，神经系统	Brain, nervous system	654	2.71	3.16	2.16	1.71	1.31	0.65	1.25	1.77	2.83	3.96
甲状腺	Thyroid	424	1.76	0.00	0.00	0.00	0.22	0.65	1.36	4.50	5.51	5.11
肾上腺	Adrenal gland	16	0.07	0.00	0.27	0.00	0.00	0.16	0.00	0.00	0.00	0.13
其他的内分泌腺	Other endocrine	39	0.16	0.00	0.00	0.00	0.22	0.16	0.21	0.14	0.57	0.13
霍奇金病	Hodgkin disease	14	0.06	0.00	0.00	0.00	0.00	0.42	0.00	0.00	0.00	0.13
非霍奇金淋巴瘤	Non-hodgkin lymphoma	385	1.60	1.05	0.27	0.00	0.44	0.32	0.63	0.41	1.13	1.28
免疫增生性疾病	Immunoproliferative disease	1	0.00	0.00	0.00	0.00	0.00	0.00	0.00	0.00	0.00	0.00
多发性骨髓瘤	Multiple myeloma	120	0.50	0.00	0.00	0.00	0.00	0.00	0.00	0.00	0.14	0.00
淋巴样白血病	Lymphoid leukaemia	123	0.51	0.00	2.96	1.28	1.31	0.81	0.31	0.68	0.00	0.26
髓样白血病	Myeloid leukaemia	238	0.99	1.05	0.54	0.86	0.44	0.97	0.73	1.23	0.85	2.04
白血病，未特指	Leukaemia unspecified	156	0.65	4.22	0.54	0.64	0.66	1.13	0.73	0.82	0.71	1.02
其他的或未指明部位	Other and unspecified	481	2.00	0.00	1.08	0.43	0.22	0.32	0.52	0.55	0.85	1.02
所有部位合计	All sites	24106	100.00	12.65	9.16	6.85	6.78	8.73	12.00	24.55	42.00	66.26
所有部位除外 C44	All sites but C44	23908	99.18	12.65	8.89	6.63	6.78	8.57	12.00	24.42	41.85	65.37

Table 5 – 1 – 4　Cancer incidence in urban registration areas of Anhui Province, both sexes in 2013(1/10^5)

\multicolumn{10}{c}{Age group}	粗率 Crude rate	中国人口标化率 ASR China	世界人口标化率 ASR world	\multicolumn{2}{c}{Cum. Rate（%）}	ICD10
40–44	45–49	50–54	55–59	60–64	65–69	70–74	75–79	80–84	85+				累积率（0–64岁）	累积率（0–74岁）	
0.00	0.11	0.00	0.00	0.26	0.64	0.45	2.34	1.05	5.46	0.15	0.11	0.11	0.00	0.01	C00
0.57	0.45	2.16	0.20	1.31	1.91	3.56	1.75	5.23	3.64	0.56	0.46	0.45	0.03	0.05	C01–C02
0.23	0.45	1.44	0.59	1.83	4.45	3.12	5.84	7.32	3.64	0.69	0.53	0.53	0.02	0.06	C03–C06
0.57	0.56	0.24	0.79	1.31	0.64	1.78	3.50	1.05	0.00	0.41	0.31	0.29	0.02	0.03	C07–C08
0.00	0.45	0.48	0.40	0.52	0.00	0.45	0.58	0.00	0.00	0.14	0.12	0.11	0.01	0.01	C09
0.00	0.00	0.24	0.00	0.26	0.95	0.45	0.58	3.14	1.82	0.13	0.10	0.10	0.00	0.01	C10
1.94	2.81	6.23	6.33	8.37	5.41	7.13	8.76	6.28	3.64	2.37	1.98	1.87	0.15	0.21	C11
0.11	0.23	0.24	0.59	1.31	1.59	1.34	1.17	1.05	0.00	0.26	0.21	0.21	0.01	0.03	C12–C13
0.00	0.00	0.48	0.00	0.26	0.32	0.45	0.58	2.09	1.82	0.10	0.08	0.08	0.00	0.01	C14
2.06	5.29	17.49	35.40	70.59	111.05	173.23	167.55	203.96	207.39	21.15	15.97	16.15	0.66	2.08	C15
10.51	20.36	41.44	61.50	129.95	194.74	266.75	312.91	339.93	298.34	39.01	29.79	29.67	1.36	3.67	C16
0.69	0.45	3.83	4.55	3.14	6.05	4.90	11.09	10.46	7.28	1.40	1.10	1.08	0.07	0.12	C17
4.23	6.53	19.40	22.54	33.99	46.14	80.16	84.65	91.00	100.05	11.66	9.00	8.93	0.45	1.09	C18
4.80	7.99	12.46	23.73	43.93	53.14	72.59	75.31	88.91	85.50	11.75	9.00	9.00	0.48	1.11	C19–C20
0.00	0.00	0.00	0.59	0.78	0.00	0.89	1.75	1.05	1.82	0.15	0.11	0.11	0.01	0.01	C21
18.86	26.22	47.67	51.81	76.87	97.69	146.51	165.21	146.43	192.83	26.72	20.85	20.51	1.19	2.41	C22
0.91	1.46	4.07	6.72	10.46	21.32	26.72	39.70	57.53	45.48	4.32	3.23	3.17	0.12	0.36	C23–C24
1.60	2.48	6.47	9.89	26.67	30.55	55.67	71.81	77.40	81.86	7.56	5.70	5.67	0.24	0.67	C25
0.80	0.56	0.24	0.99	1.05	1.59	0.89	0.58	4.18	1.82	0.39	0.29	0.28	0.02	0.03	C30–C31
0.34	1.69	1.68	3.96	6.01	9.23	10.69	10.51	17.78	10.92	1.79	1.35	1.35	0.07	0.17	C32
9.14	22.05	51.26	84.25	171.00	218.28	409.26	454.18	581.55	513.01	53.20	40.10	39.93	1.73	4.87	C33–C34
0.46	0.68	0.96	1.38	1.57	2.55	4.90	2.34	3.14	0.00	0.64	0.51	0.50	0.03	0.07	C37–C38
0.80	1.69	3.11	1.58	1.83	7.00	12.47	10.51	16.74	16.37	1.86	1.57	1.54	0.07	0.16	C40–C41
0.34	0.34	0.48	0.99	1.31	1.91	2.67	0.58	6.28	3.64	0.46	0.36	0.35	0.02	0.04	C43
1.03	0.68	3.11	2.57	4.44	5.41	11.13	17.51	35.56	40.02	2.17	1.63	1.61	0.07	0.15	C44
0.00	0.00	0.00	0.59	0.26	0.32	0.45	0.00	0.00	1.82	0.08	0.05	0.06	0.00	0.01	C45
0.11	0.00	0.00	0.00	0.00	0.00	0.45	0.00	0.00	0.00	0.02	0.02	0.02	0.00	0.00	C46
0.57	0.68	2.16	1.19	3.14	1.27	2.67	2.92	7.32	5.46	0.89	0.76	0.73	0.05	0.07	C47;C49
51.44	66.51	89.17	77.06	78.95	51.87	73.06	62.46	58.57	38.24	32.62	26.12	24.47	2.02	2.65	C50
0.00	0.23	0.00	0.00	0.53	1.95	1.80	2.27	1.95	2.94	0.27	0.20	0.20	0.01	0.02	C51
0.23	0.00	0.00	0.79	0.00	1.30	0.90	1.14	0.00	0.00	0.16	0.11	0.11	0.01	0.02	C52
26.29	34.61	37.86	30.59	30.41	22.05	25.25	24.99	31.24	26.47	15.13	12.06	11.16	0.91	1.15	C53
5.03	9.28	18.43	13.90	19.20	11.02	17.14	6.81	1.95	5.88	5.34	4.39	4.26	0.36	0.50	C54
2.51	2.26	1.99	1.59	2.67	2.59	5.41	2.27	1.95	2.94	1.26	1.01	0.94	0.07	0.11	C55
7.54	11.31	18.93	20.66	19.20	15.56	32.47	13.63	11.71	8.82	7.65	6.29	6.04	0.46	0.70	C56
0.23	0.68	0.50	0.40	1.07	0.65	1.80	1.14	0.00	5.88	0.31	0.23	0.23	0.01	0.03	C57
0.00	0.00	0.00	0.00	0.00	0.00	0.00	0.00	0.00	0.00	0.09	0.10	0.07	0.01	0.01	C58
0.00	0.00	0.00	0.00	0.00	0.00	0.00	0.00	0.00	0.00	0.00	0.00	0.00	0.00	0.00	C60
0.00	0.67	1.38	5.12	17.43	41.86	84.45	117.72	155.46	290.82	9.54	7.27	7.39	0.12	0.76	C61
0.46	1.12	0.00	0.00	0.00	1.25	0.88	2.40	4.51	0.00	0.49	0.37	0.37	0.02	0.03	C62
0.00	0.00	0.00	1.18	1.03	0.00	0.88	0.00	0.00	0.00	0.13	0.10	0.11	0.01	0.02	C63
2.74	4.05	6.71	5.54	10.72	11.77	17.37	18.10	14.64	10.92	3.30	2.63	2.57	0.16	0.31	C64
0.00	0.00	0.00	0.20	0.52	0.64	0.89	3.50	3.14	0.00	0.18	0.13	0.12	0.01	0.01	C65
0.11	0.00	0.24	0.20	1.57	1.27	1.78	3.50	2.09	0.00	0.29	0.22	0.22	0.01	0.03	C66
1.37	2.25	4.07	7.12	13.07	15.27	32.95	54.88	49.16	63.67	4.86	3.61	3.55	0.15	0.39	C67
0.00	0.00	0.00	0.00	0.00	0.64	1.78	1.75	0.00	0.00	0.10	0.08	0.07	0.00	0.01	C68
0.23	0.00	0.00	0.40	0.00	0.00	0.45	1.17	1.05	0.00	0.13	0.10	0.12	0.01	0.01	C69
6.63	5.96	11.50	13.65	21.18	21.00	32.51	29.77	36.61	27.29	7.17	5.95	5.90	0.37	0.64	C70–C72
6.63	6.41	10.06	7.51	7.58	8.91	10.69	5.25	6.28	5.46	4.65	4.14	3.67	0.28	0.38	C73
0.11	0.56	0.00	0.20	0.26	0.64	0.45	0.58	1.05	0.00	0.18	0.14	0.15	0.01	0.01	C74
0.00	1.01	0.96	1.38	0.78	0.32	1.34	1.17	0.00	0.00	0.43	0.38	0.35	0.03	0.04	C75
0.11	0.34	0.24	0.20	0.26	0.32	0.00	0.58	0.00	0.00	0.15	0.12	0.11	0.01	0.01	C81
1.71	3.15	5.75	7.51	14.38	14.00	24.05	26.27	40.79	18.19	4.22	3.34	3.26	0.19	0.38	C82–C85;C96
0.00	0.00	0.00	0.20	0.00	0.00	0.00	0.00	0.00	0.00	0.01	0.01	0.01	0.00	0.00	C88
0.34	0.68	0.72	2.37	4.71	6.68	10.69	14.01	6.28	3.64	1.32	1.01	0.99	0.04	0.13	C90
0.80	0.68	1.68	1.98	3.14	3.18	6.68	7.01	5.23	1.82	1.35	1.25	1.41	0.08	0.13	C91
1.83	1.58	3.59	3.76	9.41	7.32	9.80	15.18	9.41	9.10	2.61	2.22	2.19	0.14	0.23	C92–C94
0.80	1.35	1.68	1.98	4.97	1.91	7.13	10.51	13.60	5.46	1.71	1.48	1.50	0.09	0.13	C95
2.29	4.28	6.23	9.29	14.64	18.77	26.72	37.36	54.39	49.12	5.27	4.06	4.04	0.21	0.43	O&U
133.48	199.82	362.19	463.15	795.36	1012.82	1610.31	1805.06	2095.03	1997.45	264.28	205.25	202.23	10.66	23.77	ALL
132.45	199.15	359.07	460.58	790.92	1007.41	1599.18	1787.55	2059.47	1957.43	262.11	203.62	200.62	10.59	23.62	ALLbC44

表 5-1-5 2013 年全省城市肿瘤登记地区男性癌症发病主要指标（1/10 万）

部位 Site		发病数 No. cases	构成 Freq.（%）	年龄组								
				0 -	1 - 4	5 - 9	10 - 14	15 - 19	20 - 24	25 - 29	30 - 34	35 - 39
唇	Lip	5	0.03	0.00	0.00	0.00	0.00	0.00	0.00	0.00	0.00	0.00
舌	Tongue	31	0.22	0.00	0.00	0.00	0.00	0.00	0.00	0.27	0.00	0.25
口	Mouth	42	0.29	0.00	0.00	0.00	0.00	0.00	0.00	0.00	0.00	0.00
唾液腺	Salivary glands	24	0.17	0.00	0.00	0.00	0.00	0.00	0.00	0.00	0.28	0.25
扁桃腺	Tonsil	10	0.07	0.00	0.00	0.00	0.00	0.00	0.00	0.00	0.00	0.25
其他的口咽	Other oropharynx	11	0.08	0.00	0.00	0.00	0.00	0.00	0.00	0.00	0.00	0.25
鼻咽	Nasopharynx	147	1.02	0.00	0.00	0.00	0.41	0.00	0.00	0.81	1.40	2.02
喉咽	Hypopharynx	23	0.16	0.00	0.00	0.00	0.00	0.00	0.00	0.00	0.28	0.00
咽,部位不明	Pharynx unspecified	7	0.05	0.00	0.00	0.00	0.00	0.00	0.00	0.00	0.00	0.00
食管	Oesophagus	1466	10.19	0.00	0.00	0.00	0.00	0.00	0.00	0.27	0.28	1.01
胃	Stomach	2531	17.59	0.00	0.00	0.00	0.00	0.00	0.00	1.08	1.40	5.06
小肠	Small intestine	71	0.49	0.00	0.00	0.00	0.00	0.00	0.00	0.00	0.00	0.76
结肠	Colon	585	4.07	0.00	0.00	0.00	0.00	0.00	0.41	0.27	0.56	1.77
直肠	Rectum	651	4.53	0.00	0.00	0.00	0.00	0.00	0.00	0.27	1.12	1.52
肛门	Anus	10	0.07	0.00	0.00	0.00	0.00	0.00	0.00	0.00	0.00	0.00
肝脏	Liver	1791	12.45	1.92	0.00	1.20	0.00	0.31	1.01	2.69	5.33	14.16
胆囊及其他	Gallbladder etc.	159	1.11	0.00	0.00	0.00	0.00	0.00	0.00	0.00	0.00	0.76
胰腺	Pancreas	403	2.80	0.00	0.00	0.00	0.00	0.00	0.00	0.27	0.84	0.76
鼻,鼻窦及其他	Nose,sinuses etc.	20	0.14	0.00	0.00	0.00	0.00	0.00	0.00	0.00	0.00	0.25
喉	Larynx	149	1.04	0.00	0.00	0.00	0.00	0.00	0.00	0.00	0.00	0.00
气管,支气管,肺	Traches,bronchus and lung	3540	24.61	1.92	0.00	0.00	0.00	0.00	1.01	0.54	2.52	3.79
其他的胸腔器官	Other thoracic organs	41	0.28	0.00	0.00	0.00	0.00	0.31	0.20	0.27	0.00	0.25
骨	Bone	91	0.63	0.00	0.49	0.00	0.82	1.84	0.20	0.00	0.56	0.25
皮肤的黑色素瘤	Melanoma of skin	18	0.13	0.00	0.00	0.00	0.00	0.00	0.00	0.00	0.28	0.00
其他的皮肤	Other skin	114	0.79	0.00	0.49	0.40	0.00	0.00	0.00	0.00	0.28	0.76
间皮瘤	Mesothelioma	5	0.03	0.00	0.00	0.00	0.00	0.00	0.00	0.00	0.00	0.00
卡波氏肉瘤	Kaposi sarcoma	1	0.01	0.00	0.00	0.00	0.00	0.00	0.00	0.00	0.00	0.00
周围神经,其他结缔	Connective and soft tissue	45	0.31	0.00	0.00	0.40	0.41	0.31	0.61	0.00	0.00	0.76
乳房	Breast	25	0.17	0.00	0.00	0.40	0.00	0.00	0.00	0.00	0.00	0.00
外阴	Vulva	—	—	—	—	—	—	—	—	—	—	—
阴道	Vagina	—	—	—	—	—	—	—	—	—	—	—
子宫颈	Cervix uteri	—	—	—	—	—	—	—	—	—	—	—
子宫体	Corpus uteri	—	—	—	—	—	—	—	—	—	—	—
子宫,部位不明	Uterus unspecified	—	—	—	—	—	—	—	—	—	—	—
卵巢	Ovary	—	—	—	—	—	—	—	—	—	—	—
其他的女性生殖器	Other female genital organs	—	—	—	—	—	—	—	—	—	—	—
胎盘	Placenta	—	—	—	—	—	—	—	—	—	—	—
阴茎	Penis	15	0.10	0.00	0.00	0.00	0.00	0.00	0.00	0.27	0.00	0.00
前列腺	Prostate	445	3.09	0.00	0.00	0.00	0.00	0.00	0.00	0.27	0.00	0.00
睾丸	Testis	23	0.16	0.00	0.00	0.00	0.00	0.31	0.00	1.08	0.56	0.51
其他的男性生殖器	Other male genital organs	6	0.04	0.00	0.00	0.00	0.00	0.00	0.00	0.00	0.00	0.00
肾	Kidney	184	1.28	0.00	0.00	0.00	0.00	0.00	0.00	0.54	0.84	0.76
肾盂	Renal pelvis	10	0.07	0.00	0.00	0.00	0.00	0.00	0.00	0.00	0.00	0.00
输尿管	Ureter	22	0.15	0.00	0.00	0.00	0.00	0.00	0.00	0.00	0.28	0.00
膀胱	Bladder	351	2.44	0.00	0.00	0.00	0.00	0.31	0.41	0.00	0.56	0.51
其他的泌尿器官	Other urinary organs	4	0.03	0.00	0.00	0.00	0.00	0.00	0.00	0.00	0.00	0.00
眼	Eye	6	0.04	1.92	0.49	0.00	0.00	0.00	0.00	0.00	0.00	0.00
脑,神经系统	Brain,nervous system	333	2.31	5.76	3.44	1.60	0.41	0.61	1.82	2.16	3.37	3.29
甲状腺	Thyroid	91	0.63	0.00	0.00	0.00	0.00	0.31	0.81	1.62	1.68	1.77
肾上腺	Adrenal gland	8	0.06	0.00	0.00	0.00	0.00	0.00	0.00	0.00	0.00	0.00
其他的内分泌腺	Other endocrine	21	0.15	0.00	0.00	0.00	0.41	0.31	0.20	0.00	0.56	0.25
霍奇金病	Hodgkin disease	8	0.06	0.00	0.00	0.00	0.00	0.00	0.41	0.00	0.00	0.00
非霍奇金淋巴瘤	Non-hodgkin lymphoma	218	1.52	1.92	0.49	0.00	0.00	0.61	0.61	0.54	1.12	2.28
免疫增生性疾病	Immunoproliferative disease	0	0.00	0.00	0.00	0.00	0.00	0.00	0.00	0.00	0.00	0.00
多发性骨髓瘤	Multiple myeloma	65	0.45	0.00	0.00	0.00	0.00	0.00	0.00	0.00	0.00	0.00
淋巴样白血病	Lymphoid leukaemia	74	0.51	0.00	3.44	1.60	2.04	0.61	0.20	0.81	0.00	0.25
髓样白血病	Myeloid leukaemia	148	1.03	1.92	0.49	1.20	0.41	0.92	1.22	1.08	0.84	2.53
白血病,未特指	Leukaemia unspecified	94	0.65	5.76	0.98	0.80	0.00	2.14	1.01	1.08	0.56	1.52
其他的或未指明部位	Other and unspecified	244	1.70	0.00	0.49	0.40	0.41	0.31	0.41	0.54	0.00	1.01
所有部位合计	All sites	14386	100.00	21.13	10.82	7.98	5.30	9.18	10.54	16.70	25.53	49.80
所有部位除外 C44	All sites but C44	14272	99.21	21.13	10.33	7.58	5.30	9.18	10.54	16.70	25.25	49.04

Table 5 − 1 − 5　Cancer incidence in urban registration areas of Anhui Province,male in 2013(1/10^5)

Age group										粗率 Crude rate	中国人口 标化率 ASR China	世界人口 标化率 ASR world	Cum. Rate（%）		ICD10
40−44	45−49	50−54	55−59	60−64	65−69	70−74	75−79	80−84	85+				累积率 （0−64 岁）	累积率 （0−74 岁）	
0.00	0.22	0.00	0.00	0.51	0.62	0.00	2.40	0.00	0.00	0.11	0.08	0.08	0.00	0.01	C00
0.69	0.45	3.23	0.39	2.05	1.25	3.52	1.20	6.76	9.54	0.66	0.57	0.57	0.04	0.06	C01 − C02
0.23	0.67	2.31	1.18	2.56	6.87	2.64	6.01	9.01	9.54	0.90	0.72	0.73	0.03	0.08	C03 − C06
0.69	0.90	0.46	0.79	2.05	1.25	1.76	3.60	2.25	0.00	0.51	0.41	0.38	0.03	0.04	C07 − C08
0.00	0.90	0.00	0.39	1.03	0.00	0.88	1.20	0.00	0.00	0.21	0.17	0.16	0.01	0.02	C09
0.00	0.00	0.46	0.00	0.51	1.87	0.88	1.20	6.76	0.00	0.24	0.19	0.18	0.01	0.02	C10
3.43	3.81	8.31	9.06	10.77	7.50	10.56	7.21	11.27	4.77	3.15	2.65	2.54	0.20	0.29	C11
0.23	0.45	0.46	1.18	2.05	3.12	2.64	2.40	2.25	0.00	0.49	0.40	0.39	0.02	0.05	C12 − C13
0.00	0.00	0.92	0.00	0.00	0.62	0.88	1.20	4.51	0.00	0.15	0.13	0.12	0.00	0.01	C14
3.20	8.95	27.22	59.07	121.53	179.32	253.35	240.25	270.36	309.89	31.41	24.69	25.16	1.11	3.27	C15
11.43	26.64	58.14	93.73	192.81	281.16	399.37	452.87	504.68	419.55	54.23	42.69	42.70	1.95	5.35	C16
0.69	0.90	4.61	5.12	3.59	5.00	6.16	10.81	11.27	9.54	1.52	1.23	1.20	0.08	0.13	C17
5.71	6.49	16.61	26.78	36.92	48.11	89.73	100.91	101.39	166.87	12.54	9.85	9.89	0.48	1.17	C18
6.17	9.18	12.92	29.54	55.38	69.98	94.13	90.09	103.64	100.12	13.95	10.97	11.05	0.58	1.40	C19 − C20
0.00	0.00	0.00	0.79	1.03	0.00	1.76	2.40	0.00	4.77	0.21	0.17	0.17	0.01	0.02	C21
33.37	43.42	77.06	83.10	116.40	137.45	194.41	206.62	173.48	290.82	38.38	30.91	30.50	1.89	3.55	C22
0.46	1.34	3.69	5.51	10.26	18.12	21.11	30.03	45.06	38.14	3.41	2.67	2.65	0.11	0.31	C23 − C24
2.06	2.69	7.38	11.81	34.87	33.11	72.13	80.48	92.37	85.82	8.64	6.80	6.77	0.30	0.83	C25
0.69	0.45	0.46	1.18	1.54	1.87	1.76	0.00	2.25	4.77	0.43	0.34	0.34	0.02	0.04	C30 − C31
0.69	3.13	3.23	7.88	11.28	16.87	19.35	16.82	36.05	19.07	3.19	2.48	2.49	0.13	0.31	C32
12.34	27.76	65.98	116.97	250.24	322.39	636.01	705.14	903.46	834.33	75.85	59.23	59.07	2.41	7.20	C33 − C34
0.69	0.67	1.38	1.58	2.56	3.12	7.04	3.60	6.76	0.00	0.88	0.72	0.70	0.04	0.09	C37 − C38
0.69	2.01	4.15	1.58	1.03	8.12	12.32	16.82	15.77	14.30	1.95	1.68	1.63	0.07	0.17	C40 − C41
0.23	0.00	0.00	0.79	1.03	3.12	1.76	1.20	9.01	0.00	0.39	0.30	0.29	0.01	0.04	C43
0.91	0.67	2.77	3.54	5.13	6.25	14.07	19.22	47.31	61.98	2.44	1.91	1.94	0.07	0.18	C44
0.00	0.00	0.00	0.79	0.00	0.62	0.88	0.00	0.00	4.77	0.11	0.08	0.09	0.00	0.01	C45
0.00	0.00	0.00	0.00	0.00	0.00	0.88	0.00	0.00	0.00	0.02	0.02	0.02	0.00	0.00	C46
0.69	0.67	3.23	1.58	2.56	1.25	1.76	2.40	11.27	14.30	0.96	0.83	0.83	0.06	0.07	C47;C49
0.46	0.45	0.46	1.97	2.05	1.87	2.64	1.20	6.76	0.00	0.54	0.42	0.43	0.03	0.05	C50
—	—	—	—	—	—	—	—	—	—	—	—	—	—	—	C51
—	—	—	—	—	—	—	—	—	—	—	—	—	—	—	C52
—	—	—	—	—	—	—	—	—	—	—	—	—	—	—	C53
—	—	—	—	—	—	—	—	—	—	—	—	—	—	—	C54
—	—	—	—	—	—	—	—	—	—	—	—	—	—	—	C55
—	—	—	—	—	—	—	—	—	—	—	—	—	—	—	C56
—	—	—	—	—	—	—	—	—	—	—	—	—	—	—	C57
—	—	—	—	—	—	—	—	—	—	—	—	—	—	—	C58
0.00	0.22	0.46	0.39	1.54	1.25	0.88	4.81	0.00	4.77	0.32	0.26	0.26	0.01	0.03	C60
0.00	0.67	1.38	5.12	17.43	41.86	84.45	117.72	155.46	290.82	9.54	7.27	7.39	0.12	0.76	C61
0.46	1.12	0.00	0.00	0.00	1.25	0.88	2.40	4.51	0.00	0.49	0.45	0.37	0.02	0.03	C62
0.00	0.00	0.00	1.18	1.03	0.00	0.88	2.40	4.51	0.00	0.13	0.10	0.11	0.01	0.02	C63
3.88	5.15	10.15	7.09	11.28	15.62	16.71	20.42	24.78	9.54	3.94	3.21	3.10	0.20	0.36	C64
0.00	0.00	0.00	0.39	0.51	1.25	0.88	4.81	2.25	0.00	0.21	0.16	0.15	0.01	0.02	C65
0.23	0.00	0.46	0.39	2.56	2.50	2.64	4.81	4.51	0.00	0.47	0.38	0.37	0.02	0.05	C66
2.74	3.58	6.46	12.21	17.95	22.49	53.66	94.90	72.10	133.49	7.52	5.81	5.76	0.22	0.60	C67
0.00	0.00	0.00	0.00	0.00	0.00	1.76	2.40	0.00	0.00	0.09	0.07	0.06	0.00	0.01	C68
0.23	0.00	0.00	0.39	0.00	0.00	0.88	0.00	2.25	0.00	0.13	0.11	0.15	0.01	0.01	C69
5.94	6.27	7.84	11.03	21.02	20.62	33.43	33.64	60.83	38.14	7.14	5.95	5.96	0.35	0.62	C70 − C72
2.51	2.24	3.69	5.12	3.08	5.00	6.16	4.81	0.00	0.00	1.95	1.70	1.55	0.11	0.17	C73
0.23	0.45	0.00	0.00	0.51	1.25	0.88	0.00	2.25	0.00	0.17	0.13	0.13	0.01	0.02	C74
0.00	0.90	1.38	0.79	1.54	0.00	2.64	0.00	0.00	0.00	0.45	0.43	0.40	0.03	0.04	C75
0.23	0.22	0.46	0.39	0.51	0.00	0.00	1.20	0.00	0.00	0.17	0.13	0.13	0.01	0.01	C81
1.83	2.46	6.46	8.66	15.90	13.75	30.79	27.63	56.33	23.84	4.67	3.79	3.71	0.21	0.43	C82 − C85;C96
0.00	0.00	0.00	0.00	0.00	0.00	0.00	0.00	0.00	0.00	0.00	0.00	0.00	0.00	0.00	C88
0.69	0.22	0.46	3.54	3.59	8.12	11.44	16.82	6.76	4.77	1.39	1.07	1.06	0.04	0.14	C90
1.14	0.90	0.92	1.97	4.10	3.12	7.04	12.01	6.76	4.77	1.59	1.48	1.65	0.09	0.14	C91
2.29	1.79	5.08	4.73	10.26	8.12	12.32	19.22	18.02	19.07	3.17	2.71	2.68	0.17	0.27	C92 − C94
0.46	1.12	1.85	2.36	6.67	3.75	6.16	13.21	15.77	9.54	2.01	1.76	1.84	0.11	0.16	C95
2.51	3.36	6.00	10.24	13.33	19.99	28.15	42.04	58.58	76.28	5.23	4.12	4.14	0.19	0.44	O&U
111.06	173.47	358.52	542.30	1004.56	1330.81	2156.97	2430.15	2874.85	3017.88	308.26	244.38	244.05	11.64	29.08	ALL
110.15	172.80	355.76	538.76	999.43	1324.56	2142.89	2410.93	2827.53	2955.90	305.82	242.46	242.11	11.56	28.90	ALLbC44

表 5 - 1 - 6　2013 年全省城市肿瘤登记地区女性癌症发病主要指标（1/10 万）

部位 Site		发病数 No. cases	构成 Freq. (%)	年龄组								
				0 -	1 - 4	5 - 9	10 - 14	15 - 19	20 - 24	25 - 29	30 - 34	35 - 39
唇	Lip	9	0.09	0.00	0.00	0.00	0.00	0.00	0.22	0.00	0.00	0.00
舌	Tongue	20	0.21	0.00	0.00	0.00	0.00	0.00	0.00	0.00	0.29	0.00
口	Mouth	21	0.22	0.00	0.00	0.00	0.00	0.00	0.22	0.00	0.00	0.00
唾液腺	Salivary glands	13	0.13	0.00	0.00	0.00	0.00	0.00	0.22	0.00	0.00	0.26
扁桃腺	Tonsil	3	0.03	0.00	0.00	0.00	0.00	0.00	0.00	0.00	0.00	0.00
其他的口咽	Other oropharynx	1	0.01	0.00	0.00	0.00	0.00	0.00	0.00	0.00	0.00	0.00
鼻咽	Nasopharynx	69	0.71	0.00	0.00	0.00	0.00	0.00	0.22	0.28	1.14	1.29
喉咽	Hypopharynx	1	0.01	0.00	0.00	0.00	0.00	0.00	0.00	0.00	0.00	0.00
咽,部位不明	Pharynx unspecified	2	0.02	0.00	0.00	0.00	0.00	0.00	0.00	0.00	0.00	0.00
食管	Oesophagus	463	4.76	0.00	0.00	0.00	0.00	0.00	0.22	0.00	0.00	0.26
胃	Stomach	1027	10.57	0.00	0.00	0.00	0.00	0.34	0.22	2.76	3.14	4.13
小肠	Small intestine	57	0.59	0.00	0.00	0.00	0.00	0.00	0.00	0.00	0.29	0.00
结肠	Colon	479	4.93	0.00	0.00	0.00	0.00	0.34	0.43	0.55	0.86	3.10
直肠	Rectum	421	4.33	0.00	0.00	0.00	0.00	0.00	0.22	0.00	2.28	2.06
肛门	Anus	4	0.04	0.00	0.00	0.00	0.00	0.00	0.00	0.00	0.00	0.00
肝脏	Liver	646	6.65	0.00	0.00	0.00	0.00	0.47	0.34	0.65	0.83	1.71	2.58
胆囊及其他	Gallbladder etc.	235	2.42	0.00	0.00	0.00	0.00	0.00	0.00	0.00	0.57	0.52
胰腺	Pancreas	287	2.95	0.00	0.00	0.00	0.00	0.00	0.22	0.00	0.29	0.77
鼻,鼻窦及其他	Nose,sinuses etc.	16	0.16	0.00	0.00	0.00	0.00	0.00	0.00	0.00	0.29	0.00
喉	Larynx	14	0.14	0.00	0.00	0.00	0.00	0.00	0.00	0.00	0.29	0.00
气管,支气管,肺	Traches,bronchus and lung	1313	13.51	0.00	0.00	0.00	0.46	0.00	0.43	0.83	2.28	4.13
其他的胸腔器官	Other thoracic organs	17	0.17	0.00	0.00	0.00	0.00	0.00	0.00	0.00	0.29	0.00
骨	Bone	79	0.81	0.00	0.00	0.60	0.46	0.94	0.69	0.65	0.55	0.57	0.26
皮肤的黑色素瘤	Melanoma of skin	24	0.25	0.00	0.00	0.00	0.00	0.00	0.00	0.00	0.29	0.26
其他的皮肤	Other skin	84	0.86	0.00	0.00	0.00	0.00	0.00	0.34	0.00	0.28	0.00	1.03
间皮瘤	Mesothelioma	2	0.02	0.00	0.00	0.00	0.00	0.00	0.00	0.00	0.00	0.00
卡波氏肉瘤	Kaposi sarcoma	1	0.01	0.00	0.00	0.00	0.00	0.00	0.00	0.00	0.00	0.00
周围神经,其他结缔	Connective and soft tissue	36	0.37	0.00	0.00	0.00	0.47	0.34	0.22	0.00	0.86	0.77
乳房	Breast	1453	14.95	0.00	0.00	0.00	0.00	0.00	1.08	3.87	15.39	20.89
外阴	Vulva	12	0.12	0.00	0.00	0.00	0.00	0.00	0.00	0.28	0.00	0.00
阴道	Vagina	7	0.07	0.00	0.00	0.00	0.00	0.00	0.00	0.00	0.00	0.00
子宫颈	Cervix uteri	674	6.93	0.00	0.00	0.00	0.00	0.00	0.34	0.65	2.76	5.70	13.67
子宫体	Corpus uteri	238	2.45	0.00	0.00	0.00	0.00	0.00	0.00	1.11	1.43	3.35
子宫,部位不明	Uterus unspecified	56	0.58	0.00	0.00	0.00	0.00	0.00	0.00	1.11	0.29	0.77
卵巢	Ovary	341	3.51	0.00	0.00	0.00	0.46	0.47	1.03	1.72	3.87	2.00	4.39
其他的女性生殖器	Other female genital organs	14	0.14	0.00	0.00	0.00	0.00	0.00	0.00	0.00	0.00	0.00
胎盘	Placenta	4	0.04	0.00	0.00	0.00	0.00	0.00	0.00	0.28	0.29	0.52
阴茎	Penis											
前列腺	Prostate											
睾丸	Testis											
其他的男性生殖器	Other male genital organs											
肾	Kidney	117	1.20	0.00	0.60	0.00	0.00	0.00	0.22	0.83	0.86	0.26
肾盂	Renal pelvis	6	0.06	0.00	0.00	0.00	0.00	0.00	0.00	0.00	0.00	0.00
输尿管	Ureter	4	0.04	0.00	0.00	0.00	0.00	0.00	0.00	0.00	0.00	0.00
膀胱	Bladder	92	0.95	0.00	0.00	0.00	0.00	0.00	0.00	0.00	0.57	0.26
其他的泌尿器官	Other urinary organs	5	0.05	0.00	0.00	0.00	0.00	0.00	0.00	0.00	0.00	0.00
眼	Eye	6	0.06	0.00	0.00	0.00	0.00	0.00	0.22	0.00	0.00	0.26
脑,神经系统	Brain,nervous system	321	3.30	0.00	0.60	1.84	2.36	0.69	0.65	1.38	2.28	4.64
甲状腺	Thyroid	333	3.43	0.00	0.00	0.00	0.47	1.03	1.94	7.46	9.41	8.51
肾上腺	Adrenal gland	8	0.08	0.00	0.60	0.00	0.00	0.34	0.00	0.00	0.00	0.26
其他的内分泌腺	Other endocrine	18	0.19	0.00	0.00	0.00	0.00	0.00	0.22	0.28	0.57	0.00
霍奇金病	Hodgkin disease	6	0.06	0.00	0.00	0.00	0.00	0.00	0.43	0.00	0.00	0.26
非霍奇金淋巴瘤	Non-hodgkin lymphoma	167	1.72	0.00	0.00	0.00	0.94	0.00	0.65	0.28	1.14	0.26
免疫增生性疾病	Immunoproliferative disease	1	0.01	0.00	0.00	0.00	0.00	0.00	0.00	0.00	0.00	0.00
多发性骨髓瘤	Multiple myeloma	55	0.57	0.00	0.00	0.00	0.00	0.00	0.00	0.00	0.29	0.00
淋巴样白血病	Lymphoid leukaemia	49	0.50	0.00	2.38	0.92	0.47	1.03	0.43	0.55	0.00	0.26
髓样白血病	Myeloid leukaemia	90	0.93	0.00	0.60	0.46	0.47	1.03	0.22	1.38	0.86	1.55
白血病,未特指	Leukaemia unspecified	62	0.64	2.34	0.00	0.46	1.41	0.00	0.43	0.55	0.86	0.52
其他的或未指明部位	Other and unspecified	237	2.44	0.00	1.79	0.46	0.00	0.34	0.65	0.55	1.71	1.03
所有部位合计	All sites	9720	100.00	2.34	7.15	5.53	8.48	8.22	13.56	32.60	58.73	83.06
所有部位除外 C44	All sites but C44	9636	99.14	2.34	7.15	5.53	8.48	7.88	13.56	32.32	58.73	82.03

Table 5 - 1 - 6　Cancer incidence in urban registration areas of Anhui Province,female in 2013(1/10^5)

Age group										粗率 Crude rate	中国人口 标化率 ASR China	世界人口 标化率 ASR world	Cum. Rate（%）		ICD10
40－44	45－49	50－54	55－59	60－64	65－69	70－74	75－79	80－84	85＋				累积率 （0－64 岁）	累积率 （0－74 岁）	
0.00	0.00	0.00	0.00	0.00	0.65	0.90	2.27	1.95	8.82	0.20	0.12	0.13	0.00	0.01	C00
0.46	0.45	1.00	0.00	0.53	2.59	3.61	2.27	3.90	0.00	0.45	0.36	0.34	0.01	0.04	C01－C02
0.23	0.23	0.50	0.00	1.07	1.95	3.61	5.68	5.86	0.00	0.47	0.35	0.33	0.01	0.04	C03－C06
0.46	0.23	0.00	0.79	0.53	0.00	1.80	3.41	0.00	0.00	0.29	0.21	0.20	0.01	0.02	C07－C08
0.00	0.00	1.00	0.40	0.00	0.00	0.00	0.00	0.00	0.00	0.07	0.07	0.07	0.01	0.01	C09
0.00	0.00	0.00	0.00	0.00	0.00	0.00	0.00	0.00	2.94	0.02	0.01	0.01	0.00	0.00	C10
0.46	1.81	3.99	3.58	5.87	3.24	3.61	10.22	1.95	2.94	1.55	1.28	1.19	0.09	0.13	C11
0.00	0.00	0.00	0.00	0.53	0.00	0.00	0.00	0.00	0.00	0.02	0.02	0.02	0.00	0.00	C12－C13
0.00	0.00	0.00	0.00	0.53	0.00	0.00	0.00	0.00	2.94	0.04	0.03	0.04	0.00	0.00	C14
0.91	1.58	6.97	11.52	17.60	40.20	91.09	98.81	146.42	144.14	10.39	7.26	7.17	0.20	0.85	C15
9.60	14.03	23.41	29.00	64.55	105.05	130.78	180.58	197.18	223.56	23.05	16.96	16.71	0.76	1.93	C16
0.69	0.00	2.99	3.97	2.67	7.13	3.61	11.36	9.76	5.88	1.28	0.97	0.95	0.05	0.11	C17
2.74	6.56	22.42	18.27	30.94	44.09	70.35	69.28	82.00	58.83	10.75	8.25	8.12	0.43	1.00	C18
3.43	6.79	11.96	17.88	32.01	35.66	50.51	61.33	76.14	76.48	9.45	7.03	6.94	0.38	0.81	C19－C20
0.00	0.00	0.00	0.00	0.00	0.00	0.00	1.14	1.95	0.00	0.06	0.06	0.06	0.00	0.01	C21
4.34	8.82	15.94	20.26	35.74	56.41	97.41	126.06	122.99	132.37	14.50	10.68	10.45	0.46	1.23	C22
1.37	1.58	4.48	7.94	10.67	24.64	32.47	48.84	68.33	50.01	5.28	3.77	3.68	0.14	0.42	C23－C24
1.14	2.26	5.48	7.94	18.14	27.88	38.78	63.60	64.43	79.42	6.44	4.59	4.57	0.18	0.51	C25
0.91	0.68	0.00	0.79	0.53	1.30	0.00	1.14	5.86	0.00	0.36	0.24	0.23	0.01	0.02	C30－C31
0.00	0.23	0.00	0.00	0.53	1.30	1.80	4.54	1.95	5.88	0.31	0.23	0.21	0.01	0.02	C32
5.94	16.29	35.37	51.24	88.55	110.23	176.78	216.92	302.60	314.75	29.47	21.40	21.32	1.03	2.46	C33－C34
0.23	0.68	0.50	1.19	0.53	1.95	2.71	1.14	0.00	0.00	0.38	0.30	0.29	0.02	0.04	C37－C38
0.91	1.36	1.99	1.59	2.67	5.84	12.63	4.54	17.57	17.65	1.77	1.45	1.45	0.07	0.16	C40－C41
0.46	0.68	1.00	1.19	1.60	0.65	3.61	0.00	3.90	5.88	0.54	0.41	0.40	0.03	0.05	C43
1.14	0.68	3.49	1.59	3.73	4.54	8.12	15.90	25.38	26.47	1.89	1.38	1.33	0.06	0.12	C44
0.00	0.00	0.00	0.40	0.53	0.00	0.00	0.00	0.00	0.00	0.04	0.03	0.04	0.00	0.01	C45
0.23	0.00	0.00	0.00	0.00	0.00	0.00	0.00	0.00	0.00	0.02	0.01	0.01	0.00	0.00	C46
0.46	0.68	1.00	0.79	3.73	1.30	3.61	3.41	3.90	0.00	0.81	0.71	0.65	0.05	0.07	C47;C49
51.44	66.51	89.17	77.06	78.95	51.87	73.06	62.46	58.57	38.24	32.62	26.12	24.47	2.02	2.65	C50
0.00	0.23	0.00	0.00	0.53	1.95	1.80	2.27	1.95	2.94	0.27	0.20	0.20	0.01	0.02	C51
0.23	0.00	0.00	0.79	0.00	1.30	0.90	1.14	0.00	0.00	0.16	0.11	0.11	0.01	0.02	C52
26.29	34.61	37.86	30.59	30.41	22.05	25.25	24.99	31.24	26.47	15.13	12.06	11.16	0.91	1.15	C53
5.03	9.28	18.43	13.90	19.20	11.02	17.14	6.81	1.95	5.88	5.34	4.39	4.26	0.36	0.50	C54
2.51	2.26	1.99	1.59	2.67	2.59	5.41	2.27	1.95	2.94	1.26	1.01	0.94	0.07	0.11	C55
7.54	11.31	18.93	20.66	19.20	15.56	32.47	13.63	11.71	8.82	7.65	6.29	6.04	0.46	0.70	C56
0.23	0.68	0.50	0.40	1.07	0.65	1.80	1.14	0.00	5.88	0.31	0.23	0.23	0.01	0.03	C57
0.00	0.00	0.00	0.00	0.00	0.00	0.00	0.00	0.00	0.00	0.09	0.10	0.07	0.01	0.01	C58
—	—	—	—	—	—	—	—	—	—	—	—	—	—	—	C60
—	—	—	—	—	—	—	—	—	—	—	—	—	—	—	C61
—	—	—	—	—	—	—	—	—	—	—	—	—	—	—	C62
—	—	—	—	—	—	—	—	—	—	—	—	—	—	—	C63
1.60	2.94	2.99	3.97	10.14	7.78	18.04	15.90	5.86	11.77	2.63	2.05	2.04	0.12	0.25	C64
0.00	0.00	0.00	0.00	0.53	0.00	0.90	2.27	3.90	0.00	0.13	0.09	0.08	0.00	0.01	C65
0.00	0.00	0.00	0.00	0.53	0.00	0.90	2.27	0.00	0.00	0.09	0.07	0.06	0.00	0.01	C66
0.00	0.90	1.49	1.99	8.00	7.78	11.72	17.04	29.28	20.59	2.07	1.49	1.47	0.07	0.16	C67
0.00	0.00	0.00	0.00	0.00	1.30	1.80	1.14	0.00	0.00	0.11	0.09	0.09	0.00	0.02	C68
0.23	0.00	0.00	0.40	0.00	0.00	0.00	2.27	0.00	0.00	0.13	0.10	0.09	0.01	0.01	C69
7.32	5.66	15.44	16.29	21.34	21.40	31.57	26.12	15.62	20.59	7.21	6.00	5.86	0.40	0.67	C70－C72
10.74	10.63	16.94	9.93	12.27	12.97	15.33	5.68	11.71	8.82	7.48	6.63	5.83	0.45	0.59	C73
0.00	0.68	0.00	0.40	0.00	0.00	0.00	1.14	0.00	0.00	0.18	0.15	0.17	0.01	0.01	C74
0.00	1.13	0.50	1.99	0.00	0.65	0.00	2.27	0.00	0.00	0.40	0.33	0.29	0.02	0.03	C75
0.00	0.45	0.00	0.00	0.00	0.65	0.00	0.00	0.00	0.00	0.13	0.10	0.10	0.01	0.01	C81
1.60	3.85	4.98	6.36	12.80	14.27	17.14	24.99	27.33	14.71	3.75	2.90	2.82	0.16	0.32	C82－C85;C96
0.00	0.00	0.00	0.40	0.00	0.00	0.00	0.00	0.00	0.00	0.02	0.01	0.02	0.00	0.00	C88
0.00	1.13	1.00	1.19	5.87	5.19	9.92	11.36	5.86	2.94	1.23	0.94	0.93	0.05	0.12	C90
0.46	0.45	2.49	1.99	2.13	3.24	6.31	2.27	3.90	0.00	1.10	1.02	1.16	0.07	0.11	C91
1.37	1.36	1.99	2.78	8.54	6.48	7.22	11.36	1.95	2.94	2.02	1.74	1.70	0.11	0.18	C92－C94
1.14	1.58	1.49	1.59	3.20	0.00	8.12	7.95	11.71	2.94	1.39	1.20	1.14	0.07	0.11	C95
2.06	5.20	6.48	8.34	16.00	17.51	25.25	32.94	50.76	32.36	5.32	4.04	4.02	0.22	0.44	O&U
155.91	226.45	366.14	383.32	577.74	682.80	1049.83	1214.08	1419.31	1367.85	218.20	167.65	162.25	9.63	18.29	ALL
154.77	225.77	362.65	381.73	574.00	678.26	1041.71	1198.18	1393.93	1341.37	216.31	166.27	160.92	9.57	18.17	ALLbC44

表 5-1-7　2013 年全省农村肿瘤登记地区男女合计癌症发病主要指标（1/10 万）

部位 Site		发病数 No. cases	构成 Freq. (%)	年龄组								
				0 -	1 - 4	5 - 9	10 - 14	15 - 19	20 - 24	25 - 29	30 - 34	35 - 39
唇	Lip	21	0.09	0.00	0.00	0.00	0.00	0.00	0.00	0.15	0.00	0.00
舌	Tongue	28	0.12	0.00	0.27	0.00	0.00	0.00	0.00	0.15	0.15	0.14
口	Mouth	53	0.23	0.00	0.00	0.00	0.00	0.00	0.00	0.00	0.30	0.00
唾液腺	Salivary glands	36	0.15	0.00	0.00	0.00	0.00	0.00	0.00	0.15	0.00	0.00
扁桃腺	Tonsil	3	0.01	0.00	0.00	0.00	0.00	0.00	0.00	0.00	0.00	0.00
其他的口咽	Other oropharynx	10	0.04	0.00	0.00	0.00	0.00	0.00	0.00	0.00	0.00	0.00
鼻咽	Nasopharynx	172	0.74	0.00	0.00	0.00	0.00	0.16	0.14	0.15	1.05	1.40
喉咽	Hypopharynx	15	0.06	0.00	0.00	0.00	0.00	0.00	0.00	0.00	0.00	0.00
咽,部位不明	Pharynx unspecified	14	0.06	0.00	0.00	0.00	0.00	0.00	0.00	0.00	0.00	0.00
食管	Oesophagus	3307	14.18	0.00	0.00	0.00	0.17	0.00	0.14	0.45	0.45	1.54
胃	Stomach	5194	22.28	0.00	0.00	0.00	0.67	0.31	0.57	1.93	3.14	4.61
小肠	Small intestine	82	0.35	0.00	0.00	0.00	0.00	0.00	0.00	0.00	0.00	0.28
结肠	Colon	632	2.71	0.00	0.00	0.19	0.00	0.16	0.43	0.74	1.34	1.82
直肠	Rectum	938	4.02	0.00	0.00	0.00	0.00	0.16	0.43	0.74	1.79	2.94
肛门	Anus	9	0.04	0.00	0.00	0.00	0.00	0.00	0.00	0.00	0.00	0.00
肝脏	Liver	2435	10.44	0.00	0.27	0.19	0.00	0.00	0.72	1.34	3.88	8.81
胆囊及其他	Gallbladder etc.	276	1.18	0.00	0.00	0.00	0.00	0.00	0.00	0.15	0.30	0.70
胰腺	Pancreas	476	2.04	0.00	0.00	0.00	0.00	0.00	0.14	0.45	0.30	1.12
鼻,鼻窦及其他	Nose,sinuses etc.	24	0.10	0.00	0.27	0.00	0.00	0.16	0.00	0.00	0.15	0.28
喉	Larynx	124	0.53	0.00	0.00	0.00	0.00	0.00	0.00	0.00	0.00	0.00
气管,支气管,肺	Traches,bronchus and lung	4177	17.92	0.00	0.00	0.00	0.00	0.00	0.43	1.04	2.39	5.87
其他的胸腔器官	Other thoracic organs	57	0.24	0.00	0.27	0.00	0.00	0.00	0.14	0.15	0.15	0.14
骨	Bone	226	0.97	0.00	0.00	0.19	0.50	1.41	0.57	0.45	0.75	1.40
皮肤的黑色素瘤	Melanoma of skin	38	0.16	0.00	0.00	0.19	0.00	0.16	0.00	0.00	0.00	0.00
其他的皮肤	Other skin	153	0.66	0.00	0.00	0.19	0.00	0.00	0.00	0.15	0.15	0.70
间皮瘤	Mesothelioma	3	0.01	0.00	0.00	0.00	0.00	0.00	0.00	0.00	0.00	0.00
卡波氏肉瘤	Kaposi sarcoma	2	0.01	0.00	0.00	0.00	0.00	0.00	0.00	0.00	0.00	0.00
周围神经,其他结缔	Connective and soft tissue	61	0.26	0.00	0.27	0.00	0.17	0.31	0.43	0.15	0.30	0.28
乳房	Breast	893	3.95	0.00	0.00	0.00	0.00	0.00	1.46	3.99	6.44	19.35
外阴	Vulva	17	0.07	0.00	0.00	0.00	0.00	0.00	0.00	0.31	0.00	0.00
阴道	Vagina	7	0.03	0.00	0.00	0.00	0.00	0.00	0.00	0.00	0.00	0.00
子宫颈	Cervix uteri	534	2.29	2.14	0.00	0.00	0.00	0.00	1.46	1.84	5.22	12.80
子宫体	Corpus uteri	159	0.68	0.00	0.00	0.00	0.00	0.00	0.58	0.61	0.31	1.42
子宫,部位不明	Uterus unspecified	114	0.49	0.00	0.00	0.00	0.00	0.00	0.29	0.61	0.61	2.28
卵巢	Ovary	208	0.89	0.00	0.00	0.00	0.00	1.00	2.33	2.46	1.23	2.85
其他的女性生殖器	Other female genital organs	9	0.04	0.00	0.00	0.00	0.00	0.00	0.00	0.00	0.00	0.00
胎盘	Placenta	2	0.01	0.00	0.00	0.00	0.00	0.00	0.29	0.00	0.00	0.28
阴茎	Penis	0	0.14	0.00	0.00	0.00	0.00	0.00	0.00	0.00	0.00	0.27
前列腺	Prostate	210	0.90	0.00	0.00	0.00	0.00	0.00	0.00	0.29	0.00	0.27
睾丸	Testis	9	0.04	1.87	0.00	0.00	0.00	0.00	0.00	0.29	0.00	0.00
其他的男性生殖器	Other male genital organs	2	0.01	0.00	0.00	0.00	0.00	0.00	0.00	0.00	0.00	0.00
肾	Kidney	175	0.75	1.00	0.81	0.00	0.00	0.16	0.14	0.15	0.60	0.42
肾盂	Renal pelvis	4	0.02	0.00	0.00	0.00	0.00	0.00	0.00	0.00	0.00	0.00
输尿管	Ureter	11	0.05	0.00	0.00	0.00	0.00	0.00	0.00	0.00	0.00	0.14
膀胱	Bladder	241	1.03	0.00	0.00	0.00	0.00	0.00	0.00	0.15	0.15	0.70
其他的泌尿器官	Other urinary organs	4	0.02	0.00	0.00	0.00	0.00	0.00	0.00	0.00	0.00	0.00
眼	Eye	5	0.02	1.00	0.27	0.00	0.00	0.00	0.00	0.15	0.00	0.00
脑,神经系统	Brain,nervous system	576	2.47	0.00	1.07	1.86	1.01	1.57	1.58	2.08	2.84	2.80
甲状腺	Thyroid	198	0.85	0.00	0.00	0.00	0.00	0.00	1.15	1.63	1.79	3.08
肾上腺	Adrenal gland	12	0.05	0.00	0.00	0.00	0.00	0.00	0.14	0.00	0.00	0.00
其他的内分泌腺	Other endocrine	34	0.15	0.00	0.00	0.00	0.17	0.16	0.00	0.30	0.30	0.56
霍奇金病	Hodgkin disease	12	0.05	0.00	0.00	0.00	0.17	0.00	0.00	0.15	0.00	0.28
非霍奇金淋巴瘤	Non-hodgkin lymphoma	347	1.49	0.00	0.27	0.19	0.50	0.78	0.29	1.63	1.05	1.54
免疫增生性疾病	Immunoproliferative disease	1	0.00	0.00	0.00	0.00	0.00	0.00	0.00	0.00	0.00	0.00
多发性骨髓瘤	Multiple myeloma	54	0.23	0.00	0.00	0.00	0.00	0.00	0.00	0.00	0.00	0.00
淋巴样白血病	Lymphoid leukaemia	70	0.30	0.00	2.15	0.56	0.84	0.47	0.14	0.15	0.15	0.28
髓样白血病	Myeloid leukaemia	123	0.53	0.00	1.07	0.74	0.34	0.78	0.43	0.74	0.75	0.84
白血病,未特指	Leukaemia unspecified	291	1.25	2.99	1.88	2.60	1.68	1.41	2.01	2.08	2.69	0.98
其他的或未指明部位	Other and unspecified	364	1.56	1.00	0.81	0.37	0.67	0.31	0.86	0.59	1.49	0.56
所有部位合计	All sites	23314	100.00	7.98	9.67	7.24	6.90	8.93	14.19	22.71	35.69	63.88
所有部位除外 C44	All sites but C44	23161	99.34	7.98	9.67	7.06	6.90	8.93	14.19	22.57	35.54	63.18

Table 5 – 1 – 7　Cancer incidence in rural registration areas of Anhui Province, both sexes in 2013(1/10^5)

Age group										粗率 Crude rate	中国人口标化率 ASR China	世界人口标化率 ASR world	Cum. Rate（%）		ICD10
40 – 44	45 – 49	50 – 54	55 – 59	60 – 64	65 – 69	70 – 74	75 – 79	80 – 84	85 +				累积率（0 – 64 岁）	累积率（0 – 74 岁）	
0.43	0.16	0.23	0.99	1.16	0.36	1.50	1.39	1.18	0.00	0.25	0.21	0.21	0.02	0.02	C00
0.00	0.32	0.69	0.99	1.16	1.45	3.01	0.69	0.00	0.00	0.34	0.30	0.31	0.02	0.04	C01 – C02
0.43	0.63	1.39	1.24	2.02	2.18	2.51	6.24	4.71	4.30	0.64	0.52	0.50	0.03	0.05	C03 – C06
0.57	0.47	0.92	1.99	0.87	1.09	1.00	2.77	2.35	4.30	0.44	0.35	0.35	0.02	0.04	C07 – C08
0.00	0.00	0.00	0.50	0.29	0.00	0.00	0.00	0.00	0.00	0.04	0.03	0.03	0.00	0.00	C09
0.14	0.00	0.00	0.50	0.29	0.36	0.50	2.08	0.00	2.15	0.12	0.09	0.09	0.00	0.01	C10
3.14	3.00	4.62	5.72	7.23	4.36	6.52	9.02	2.35	6.45	2.08	1.78	1.70	0.13	0.19	C11
0.29	0.00	0.69	0.25	0.29	1.45	1.50	0.69	0.00	0.00	0.18	0.15	0.15	0.01	0.02	C12 – C13
0.00	0.00	0.00	0.50	0.58	1.09	2.01	1.39	1.18	0.00	0.17	0.14	0.14	0.01	0.02	C14
5.27	18.33	19.41	85.03	158.67	220.01	327.96	324.55	319.95	344.12	40.01	31.58	32.04	1.45	4.19	C15
15.39	39.98	46.69	133.52	244.21	340.55	471.38	500.00	461.10	389.29	62.84	50.22	50.42	2.46	6.51	C16
0.71	1.42	2.54	1.99	3.76	3.63	4.51	7.63	2.35	4.30	0.99	0.82	0.81	0.05	0.09	C17
5.70	9.96	11.09	19.14	26.59	30.13	40.12	38.83	44.70	49.47	7.65	6.27	6.21	0.39	0.74	C18
9.69	10.90	11.56	24.37	39.31	47.56	69.20	71.43	83.52	68.82	11.35	9.19	9.04	0.51	1.09	C19 – C20
0.00	0.16	0.23	0.25	0.00	0.36	0.50	0.00	2.35	4.30	0.11	0.08	0.09	0.00	0.01	C21
26.93	37.61	42.99	72.35	100.87	110.37	143.42	158.11	188.20	212.93	29.46	23.97	23.69	1.48	2.75	C22
1.00	1.90	2.77	6.96	10.69	12.34	19.56	33.98	42.35	30.11	3.34	2.61	2.55	0.12	0.28	C23 – C24
1.00	4.42	6.01	11.44	17.63	28.32	42.63	51.32	49.40	32.26	5.76	4.63	4.54	0.21	0.57	C25
0.57	0.00	0.00	0.99	0.87	0.36	1.00	1.39	3.53	0.00	0.29	0.24	0.24	0.02	0.02	C30 – C31
0.57	0.95	1.39	3.23	6.94	7.26	10.03	11.76	15.06	0.57	1.50	1.19	1.22	0.07	0.15	C32
15.68	27.50	39.99	97.96	177.74	241.44	356.55	459.78	470.51	438.76	50.53	39.89	39.75	1.84	4.83	C33 – C34
0.57	1.58	1.39	1.24	2.31	2.18	3.01	2.08	4.71	0.00	0.69	0.58	0.58	0.04	0.07	C37 – C38
1.57	2.53	2.77	6.71	7.51	7.99	10.53	22.19	17.64	19.36	2.73	2.29	2.21	0.13	0.28	C40 – C41
0.00	0.47	0.46	0.75	2.60	2.54	3.01	2.77	2.35	0.00	0.46	0.38	0.39	0.02	0.05	C43
1.28	0.79	0.92	3.23	5.20	5.45	9.03	15.95	18.82	51.62	1.85	1.41	1.44	0.06	0.14	C44
0.00	0.32	0.00	0.00	0.00	0.00	0.50	0.00	0.00	0.00	0.04	0.03	0.03	0.00	0.00	C45
0.00	0.00	0.00	0.00	0.00	0.00	1.00	0.00	0.00	0.00	0.02	0.02	0.02	0.00	0.01	C46
0.86	0.95	1.62	1.49	0.87	0.73	3.51	4.85	3.53	4.30	0.74	0.64	0.61	0.04	0.06	C47;C49
40.99	58.84	47.54	56.23	66.49	49.02	35.91	29.33	25.08	13.59	22.32	19.02	17.93	1.51	1.93	C50
0.58	1.28	0.00	0.51	1.20	0.00	1.03	4.00	2.09	6.79	0.42	0.32	0.31	0.02	0.02	C51
0.00	0.32	0.00	2.53	0.00	0.00	1.03	0.00	0.00	0.00	0.17	0.14	0.14	0.01	0.02	C52
26.27	32.30	27.57	28.87	40.73	30.16	22.57	21.33	8.36	10.19	13.35	11.43	10.74	0.89	1.15	C53
5.20	9.59	12.84	19.25	5.39	8.30	5.13	10.66	6.27	0.00	3.97	3.33	3.20	0.28	0.34	C54
5.48	8.95	6.18	6.08	7.79	3.02	5.13	4.00	6.27	3.40	2.85	2.41	2.26	0.19	0.23	C55
5.77	14.71	7.61	11.65	13.18	12.82	16.42	12.00	6.27	10.19	5.20	4.45	4.24	0.31	0.46	C56
0.29	0.64	0.48	1.01	1.20	0.75	0.00	0.00	0.00	0.00	0.22	0.19	0.19	0.02	0.02	C57
0.00	0.00	0.00	0.00	0.00	0.00	0.00	0.00	0.00	0.00	0.05	0.05	0.04	0.00	0.00	C58
0.00	0.00	0.00	0.00	0.00	0.00	0.00	0.00	0.00	0.00	0.00	0.00	0.00	0.00	0.00	C60
0.28	0.00	2.25	8.79	7.26	18.20	42.18	72.27	78.02	134.85	4.92	4.00	3.99	0.10	0.40	C61
0.28	0.62	0.45	0.00	0.00	0.98	0.00	5.38	0.00	0.00	0.21	0.19	0.19	0.01	0.02	C62
0.00	0.00	0.00	0.49	0.56	0.00	0.00	0.00	0.00	0.00	0.04	0.04	0.04	0.01	0.01	C63
1.28	2.69	3.70	3.73	5.49	10.17	10.53	9.02	20.00	12.90	2.12	1.75	1.76	0.10	0.20	C64
0.00	0.00	0.00	0.00	0.87	0.00	0.50	0.00	0.00	0.00	0.05	0.04	0.04	0.00	0.01	C65
0.00	0.00	0.00	0.00	0.87	0.73	0.00	2.08	2.35	0.00	0.13	0.10	0.10	0.01	0.01	C66
1.28	1.90	1.85	5.72	6.94	14.89	13.04	33.98	34.11	27.96	2.92	2.28	2.21	0.09	0.23	C67
0.00	0.16	0.00	0.00	0.00	0.36	0.00	0.69	1.18	0.00	0.05	0.04	0.03	0.00	0.00	C68
0.00	0.00	0.00	0.00	0.29	0.00	0.50	0.00	0.00	0.00	0.06	0.06	0.08	0.00	0.00	C69
6.56	10.43	12.02	16.41	18.79	23.96	27.08	22.19	25.88	27.96	6.97	6.04	5.93	0.39	0.65	C70 – C72
2.57	4.58	6.47	4.48	4.62	4.72	3.01	6.93	5.88	4.30	2.40	2.17	1.95	0.15	0.19	C73
0.14	0.00	0.23	0.99	0.58	0.00	0.50	0.69	1.18	0.00	0.15	0.12	0.12	0.01	0.01	C74
1.00	0.32	0.23	1.24	1.45	0.36	1.00	0.69	0.00	0.00	0.41	0.37	0.34	0.03	0.04	C75
0.14	0.00	0.23	0.00	0.58	0.73	0.00	1.39	0.00	0.00	0.15	0.14	0.12	0.01	0.01	C81
3.14	3.48	5.08	11.19	14.16	13.80	23.07	19.42	21.17	34.41	4.20	3.51	3.48	0.22	0.40	C82 – C85;C96
0.00	0.00	0.00	0.00	0.29	0.00	0.00	0.00	0.00	0.00	0.01	0.01	0.01	0.00	0.00	C88
0.57	1.11	1.39	2.98	2.31	1.82	2.01	3.47	3.53	0.00	0.65	0.53	0.53	0.04	0.06	C90
0.29	0.95	0.69	1.24	2.31	3.27	4.51	1.39	1.18	2.15	0.85	0.78	0.90	0.05	0.09	C91
2.28	2.37	2.54	2.73	2.31	2.90	3.01	4.85	5.88	4.30	1.49	1.33	1.32	0.09	0.12	C92 – C94
3.99	4.11	3.24	5.47	7.23	6.17	10.53	16.64	16.47	8.60	3.52	3.19	3.18	0.20	0.28	C95
2.71	3.79	3.70	6.96	13.87	18.15	26.58	32.59	36.46	25.81	4.40	3.63	3.59	0.18	0.41	O&U
160.32	264.39	293.99	614.87	975.12	1236.58	1731.58	1961.86	1985.56	1918.49	282.05	228.65	226.85	12.39	27.23	ALL
159.04	263.59	293.07	611.64	969.92	1231.14	1722.56	1945.91	1966.73	1866.87	280.20	227.23	225.40	12.32	27.09	ALLbC44

表 5-1-8　2013 年全省农村肿瘤登记地区男性癌症发病主要指标（1/10 万）

部位 Site		发病数 No. cases	构成 Freq.（%）	年龄组								
				0 -	1 - 4	5 - 9	10 - 14	15 - 19	20 - 24	25 - 29	30 - 34	35 - 39
唇	Lip	11	0.07	0.00	0.00	0.00	0.00	0.00	0.00	0.00	0.00	0.00
舌	Tongue	16	0.11	0.00	0.00	0.00	0.00	0.00	0.00	0.00	0.00	0.00
口	Mouth	29	0.20	0.00	0.00	0.00	0.00	0.00	0.00	0.00	0.58	0.00
唾液腺	Salivary glands	22	0.15	0.00	0.00	0.00	0.00	0.00	0.00	0.00	0.00	0.00
扁桃腺	Tonsil	1	0.01	0.00	0.00	0.00	0.00	0.00	0.00	0.00	0.00	0.00
其他的口咽	Other oropharynx	8	0.05	0.00	0.00	0.00	0.00	0.00	0.00	0.00	0.00	0.00
鼻咽	Nasopharynx	116	0.78	0.00	0.00	0.00	0.00	0.00	0.30	0.00	1.16	2.20
喉咽	Hypopharynx	15	0.10	0.00	0.00	0.00	0.00	0.00	0.00	0.00	0.00	0.00
咽,部位不明	Pharynx unspecified	12	0.08	0.00	0.00	0.00	0.00	0.00	0.00	0.00	0.00	0.00
食管	Oesophagus	2425	16.40	0.00	0.00	0.00	0.00	0.00	0.00	0.58	0.29	2.75
胃	Stomach	3818	25.82	0.00	0.00	0.00	0.63	0.59	1.13	2.01	3.78	6.32
小肠	Small intestine	52	0.35	0.00	0.00	0.00	0.00	0.00	0.00	0.00	0.00	0.55
结肠	Colon	366	2.48	0.00	0.00	0.00	0.34	0.00	0.30	0.85	0.86	1.45	1.65
直肠	Rectum	587	3.97	0.00	0.00	0.00	0.00	0.00	0.30	0.56	0.86	2.04	3.57
肛门	Anus	7	0.05	0.00	0.00	0.00	0.00	0.00	0.00	0.00	0.00	0.00
肝脏	Liver	1788	12.09	0.00	0.00	0.00	0.00	0.00	1.41	2.59	6.98	14.29
胆囊及其他	Gallbladder etc.	116	0.78	0.00	0.00	0.00	0.00	0.00	0.00	0.00	0.29	0.82
胰腺	Pancreas	292	1.97	0.00	0.00	0.00	0.00	0.00	0.00	0.00	0.29	1.37
鼻,鼻窦及其他	Nose,sinuses etc.	14	0.09	0.00	0.00	0.00	0.00	0.00	0.30	0.00	0.00	0.27
喉	Larynx	108	0.73	0.00	0.00	0.00	0.00	0.00	0.00	0.00	0.00	0.00
气管,支气管,肺	Traches,bronchus and lung	2967	20.06	0.00	0.00	0.00	0.00	0.00	0.85	1.15	2.62	6.32
其他的胸腔器官	Other thoracic organs	34	0.23	0.00	0.00	0.00	0.00	0.00	0.28	0.00	0.29	0.27
骨	Bone	140	0.95	0.00	0.00	0.00	0.31	2.37	0.56	0.86	0.87	1.92
皮肤的黑色素瘤	Melanoma of skin	27	0.18	0.00	0.00	0.00	0.34	0.00	0.30	0.00	0.00	0.00
其他的皮肤	Other skin	80	0.54	0.00	0.00	0.00	0.00	0.00	0.00	0.29	0.29	0.82
间皮瘤	Mesothelioma	2	0.01	0.00	0.00	0.00	0.00	0.00	0.00	0.00	0.00	0.00
卡波氏肉瘤	Kaposi sarcoma	2	0.01	0.00	0.00	0.00	0.00	0.00	0.00	0.00	0.00	0.00
周围神经,其他结缔	Connective and soft tissue	35	0.24	0.00	0.49	0.00	0.31	0.00	0.56	0.00	0.29	0.55
乳房	Breast	29	0.20	0.00	0.00	0.00	0.00	0.00	0.28	0.00	0.29	0.00
外阴	Vulva	—	—	—	—	—	—	—	—	—	—	—
阴道	Vagina	—	—	—	—	—	—	—	—	—	—	—
子宫颈	Cervix uteri	—	—	—	—	—	—	—	—	—	—	—
子宫体	Corpus uteri	—	—	—	—	—	—	—	—	—	—	—
子宫,部位不明	Uterus unspecified	—	—	—	—	—	—	—	—	—	—	—
卵巢	Ovary	—	—	—	—	—	—	—	—	—	—	—
其他的女性生殖器	Other female genital organs	—	—	—	—	—	—	—	—	—	—	—
胎盘	Placenta	—	—	—	—	—	—	—	—	—	—	—
阴茎	Penis	33	0.22	0.00	0.00	0.00	0.00	0.00	0.00	0.00	0.00	0.55
前列腺	Prostate	210	1.42	0.00	0.00	0.00	0.00	0.00	0.00	0.29	0.00	0.27
睾丸	Testis	9	0.06	1.87	0.00	0.00	0.00	0.00	0.00	0.29	0.00	0.00
其他的男性生殖器	Other male genital organs	2	0.01	0.00	0.00	0.00	0.00	0.00	0.00	0.00	0.00	0.00
肾	Kidney	117	0.79	1.87	0.98	0.00	0.00	0.00	0.28	0.29	0.87	0.82
肾盂	Renal pelvis	4	0.03	0.00	0.00	0.00	0.00	0.00	0.00	0.00	0.00	0.00
输尿管	Ureter	6	0.04	0.00	0.00	0.00	0.00	0.00	0.00	0.00	0.00	0.27
膀胱	Bladder	198	1.34	0.00	0.00	0.00	0.00	0.00	0.00	0.29	0.29	0.55
其他的泌尿器官	Other urinary organs	3	0.02	0.00	0.00	0.00	0.00	0.00	0.00	0.00	0.00	0.00
眼	Eye	3	0.02	1.87	0.49	0.00	0.00	0.00	0.00	0.00	0.00	0.00
脑,神经系统	Brain,nervous system	294	1.99	0.00	1.47	2.41	0.94	1.18	1.69	2.30	2.62	3.30
甲状腺	Thyroid	51	0.34	0.00	0.00	0.00	0.00	0.00	0.00	1.15	1.16	1.65
肾上腺	Adrenal gland	8	0.05	0.00	0.00	0.00	0.00	0.00	0.28	0.00	0.00	0.00
其他的内分泌腺	Other endocrine	20	0.14	0.00	0.00	0.00	0.31	0.30	0.00	0.29	0.00	0.27
霍奇金病	Hodgkin disease	9	0.06	0.00	0.00	0.00	0.31	0.00	0.00	0.00	0.29	0.55
非霍奇金淋巴瘤	Non-hodgkin lymphoma	221	1.49	0.00	0.49	0.34	0.63	0.89	0.28	2.01	0.87	1.65
免疫增生性疾病	Immunoproliferative disease	1	0.01	0.00	0.00	0.00	0.00	0.00	0.00	0.00	0.00	0.00
多发性骨髓瘤	Multiple myeloma	24	0.16	0.00	0.00	0.00	0.00	0.00	0.00	0.00	0.00	0.00
淋巴样白血病	Lymphoid leukaemia	40	0.27	0.00	3.43	0.34	0.94	0.59	0.28	0.29	0.29	0.27
髓样白血病	Myeloid leukaemia	64	0.43	0.00	1.96	1.37	0.63	1.18	0.56	0.58	0.87	1.37
白血病,未特指	Leukaemia unspecified	151	1.02	0.00	1.47	1.72	1.57	2.07	1.97	2.30	2.91	1.37
其他的或未指明部位	Other and unspecified	200	1.35	0.00	0.49	0.69	0.94	0.30	1.13	0.86	1.75	0.55
所有部位合计	All sites	14787	100.00	5.61	11.26	7.56	7.53	10.95	12.96	19.84	33.74	57.16
所有部位除外 C44	All sites but C44	14707	99.46	5.61	11.26	7.56	7.53	10.95	12.96	19.55	33.45	56.33

Table 5 - 1 - 8　Cancer incidence in rural registration areas of Anhui Province, male in 2013(1/10⁵)

40-44	45-49	50-54	55-59	60-64	65-69	70-74	75-79	80-84	85+	粗率 Crude rate	中国人口标化率 ASR China	世界人口标化率 ASR world	累积率 (0-64岁)	累积率 (0-74岁)	ICD10
0.28	0.31	0.00	1.95	1.68	0.00	0.98	1.45	0.00	0.00	0.26	0.21	0.21	0.02	0.03	C00
0.00	0.00	1.35	1.46	1.12	1.40	4.90	1.45	0.00	0.00	0.38	0.32	0.33	0.02	0.05	C01-C02
0.56	0.31	1.80	0.98	1.68	2.80	2.94	5.78	8.07	5.86	0.68	0.59	0.55	0.03	0.06	C03-C06
0.84	0.62	0.00	2.93	1.12	2.10	0.98	4.34	2.69	5.86	0.52	0.42	0.42	0.03	0.04	C07-C08
0.00	0.00	0.00	0.49	0.00	0.00	0.00	0.00	0.00	0.00	0.02	0.02	0.02	0.00	0.00	C09
0.28	0.00	0.00	0.98	0.56	0.70	0.98	2.89	0.00	0.00	0.19	0.15	0.15	0.01	0.02	C10
3.94	4.37	5.85	7.32	11.17	4.90	8.83	11.56	2.69	11.73	2.72	2.36	2.27	0.18	0.25	C11
0.56	0.00	1.35	0.49	0.56	2.80	2.94	1.45	0.00	0.00	0.35	0.30	0.30	0.01	0.04	C12-C13
0.00	0.00	0.00	0.49	1.12	2.10	3.92	1.45	2.69	0.00	0.28	0.23	0.23	0.01	0.04	C14
7.88	28.43	30.59	135.26	238.46	312.27	479.62	471.23	457.38	527.67	56.85	46.70	47.48	2.22	6.18	C15
19.70	54.68	66.58	201.19	354.07	501.31	706.19	770.44	704.91	568.71	89.51	73.97	74.20	3.55	9.59	C16
1.13	1.56	4.05	1.95	3.91	4.20	4.90	11.56	5.38	0.00	1.22	1.04	1.00	0.07	0.11	C17
6.75	10.00	13.94	23.44	30.16	32.91	41.19	49.15	59.19	76.22	8.58	7.24	7.21	0.45	0.82	C18
10.69	11.87	13.50	29.79	44.12	62.31	93.18	104.07	110.31	105.53	13.76	11.51	11.32	0.59	1.36	C19-C20
0.00	0.31	0.45	0.49	0.00	0.70	0.98	0.00	2.69	5.86	0.16	0.14	0.14	0.01	0.01	C21
46.72	58.74	64.78	102.55	145.20	155.43	204.01	219.71	271.74	275.56	41.92	35.42	34.75	2.22	4.01	C22
1.41	2.50	1.80	7.32	8.94	7.70	16.67	27.46	29.60	35.18	2.72	2.25	2.20	0.12	0.24	C23-C24
1.13	5.00	6.75	16.11	19.55	33.61	55.91	65.05	64.57	52.77	6.85	5.68	5.59	0.25	0.70	C25
0.56	0.00	0.00	0.98	1.12	0.70	0.98	2.89	5.38	0.00	0.33	0.27	0.26	0.02	0.02	C30-C31
0.28	1.87	2.25	6.35	11.73	13.30	16.67	18.79	18.83	35.18	2.53	2.08	2.16	0.11	0.26	C32
17.17	31.56	51.73	130.87	254.66	366.18	516.89	689.50	742.57	727.02	69.56	57.20	57.19	2.48	6.90	C33-C34
1.13	1.87	0.45	1.46	2.79	3.50	4.90	1.45	0.00	0.00	0.80	0.68	0.66	0.04	0.08	C37-C38
1.41	2.50	3.60	8.79	9.49	11.20	15.69	21.68	24.21	23.45	3.28	2.85	2.77	0.16	0.30	C40-C41
0.00	0.31	0.90	0.49	3.35	4.20	3.92	4.34	5.38	0.00	0.63	0.54	0.55	0.03	0.07	C43
0.84	0.31	0.45	5.86	4.47	7.00	10.79	15.90	29.60	41.04	1.88	1.54	1.53	0.07	0.16	C44
0.00	0.31	0.00	0.00	0.00	0.00	0.98	0.00	0.00	0.00	0.05	0.04	0.04	0.00	0.01	C45
0.00	0.00	0.00	0.00	0.00	0.00	1.96	0.00	0.00	0.00	0.05	0.04	0.04	0.00	0.01	C46
1.69	1.25	0.90	1.95	0.56	1.40	3.92	5.78	2.69	0.00	0.82	0.72	0.68	0.04	0.07	C47;C49
1.13	1.25	2.25	1.46	2.23	0.00	2.94	0.00	2.69	17.59	0.68	0.59	0.60	0.04	0.06	C50
—	—	—	—	—	—	—	—	—	—	—	—	—	—	—	C51
—	—	—	—	—	—	—	—	—	—	—	—	—	—	—	C52
—	—	—	—	—	—	—	—	—	—	—	—	—	—	—	C53
—	—	—	—	—	—	—	—	—	—	—	—	—	—	—	C54
—	—	—	—	—	—	—	—	—	—	—	—	—	—	—	C55
—	—	—	—	—	—	—	—	—	—	—	—	—	—	—	C56
—	—	—	—	—	—	—	—	—	—	—	—	—	—	—	C57
—	—	—	—	—	—	—	—	—	—	—	—	—	—	—	C58
0.00	1.25	0.00	1.95	3.35	2.80	6.87	1.45	8.07	11.73	0.77	0.65	0.65	0.04	0.08	C60
0.28	0.00	2.25	8.79	7.26	18.20	42.18	72.27	78.02	134.85	4.92	4.00	3.99	0.10	0.40	C61
0.28	0.62	0.45	0.00	0.00	0.00	0.98	0.00	5.38	0.00	0.21	0.19	0.19	0.01	0.02	C62
0.00	0.00	0.00	0.49	0.56	0.00	0.00	0.00	0.00	0.00	0.05	0.04	0.04	0.01	0.01	C63
1.41	4.37	4.05	4.88	9.49	11.90	11.77	14.45	24.21	17.59	2.74	2.35	2.36	0.14	0.26	C64
0.00	0.00	0.00	0.00	1.68	0.00	0.98	0.00	0.00	0.00	0.09	0.08	0.09	0.01	0.01	C65
0.00	0.00	0.00	0.00	1.12	0.00	0.00	2.89	2.69	0.00	0.14	0.12	0.10	0.01	0.01	C66
1.97	3.12	3.15	7.32	11.73	26.61	21.58	60.71	56.50	64.49	4.64	3.81	3.74	0.14	0.38	C67
0.00	0.00	0.00	0.00	0.00	0.70	0.00	1.45	2.69	0.00	0.07	0.06	0.05	0.00	0.00	C68
0.00	0.00	0.00	0.00	0.56	0.00	0.00	0.00	0.00	0.00	0.07	0.06	0.11	0.01	0.01	C69
6.47	10.31	11.70	14.16	19.55	25.21	29.42	26.02	24.21	17.59	6.89	6.11	6.00	0.39	0.66	C70-C72
0.84	1.87	2.70	3.42	0.56	3.50	1.96	2.89	10.76	5.86	1.20	1.10	0.97	0.07	0.09	C73
0.28	0.00	0.45	1.46	0.56	0.00	0.00	0.00	2.69	0.00	0.19	0.15	0.16	0.02	0.02	C74
1.13	0.62	0.45	1.46	1.68	0.70	0.98	1.45	0.00	0.00	0.47	0.42	0.40	0.03	0.04	C75
0.00	0.00	0.45	0.00	1.12	0.70	0.00	1.45	0.00	0.00	0.21	0.21	0.18	0.01	0.02	C81
4.22	5.00	5.85	13.67	18.43	18.20	29.42	21.68	32.29	52.77	5.18	4.45	4.46	0.27	0.51	C82-C85;C96
0.00	0.00	0.00	0.00	0.56	0.00	0.00	0.00	0.00	0.00	0.02	0.02	0.02	0.00	0.00	C88
0.84	0.62	1.35	2.93	2.23	0.70	0.98	2.89	5.38	0.00	0.56	0.46	0.46	0.04	0.05	C90
0.56	0.31	0.45	1.46	1.68	3.50	7.85	0.00	0.00	0.00	0.94	0.88	1.04	0.05	0.11	C91
1.41	1.25	2.25	1.46	2.79	4.90	1.96	4.34	5.38	11.73	1.50	1.40	1.47	0.09	0.12	C92-C94
3.94	3.12	2.25	5.86	6.70	6.30	15.69	15.90	21.52	23.45	3.54	3.25	3.16	0.18	0.29	C95
2.25	3.44	3.15	4.88	16.75	21.00	29.42	40.47	45.74	41.04	4.69	4.01	3.95	0.19	0.44	O&U
151.98	255.89	316.23	767.63	1262.13	1679.67	2410.84	2779.66	2881.51	2896.34	346.66	288.90	288.48	14.57	35.02	ALL
151.13	255.58	315.78	761.77	1257.66	1672.66	2400.05	2763.76	2851.92	2855.30	344.79	287.36	286.95	14.50	34.87	ALLbC44

表 5-1-9　2013年全省农村肿瘤登记地区女性癌症发病主要指标(1/10万)

部位	Site	发病数 No. cases	构成 Freq.（%）	年龄组 0-	1-4	5-9	10-14	15-19	20-24	25-29	30-34	35-39
唇	Lip	10	0.12	0.00	0.00	0.00	0.00	0.00	0.00	0.31	0.00	0.00
舌	Tongue	12	0.14	0.00	0.59	0.00	0.00	0.00	0.00	0.31	0.31	0.28
口	Mouth	24	0.28	0.00	0.00	0.00	0.00	0.00	0.00	0.00	0.00	0.00
唾液腺	Salivary glands	14	0.16	0.00	0.00	0.00	0.00	0.00	0.00	0.31	0.00	0.00
扁桃腺	Tonsil	2	0.02	0.00	0.00	0.00	0.00	0.00	0.00	0.00	0.00	0.00
其他的口咽	Other oropharynx	2	0.02	0.00	0.00	0.00	0.00	0.00	0.00	0.00	0.00	0.00
鼻咽	Nasopharynx	56	0.66	0.00	0.00	0.00	0.00	0.00	0.29	0.31	0.92	0.57
喉咽	Hypopharynx	0	0.00	0.00	0.00	0.00	0.00	0.00	0.00	0.00	0.00	0.00
咽,部位不明	Pharynx unspecified	2	0.02	0.00	0.00	0.00	0.00	0.00	0.00	0.00	0.00	0.00
食管	Oesophagus	882	10.34	0.00	0.00	0.00	0.36	0.00	0.29	0.31	0.61	0.28
胃	Stomach	1376	16.14	0.00	0.00	0.00	0.73	0.00	0.00	1.84	2.46	2.85
小肠	Small intestine	30	0.35	0.00	0.00	0.00	0.00	0.00	0.00	0.00	0.00	0.00
结肠	Colon	266	3.12	0.00	0.00	0.00	0.00	0.00	0.00	0.61	1.23	1.99
直肠	Rectum	351	4.12	0.00	0.00	0.00	0.00	0.00	0.29	0.61	1.53	2.28
肛门	Anus	2	0.02	0.00	0.00	0.00	0.00	0.00	0.00	0.00	0.00	0.00
肝脏	Liver	647	7.59	0.00	0.59	0.40	0.00	0.00	0.00	0.00	0.61	3.13
胆囊及其他	Gallbladder etc.	160	1.88	0.00	0.00	0.00	0.00	0.00	0.00	0.31	0.31	0.57
胰腺	Pancreas	184	2.16	0.00	0.00	0.00	0.00	0.00	0.29	0.92	0.31	0.85
鼻,鼻窦及其他	Nose,sinuses etc.	10	0.12	0.00	0.59	0.00	0.00	0.00	0.00	0.31	0.00	0.28
喉	Larynx	16	0.19	0.00	0.00	0.00	0.00	0.00	0.00	0.00	0.00	0.28
气管,支气管,肺	Traches,bronchus and lung	1210	14.19	0.00	0.00	0.00	0.00	0.00	0.00	0.92	2.15	5.41
其他的胸腔器官	Other thoracic organs	23	0.27	0.00	0.59	0.00	0.00	0.00	0.00	0.31	0.00	0.00
骨	Bone	86	1.01	0.00	0.00	0.40	0.73	0.33	0.58	0.00	0.61	0.85
皮肤的黑色素瘤	Melanoma of skin	11	0.13	0.00	0.00	0.00	0.00	0.00	0.00	0.00	0.00	0.00
其他的皮肤	Other skin	73	0.86	0.00	0.00	0.40	0.00	0.00	0.00	0.00	0.00	0.57
间皮瘤	Mesothelioma	1	0.01	0.00	0.00	0.00	0.00	0.00	0.00	0.00	0.00	0.00
卡波氏肉瘤	Kaposi sarcoma	0	0.00	0.00	0.00	0.00	0.00	0.00	0.00	0.00	0.00	0.00
周围神经,其他结缔	Connective and soft tissue	26	0.30	0.00	0.00	0.00	0.00	0.67	0.29	0.31	0.31	0.00
乳房	Breast	893	10.47	0.00	0.00	0.00	0.00	0.00	1.46	3.99	6.44	19.35
外阴	Vulva	17	0.20	0.00	0.00	0.00	0.00	0.00	0.00	0.31	0.00	0.00
阴道	Vagina	7	0.08	0.00	0.00	0.00	0.00	0.00	0.00	0.00	0.00	0.00
子宫颈	Cervix uteri	534	6.26	2.14	0.00	0.00	0.00	0.00	1.46	1.84	5.22	12.80
子宫体	Corpus uteri	159	1.86	0.00	0.00	0.00	0.00	0.00	0.58	0.61	0.31	1.42
子宫,部位不明	Uterus unspecified	114	1.34	0.00	0.00	0.00	0.00	0.00	0.29	0.61	0.61	2.28
卵巢	Ovary	208	2.44	0.00	0.00	0.00	0.00	1.00	2.33	2.46	1.23	2.85
其他的女性生殖器	Other female genital organs	9	0.11	0.00	0.00	0.00	0.00	0.00	0.00	0.00	0.00	0.00
胎盘	Placenta	2	0.02	0.00	0.00	0.00	0.00	0.00	0.29	0.00	0.00	0.28
阴茎	Penis	—	—	—	—	—	—	—	—	—	—	—
前列腺	Prostate	—	—	—	—	—	—	—	—	—	—	—
睾丸	Testis	—	—	—	—	—	—	—	—	—	—	—
其他的男性生殖器	Other male genital organs	—	—	—	—	—	—	—	—	—	—	—
肾	Kidney	58	0.68	0.00	0.59	0.00	0.00	0.33	0.00	0.00	0.31	0.00
肾盂	Renal pelvis	0	0.00	0.00	0.00	0.00	0.00	0.00	0.00	0.00	0.00	0.00
输尿管	Ureter	5	0.06	0.00	0.00	0.00	0.00	0.00	0.00	0.00	0.00	0.00
膀胱	Bladder	43	0.50	0.00	0.00	0.00	0.00	0.00	0.00	0.00	0.00	0.85
其他的泌尿器官	Other urinary organs	1	0.01	0.00	0.00	0.00	0.00	0.00	0.00	0.00	0.00	0.00
眼	Eye	2	0.02	0.00	0.00	0.00	0.00	0.00	0.00	0.00	0.31	0.00
脑,神经系统	Brain,nervous system	282	3.31	0.00	0.59	1.21	1.09	2.00	1.46	1.84	3.07	2.28
甲状腺	Thyroid	147	1.72	0.00	0.00	0.00	0.00	0.00	2.33	2.15	2.46	4.55
肾上腺	Adrenal gland	4	0.05	0.00	0.00	0.00	0.00	0.00	0.00	0.00	0.00	0.00
其他的内分泌腺	Other endocrine	14	0.16	0.00	0.00	0.00	0.00	0.00	0.00	0.31	0.61	0.85
霍奇金病	Hodgkin disease	3	0.04	0.00	0.00	0.00	0.00	0.00	0.00	0.00	0.00	0.00
非霍奇金淋巴瘤	Non-hodgkin lymphoma	126	1.48	0.00	0.00	0.00	0.36	0.67	0.29	1.23	1.23	1.42
免疫增生性疾病	Immunoproliferative disease	0	0.00	0.00	0.00	0.00	0.00	0.00	0.00	0.00	0.00	0.00
多发性骨髓瘤	Multiple myeloma	30	0.35	0.00	0.00	0.00	0.00	0.00	0.00	0.00	0.00	0.00
淋巴样白血病	Lymphoid leukaemia	30	0.35	0.00	0.59	0.81	0.73	0.33	0.00	0.00	0.00	0.28
髓样白血病	Myeloid leukaemia	59	0.69	0.00	0.00	0.00	0.00	0.33	0.29	0.92	0.61	0.28
白血病,未特指	Leukaemia unspecified	140	1.64	6.42	2.38	3.64	1.82	0.67	2.04	1.84	2.46	0.57
其他的或未指明部位	Other and unspecified	164	1.92	2.14	1.19	0.00	0.36	0.33	0.58	0.31	1.23	0.57
所有部位合计	All sites	8527	100.00	10.69	7.73	6.87	6.17	6.65	15.47	25.78	37.75	70.85
所有部位除外 C44	All sites but C44	8454	99.14	10.69	7.73	6.47	6.17	6.65	15.47	25.78	37.75	70.28

Table 5 – 1 – 9　Cancer incidence in rural registration areas of Anhui Province, female in 2013 (1/10⁵)

40 – 44	45 – 49	50 – 54	55 – 59	60 – 64	65 – 69	70 – 74	75 – 79	80 – 84	85＋	粗率 Crude rate	中国人口标化率 ASR China	世界人口标化率 ASR world	累积率 (0 – 64 岁)	累积率 (0 – 74 岁)	ICD10
0.58	0.00	0.48	0.00	0.60	0.75	2.05	1.33	2.09	0.00	0.25	0.20	0.19	0.01	0.02	C00
0.00	0.64	0.00	0.51	1.20	1.51	1.03	0.00	0.00	0.00	0.30	0.28	0.29	0.02	0.03	C01 – C02
0.29	0.96	0.95	1.52	2.40	1.51	2.05	6.66	2.09	3.40	0.60	0.46	0.46	0.03	0.05	C03 – C06
0.29	0.32	1.90	1.01	0.60	0.00	1.03	1.33	2.09	3.40	0.35	0.29	0.28	0.02	0.03	C07 – C08
0.00	0.00	0.00	0.51	0.60	0.00	0.00	1.33	0.00	0.00	0.05	0.04	0.04	0.01	0.01	C09
0.00	0.00	0.00	0.00	0.00	0.00	0.00	1.33	0.00	3.40	0.05	0.03	0.03	0.00	0.00	C10
2.31	1.60	3.33	4.05	3.00	3.77	4.10	6.66	2.09	3.40	1.40	1.18	1.11	0.08	0.12	C11
0.00	0.00	0.00	0.00	0.00	0.00	0.00	0.00	0.00	0.00	0.00	0.00	0.00	0.00	0.00	C12 – C13
0.00	0.00	0.00	0.51	0.00	0.00	0.00	1.33	0.00	0.00	0.05	0.04	0.03	0.00	0.00	C14
2.60	7.99	7.61	32.93	73.08	120.65	169.31	189.29	213.18	237.78	22.05	16.39	16.54	0.63	2.08	C15
10.97	24.94	25.67	63.32	126.39	167.41	225.74	250.60	271.71	285.34	34.40	26.31	26.39	1.30	3.26	C16
0.29	1.28	0.95	2.03	3.59	3.02	4.10	4.00	0.00	6.79	0.75	0.59	0.61	0.04	0.08	C17
4.62	9.91	8.08	14.69	22.76	27.15	38.99	29.33	33.44	33.97	6.65	5.33	5.24	0.32	0.65	C18
8.66	9.91	9.51	18.74	34.14	31.67	44.12	41.32	62.70	47.56	8.77	6.90	6.80	0.43	0.81	C19 – C20
0.00	0.00	0.00	0.00	0.00	0.00	0.00	0.00	2.09	3.40	0.05	0.02	0.03	0.00	0.00	C21
6.64	15.99	19.97	41.03	53.31	61.84	80.04	101.31	123.31	176.64	16.17	12.30	12.42	0.71	1.42	C22
0.58	1.28	3.80	6.59	12.58	17.34	22.57	39.99	52.25	27.17	4.00	2.98	2.91	0.13	0.33	C23 – C24
0.87	3.84	5.23	6.59	15.57	22.62	28.73	38.66	37.62	20.38	4.60	3.60	3.53	0.17	0.43	C25
0.58	0.00	0.00	1.01	0.60	0.00	1.03	0.00	2.09	0.00	0.25	0.21	0.22	0.02	0.02	C30 – C31
0.87	0.00	0.48	0.00	1.80	0.75	3.08	0.00	6.27	3.40	0.40	0.30	0.30	0.02	0.04	C32
14.15	23.34	27.57	63.83	95.24	107.08	188.80	247.94	259.16	271.75	30.25	22.90	22.64	1.16	2.64	C33 – C34
0.00	1.28	2.38	1.01	1.80	0.75	1.03	2.67	6.27	0.00	0.57	0.48	0.49	0.04	0.05	C37 – C38
1.73	2.56	1.90	4.56	5.39	4.52	5.13	22.66	12.54	16.98	2.15	1.71	1.63	0.10	0.15	C40 – C41
0.00	0.64	0.00	1.01	1.80	0.75	2.05	1.33	0.00	0.00	0.27	0.22	0.23	0.02	0.03	C43
1.73	1.28	1.43	0.51	5.99	3.77	7.18	16.00	10.45	57.75	1.82	1.28	1.34	0.06	0.11	C44
0.00	0.32	0.00	0.00	0.00	0.00	0.00	0.00	0.00	0.00	0.02	0.02	0.02	0.00	0.00	C45
0.00	0.00	0.00	0.00	0.00	0.00	0.00	0.00	0.00	0.00	0.00	0.00	0.00	0.00	0.00	C46
0.00	0.64	2.38	1.01	1.20	0.00	3.08	4.00	4.18	6.79	0.65	0.54	0.53	0.03	0.05	C47;C49
40.99	58.84	47.54	56.23	66.49	49.02	35.91	29.33	25.08	13.59	22.32	19.02	17.93	1.51	1.93	C50
0.58	1.28	0.00	0.51	1.20	0.00	1.03	4.00	2.09	6.79	0.42	0.32	0.31	0.02	0.02	C51
0.00	0.32	0.00	2.53	0.00	0.00	1.03	0.00	0.00	0.00	0.17	0.14	0.14	0.01	0.02	C52
26.27	32.30	27.57	28.87	40.73	30.16	22.57	21.33	8.36	10.19	13.35	11.43	10.74	0.89	1.15	C53
5.20	9.59	12.84	19.25	5.39	8.30	5.13	10.66	6.27	0.00	3.97	3.33	3.20	0.28	0.34	C54
5.48	8.95	6.18	6.08	7.79	3.02	5.13	4.00	6.27	3.40	2.85	2.41	2.26	0.19	0.23	C55
5.77	14.71	7.61	11.65	13.18	12.82	16.42	12.00	6.27	10.19	5.20	4.45	4.24	0.31	0.46	C56
0.29	0.64	0.48	1.01	1.20	0.75	0.00	0.00	0.00	0.00	0.22	0.19	0.19	0.02	0.02	C57
0.00	0.00	0.00	0.00	0.00	0.00	0.00	0.00	0.00	0.00	0.05	0.05	0.04	0.00	0.00	C58
—	—	—	—	—	—	—	—	—	—	—	—	—	—	—	C60
—	—	—	—	—	—	—	—	—	—	—	—	—	—	—	C61
—	—	—	—	—	—	—	—	—	—	—	—	—	—	—	C62
—	—	—	—	—	—	—	—	—	—	—	—	—	—	—	C63
1.15	0.96	3.33	2.53	1.20	8.30	9.23	4.00	16.72	10.19	1.45	1.15	1.16	0.05	0.14	C64
0.00	0.00	0.00	0.00	0.00	0.00	0.00	0.00	0.00	0.00	0.00	0.00	0.00	0.00	0.00	C65
0.00	0.00	0.00	0.00	0.60	1.51	0.00	1.33	2.09	0.00	0.12	0.09	0.09	0.00	0.01	C66
0.58	0.64	0.48	4.05	1.80	2.26	4.10	9.33	16.72	6.79	1.07	0.79	0.74	0.04	0.07	C67
0.00	0.32	0.00	0.00	0.00	0.00	0.00	0.00	0.00	0.00	0.02	0.02	0.02	0.00	0.00	C68
0.00	0.00	0.00	0.00	0.00	0.00	1.03	0.00	0.00	0.00	0.05	0.05	0.04	0.00	0.01	C69
6.64	10.55	12.36	18.74	17.97	22.62	24.63	18.66	27.17	33.97	7.05	5.95	5.82	0.40	0.63	C70 – C72
4.33	7.35	10.46	5.57	8.99	6.03	4.10	10.66	2.09	3.40	3.67	3.28	2.98	0.24	0.29	C73
0.00	0.00	0.00	0.51	0.60	0.00	1.03	1.33	0.00	0.00	0.10	0.08	0.08	0.01	0.01	C74
0.87	0.00	0.00	1.01	1.20	0.00	1.03	0.00	0.00	0.00	0.35	0.32	0.27	0.02	0.03	C75
0.29	0.00	0.00	0.00	0.00	0.75	0.00	1.33	0.00	0.00	0.07	0.06	0.05	0.00	0.01	C81
2.02	1.92	4.28	8.61	9.58	9.05	16.42	17.33	12.54	23.78	3.15	2.58	2.51	0.16	0.29	C82 – C85;C96
0.00	0.00	0.00	0.00	0.00	0.00	0.00	0.00	0.00	0.00	0.00	0.00	0.00	0.00	0.00	C88
0.29	1.60	1.43	3.04	2.40	3.02	3.08	4.00	2.09	0.00	0.75	0.61	0.60	0.04	0.07	C90
0.00	1.60	0.95	1.01	3.00	3.02	1.03	2.67	2.09	3.40	0.75	0.67	0.72	0.05	0.07	C91
3.18	3.52	2.85	4.05	1.80	0.75	4.10	5.33	6.27	0.00	1.47	1.25	1.15	0.09	0.11	C92 – C94
4.04	5.12	4.28	5.07	7.79	6.03	5.13	17.33	12.54	0.00	3.50	3.17	3.26	0.21	0.27	C95
3.18	4.16	4.28	9.12	10.78	15.08	23.60	25.33	29.26	16.98	4.10	3.28	3.27	0.18	0.37	O&U
168.88	273.08	270.49	456.41	667.29	759.37	1020.96	1207.69	1289.55	1351.95	213.16	169.28	166.13	10.07	18.97	ALL
167.15	271.80	269.07	455.90	661.30	755.60	1013.78	1191.70	1279.10	1294.20	211.34	167.99	164.79	10.01	18.86	ALLbC44

表 5－1－10　2013 年全省肿瘤登记地区男女合计癌症死亡主要指标（1/10 万）

部位 Site		发病数 No. cases	构成 Freq.（%）	年龄组								
				0 -	1 - 4	5 - 9	10 - 14	15 - 19	20 - 24	25 - 29	30 - 34	35 - 39
唇	Lip	7	0.02	0.00	0.00	0.00	0.00	0.00	0.00	0.00	0.00	0.00
舌	Tongue	33	0.11	0.00	0.00	0.00	0.00	0.00	0.00	0.07	0.07	0.00
口	Mouth	68	0.24	0.00	0.00	0.00	0.00	0.00	0.00	0.00	0.00	0.00
唾液腺	Salivary glands	28	0.10	0.00	0.13	0.00	0.00	0.00	0.00	0.00	0.00	0.00
扁桃腺	Tonsil	5	0.02	0.00	0.00	0.00	0.00	0.00	0.00	0.00	0.00	0.00
其他的口咽	Other oropharynx	14	0.05	0.00	0.00	0.00	0.10	0.00	0.00	0.00	0.00	0.00
鼻咽	Nasopharynx	182	0.63	0.00	0.00	0.00	0.00	0.00	0.12	0.00	0.15	0.27
喉咽	Hypopharynx	23	0.08	0.00	0.00	0.00	0.00	0.00	0.00	0.00	0.00	0.00
咽,部位不明	Pharynx unspecified	16	0.06	0.00	0.00	0.00	0.00	0.00	0.00	0.00	0.00	0.00
食管	Oesophagus	3534	12.23	0.00	0.00	0.00	0.00	0.00	0.00	0.00	0.15	0.40
胃	Stomach	5837	20.20	0.00	0.00	0.00	0.00	0.16	0.24	0.14	1.23	2.40
小肠	Small intestine	94	0.33	0.00	0.00	0.00	0.00	0.00	0.00	0.00	0.00	0.07
结肠	Colon	732	2.53	0.00	0.00	0.00	0.10	0.08	0.18	0.50	0.29	0.87
直肠	Rectum	1009	3.49	0.00	0.00	0.00	0.00	0.24	0.21	0.44	1.33
肛门	Anus	19	0.07	0.00	0.00	0.00	0.00	0.00	0.00	0.00	0.00	0.13
肝脏	Liver	4073	14.10	0.00	0.27	0.10	0.00	0.32	0.85	1.71	2.47	7.07
胆囊及其他	Gallbladder etc.	437	1.51	0.00	0.00	0.00	0.00	0.00	0.00	0.00	0.15	0.33
胰腺	Pancreas	960	3.32	0.00	0.00	0.00	0.00	0.00	0.00	0.21	0.29	0.47
鼻,鼻窦及其他	Nose,sinuses etc.	27	0.09	0.00	0.00	0.00	0.00	0.00	0.00	0.00	0.00	0.00
喉	Larynx	127	0.44	0.00	0.00	0.00	0.00	0.00	0.00	0.00	0.00	0.00
气管,支气管,肺	Traches,bronchus and lung	6721	23.26	0.51	0.00	0.00	0.00	0.00	0.24	0.50	1.23	3.14
其他的胸腔器官	Other thoracic organs	59	0.20	0.00	0.00	0.00	0.00	0.18	0.07	0.07	0.20
骨	Bone	262	0.91	0.00	0.00	0.00	0.10	0.40	0.06	0.28	0.29	0.47
皮肤的黑色素瘤	Melanoma of skin	46	0.16	0.00	0.00	0.00	0.00	0.06	0.07	0.07	0.07
其他的皮肤	Other skin	113	0.39	0.00	0.00	0.00	0.00	0.08	0.00	0.00	0.00	0.00
间皮瘤	Mesothelioma	4	0.01	0.00	0.00	0.00	0.00	0.00	0.00	0.00	0.07	0.00
卡波氏肉瘤	Kaposi sarcoma	1	0.00	0.00	0.00	0.00	0.00	0.00	0.00	0.00	0.00	0.00
周围神经,其他结缔	Connective and soft tissue	40	0.14	0.00	0.00	0.00	0.10	0.00	0.08	0.12	0.00	0.07	0.13
乳房	Breast	578	2.07	0.00	0.00	0.00	0.00	0.00	0.00	0.29	1.18	2.84
外阴	Vulva	10	0.03	0.00	0.00	0.00	0.00	0.00	0.00	0.00	0.00	0.00
阴道	Vagina	9	0.03	0.00	0.00	0.00	0.00	0.00	0.00	0.00	0.00	0.00
子宫颈	Cervix uteri	315	1.09	0.00	0.00	0.00	0.00	0.00	0.12	0.15	0.74	0.95
子宫体	Corpus uteri	125	0.43	0.00	0.00	0.00	0.00	0.00	0.00	0.15	0.15	0.14
子宫,部位不明	Uterus unspecified	80	0.28	0.00	0.00	0.00	0.00	0.00	0.00	0.15	0.30	0.68
卵巢	Ovary	183	0.63	0.00	0.00	0.00	0.00	0.00	0.12	0.15	0.00	0.81
其他的女性生殖器	Other female genital organs	7	0.02	0.00	0.00	0.00	0.00	0.00	0.00	0.00	0.00	0.00
胎盘	Placenta	1	0.00	0.00	0.00	0.00	0.00	0.00	0.12	0.00	0.00	0.00
阴茎	Penis	0	0.04	0.00	0.00	0.00	0.00	0.00	0.00	0.00	0.00	0.00
前列腺	Prostate	292	1.01	0.00	0.00	0.00	0.00	0.00	0.00	0.00	0.00	0.00
睾丸	Testis	13	0.04	0.00	0.25	0.00	0.00	0.00	0.00	0.00	0.14	0.00
其他的男性生殖器	Other male genital organs	2	0.00	0.00	0.00	0.00	0.00	0.00	0.00	0.00	0.00	0.00
肾	Kidney	197	0.68	0.00	0.27	0.00	0.00	0.00	0.06	0.21	0.15	0.07
肾盂	Renal pelvis	11	0.04	0.00	0.00	0.00	0.00	0.00	0.00	0.00	0.00	0.00
输尿管	Ureter	20	0.07	0.00	0.00	0.00	0.00	0.00	0.00	0.00	0.00	0.00
膀胱	Bladder	247	0.85	0.00	0.00	0.00	0.00	0.00	0.00	0.00	0.00	0.00
其他的泌尿器官	Other urinary organs	4	0.01	0.00	0.00	0.00	0.00	0.00	0.00	0.00	0.00	0.00
眼	Eye	9	0.03	0.00	0.27	0.00	0.00	0.00	0.00	0.00	0.00	0.00
脑,神经系统	Brain,nervous system	685	2.37	0.51	0.94	0.89	0.19	0.48	0.48	1.21	0.94	1.33
甲状腺	Thyroid	61	0.21	0.00	0.00	0.00	0.00	0.00	0.00	0.07	0.07	0.07
肾上腺	Adrenal gland	19	0.07	0.00	0.00	0.00	0.20	0.00	0.08	0.00	0.00	0.00
其他的内分泌腺	Other endocrine	7	0.02	0.00	0.00	0.00	0.00	0.08	0.06	0.00	0.07	0.00
霍奇金病	Hodgkin disease	6	0.02	0.00	0.00	0.00	0.00	0.00	0.00	0.00	0.07	0.00
非霍奇金淋巴瘤	Non-hodgkin lymphoma	361	1.25	0.00	0.00	0.20	0.10	0.32	0.18	0.50	0.36	0.80
免疫增生性疾病	Immunoproliferative disease	1	0.00	0.00	0.00	0.00	0.00	0.00	0.00	0.00	0.00	0.00
多发性骨髓瘤	Multiple myeloma	96	0.33	0.00	0.00	0.00	0.00	0.00	0.06	0.00	0.07	0.00
淋巴样白血病	Lymphoid leukaemia	90	0.31	0.00	0.13	0.10	0.38	0.56	0.18	0.43	0.07	0.27
髓样白血病	Myeloid leukaemia	171	0.59	0.51	0.13	0.20	0.00	0.40	0.24	0.28	0.00	0.47
白血病,未特指	Leukaemia unspecified	330	1.14	2.56	1.08	0.50	0.86	0.95	1.03	0.71	0.65	0.40
其他的或未指明部位	Other and unspecified	460	1.59	0.00	0.00	0.20	0.29	0.08	0.42	0.36	0.22	0.40
所有部位合计	All sites	28893	100.00	4.10	3.36	2.59	2.00	4.06	5.25	8.03	10.89	23.82
所有部位除外 C44	All sites but C44	28780	99.61	4.10	3.36	2.59	2.00	3.98	5.25	8.03	10.89	23.82

Table 5 − 1 − 10　Cancer mortality in registration areas of Anhui Province,both sexes in 2013(1/10^5)

Age group										粗率 Crude rate	中国人口标化率 ASR China	世界人口标化率 ASR world	Cum. Rate（%）		ICD10
40 − 44	45 − 49	50 − 54	55 − 59	60 − 64	65 − 69	70 − 74	75 − 79	80 − 84	85＋				累积率（0−64岁）	累积率（0−74岁）	
0.00	0.00	0.00	0.00	0.00	0.00	0.24	0.32	0.55	3.94	0.04	0.03	0.03	0.00	0.00	C00
0.06	0.26	0.35	0.22	0.55	0.34	1.89	1.58	0.55	0.99	0.19	0.16	0.15	0.01	0.02	C01 − C02
0.13	0.33	0.59	0.44	1.24	1.70	1.65	4.75	2.77	5.91	0.39	0.30	0.30	0.01	0.03	C03 − C06
0.13	0.07	0.00	0.33	0.14	1.19	0.94	1.58	1.11	1.97	0.16	0.12	0.13	0.00	0.01	C07 − C08
0.00	0.20	0.00	0.11	0.14	0.00	0.00	0.00	0.00	0.00	0.03	0.02	0.02	0.00	0.00	C09
0.00	0.13	0.00	0.22	0.41	0.34	0.24	0.00	0.55	1.97	0.08	0.06	0.07	0.00	0.01	C10
0.44	0.99	2.00	2.75	4.39	4.41	4.48	4.12	8.30	4.93	1.05	0.83	0.84	0.06	0.10	C11
0.06	0.33	0.12	0.22	0.27	0.34	1.65	0.32	0.55	0.99	0.13	0.10	0.10	0.01	0.01	C12 − C13
0.00	0.00	0.12	0.11	0.14	0.51	0.71	0.95	2.21	0.00	0.09	0.07	0.07	0.00	0.01	C14
1.71	4.86	10.47	26.11	63.69	95.98	164.16	200.00	237.51	308.48	20.33	15.29	15.44	0.54	1.84	C15
5.83	13.74	21.53	52.32	101.72	151.60	247.90	327.74	398.07	372.54	33.57	25.48	25.31	1.00	2.99	C16
0.19	0.33	0.82	1.43	1.37	1.53	3.30	5.71	4.43	5.91	0.54	0.41	0.41	0.02	0.05	C17
1.59	2.63	5.18	6.83	10.43	14.58	27.83	31.06	50.94	61.10	4.21	3.24	3.21	0.14	0.36	C18
2.35	3.22	5.76	9.14	16.06	22.38	30.43	45.64	72.53	103.48	5.80	4.39	4.39	0.19	0.46	C19 − C20
0.00	0.00	0.24	0.00	0.41	0.68	0.94	0.32	0.00	1.97	0.11	0.09	0.09	0.00	0.01	C21
17.12	26.03	33.88	51.22	71.24	87.50	117.46	144.85	161.66	184.30	23.43	18.44	18.18	1.06	2.09	C22
0.19	0.72	1.29	4.30	7.97	17.93	28.53	38.20	31.54	2.51	1.88	1.84	0.07	0.20	C23 − C24
1.01	2.37	4.12	8.92	18.12	26.28	38.92	53.57	56.47	54.21	5.52	4.23	4.21	0.18	0.50	C25
0.32	0.13	0.24	0.33	0.41	0.17	1.18	0.63	2.21	0.00	0.16	0.12	0.11	0.01	0.01	C30 − C31
0.06	0.33	0.47	1.32	2.88	2.37	4.01	6.02	11.07	13.80	0.73	0.54	0.55	0.03	0.06	C32
7.17	15.58	24.94	56.84	113.25	158.04	288.23	391.13	487.21	467.16	38.65	29.21	28.94	1.11	3.35	C33 − C34
0.13	0.26	0.35	0.55	1.24	0.68	2.36	2.22	2.77	1.97	0.34	0.27	0.26	0.02	0.03	C37 − C38
0.70	0.99	1.65	2.31	3.57	4.75	8.02	15.21	14.39	16.75	1.51	1.19	1.15	0.05	0.12	C40 − C41
0.00	0.26	0.24	0.22	0.96	0.51	1.18	1.27	6.09	3.94	0.26	0.20	0.20	0.01	0.02	C43
0.06	0.07	0.24	0.44	0.96	1.02	4.01	5.07	12.18	35.48	0.65	0.44	0.48	0.01	0.03	C44
0.00	0.07	0.00	0.11	0.00	0.00	0.24	0.00	0.00	0.00	0.02	0.02	0.02	0.00	0.00	C45
0.06	0.00	0.00	0.00	0.00	0.00	0.00	0.00	0.00	0.00	0.01	0.00	0.00	0.00	0.00	C46
0.00	0.07	0.24	0.44	0.41	1.02	1.42	2.22	1.66	0.99	0.23	0.19	0.18	0.01	0.02	C47;C49
7.40	11.26	16.05	16.25	18.34	15.34	24.96	28.21	38.36	31.53	6.84	5.35	5.16	0.37	0.57	C50
0.00	0.13	0.00	0.22	0.28	0.35	1.44	0.00	1.01	3.15	0.12	0.08	0.09	0.00	0.01	C51
0.13	0.00	0.00	0.00	0.85	0.35	0.00	1.23	2.02	0.00	0.11	0.08	0.07	0.00	0.01	C52
5.36	5.30	8.51	7.57	12.42	12.90	14.88	15.94	6.06	9.46	3.73	2.97	2.91	0.21	0.34	C53
0.77	2.25	3.89	2.45	3.10	5.93	6.72	8.59	8.08	12.61	1.48	1.15	1.13	0.06	0.13	C54
0.51	1.19	1.70	2.00	3.10	2.09	4.80	3.68	6.06	6.31	0.95	0.75	0.72	0.05	0.08	C55
2.17	4.24	4.14	6.01	5.08	8.02	8.16	7.97	5.05	9.46	2.16	1.69	1.66	0.11	0.19	C56
0.13	0.00	0.00	0.00	0.85	0.00	0.00	0.61	1.01	1.58	0.08	0.06	0.06	0.00	0.00	C57
0.00	0.00	0.00	0.00	0.00	0.00	0.00	0.00	0.00	0.00	0.01	0.01	0.01	0.00	0.00	C58
0.00	0.00	0.00	0.00	0.00	0.00	0.00	0.00	0.00	0.00	0.00	0.00	0.00	0.00	0.00	C60
0.00	0.00	1.14	1.09	5.35	7.92	19.94	43.30	99.32	126.21	3.27	2.51	2.51	0.04	0.18	C61
0.00	0.13	0.00	0.00	0.00	0.99	0.00	1.31	6.13	0.00	0.15	0.12	0.11	0.00	0.01	C62
0.00	0.00	0.00	0.00	0.00	0.33	0.00	0.66	0.00	0.00	0.02	0.02	0.02	0.00	0.00	ICD63
0.63	1.12	1.06	2.09	2.61	4.92	6.60	8.24	12.18	8.87	1.13	0.88	0.87	0.04	0.10	C64
0.00	0.00	0.00	0.00	0.14	0.17	0.47	0.95	0.00	3.94	0.06	0.04	0.05	0.00	0.00	C65
0.06	0.13	0.00	0.00	0.00	0.68	0.47	2.85	0.55	0.99	0.12	0.09	0.08	0.00	0.01	C66
0.25	0.72	0.82	0.99	2.75	4.24	5.90	19.02	31.00	29.57	1.42	1.02	0.99	0.03	0.08	C67
0.00	0.00	0.00	0.00	0.00	0.34	0.00	0.32	0.00	0.99	0.02	0.02	0.02	0.00	0.00	C68
0.06	0.00	0.00	0.00	0.00	0.00	0.47	0.63	0.55	0.99	0.05	0.04	0.05	0.00	0.00	C69
2.60	3.94	5.65	8.37	9.47	12.89	19.58	19.33	30.45	32.52	3.94	3.21	3.20	0.18	0.34	C70 − C72
0.13	0.20	0.47	0.22	1.24	1.36	1.89	2.85	4.43	4.93	0.35	0.27	0.27	0.01	0.03	C73
0.13	0.07	0.00	0.55	0.55	0.17	0.24	0.00	0.55	0.99	0.11	0.09	0.10	0.01	0.01	C74
0.00	0.07	0.00	0.11	0.00	0.00	0.47	0.00	0.00	0.00	0.04	0.04	0.03	0.00	0.00	C75
0.06	0.07	0.00	0.11	0.00	0.00	0.24	0.00	0.55	0.00	0.03	0.03	0.03	0.00	0.00	C81
1.01	1.31	3.53	4.63	4.94	6.44	10.61	15.21	21.59	12.81	2.08	1.67	1.61	0.09	0.17	C82 − C85;C96
0.00	0.00	0.00	0.00	0.14	0.00	0.00	0.00	0.00	0.00	0.01	0.00	0.01	0.00	0.00	C88
0.13	0.39	0.47	1.65	1.37	1.87	4.72	5.39	2.21	4.93	0.55	0.43	0.42	0.02	0.05	C90
0.51	0.39	0.35	0.44	0.82	1.87	1.89	2.85	3.88	0.99	0.52	0.46	0.45	0.02	0.04	C91
0.82	0.85	0.94	1.21	2.75	4.24	4.01	9.51	3.32	3.94	0.98	0.80	0.80	0.04	0.08	C92 − C94
1.33	1.31	2.12	2.42	5.77	3.73	9.20	9.51	15.50	6.90	1.90	1.63	1.67	0.10	0.16	C95
1.08	1.51	2.00	4.08	6.86	9.67	14.15	21.87	35.99	37.45	2.65	2.03	2.00	0.09	0.21	O&U
56.32	98.45	150.10	272.07	484.99	665.75	1093.48	1450.41	1823.15	1930.72	166.17	127.49	126.56	5.61	14.41	ALL
56.26	98.38	149.86	271.63	484.03	664.74	1089.47	1445.34	1810.97	1895.23	165.52	127.05	126.08	5.60	14.37	ALLbC44

表 5－1－11　2013 年全省肿瘤登记地区男性癌症死亡主要指标（1/10 万）

部位	Site	发病数 No. cases	构成 Freq.（%）	0－	1－4	5－9	10－14	15－19	20－24	25－29	30－34	35－39
唇	Lip	6	0.03	0.00	0.00	0.00	0.00	0.00	0.00	0.00	0.00	0.00
舌	Tongue	20	0.10	0.00	0.00	0.00	0.00	0.00	0.00	0.14	0.14	0.00
口	Mouth	41	0.21	0.00	0.00	0.00	0.00	0.00	0.00	0.00	0.00	0.00
唾液腺	Salivary glands	17	0.09	0.00	0.25	0.00	0.00	0.00	0.00	0.00	0.00	0.00
扁桃腺	Tonsil	3	0.02	0.00	0.00	0.00	0.00	0.00	0.00	0.00	0.00	0.00
其他的口咽	Other oropharynx	10	0.05	0.00	0.00	0.00	0.18	0.00	0.00	0.00	0.00	0.00
鼻咽	Nasopharynx	132	0.69	0.00	0.00	0.00	0.00	0.00	0.00	0.00	0.14	0.53
喉咽	Hypopharynx	23	0.12	0.00	0.00	0.00	0.00	0.00	0.00	0.00	0.00	0.00
咽，部位不明	Pharynx unspecified	14	0.07	0.00	0.00	0.00	0.00	0.00	0.00	0.00	0.00	0.00
食管	Oesophagus	2578	13.38	0.00	0.00	0.00	0.00	0.00	0.00	0.00	0.14	0.40
胃	Stomach	4177	21.68	0.00	0.00	0.00	0.00	0.15	0.12	0.28	1.00	2.90
小肠	Small intestine	64	0.33	0.00	0.00	0.00	0.00	0.00	0.00	0.00	0.00	0.13
结肠	Colon	421	2.19	0.00	0.00	0.18	0.00	0.15	0.35	0.14	0.57	0.66
直肠	Rectum	605	3.14	0.00	0.00	0.00	0.00	0.00	0.35	0.28	0.57	1.19
肛门	Anus	11	0.06	0.00	0.00	0.00	0.00	0.00	0.00	0.00	0.00	0.00
肝脏	Liver	3022	15.68	0.00	0.00	0.18	0.00	0.45	1.41	2.50	4.14	12.11
胆囊及其他	Gallbladder etc.	192	1.00	0.00	0.00	0.00	0.00	0.00	0.00	0.00	0.00	0.40
胰腺	Pancreas	565	2.93	0.00	0.00	0.00	0.00	0.00	0.00	0.28	0.43	0.79
鼻，鼻窦及其他	Nose, sinuses etc.	14	0.07	0.00	0.00	0.00	0.00	0.00	0.00	0.00	0.00	0.00
喉	Larynx	107	0.56	0.00	0.00	0.00	0.00	0.00	0.00	0.00	0.00	0.00
气管，支气管，肺	Traches, bronchus and lung	4909	25.48	0.95	0.00	0.00	0.00	0.00	0.47	0.56	1.14	3.56
其他的胸腔器官	Other thoracic organs	45	0.23	0.00	0.00	0.00	0.00	0.00	0.35	0.14	0.14	0.26
骨	Bone	169	0.88	0.00	0.00	0.00	0.00	0.60	0.00	0.56	0.43	0.79
皮肤的黑色素瘤	Melanoma of skin	28	0.15	0.00	0.00	0.00	0.00	0.00	0.12	0.14	0.00	0.13
其他的皮肤	Other skin	56	0.29	0.00	0.00	0.00	0.00	0.15	0.00	0.00	0.00	0.00
间皮瘤	Mesothelioma	3	0.02	0.00	0.00	0.00	0.00	0.00	0.00	0.00	0.14	0.00
卡波氏肉瘤	Kaposi sarcoma	0	0.00	0.00	0.00	0.00	0.00	0.00	0.00	0.00	0.00	0.00
周围神经，其他结缔	Connective and soft tissue	23	0.12	0.00	0.00	0.18	0.00	0.15	0.24	0.00	0.14	0.00
乳房	Breast	19	0.10	0.00	0.00	0.00	0.00	0.00	0.12	0.00	0.00	0.00
外阴	Vulva	—	—	—	—	—	—	—	—	—	—	—
阴道	Vagina	—	—	—	—	—	—	—	—	—	—	—
子宫颈	Cervix uteri	—	—	—	—	—	—	—	—	—	—	—
子宫体	Corpus uteri	—	—	—	—	—	—	—	—	—	—	—
子宫，部位不明	Uterus unspecified	—	—	—	—	—	—	—	—	—	—	—
卵巢	Ovary	—	—	—	—	—	—	—	—	—	—	—
其他的女性生殖器	Other female genital organs	—	—	—	—	—	—	—	—	—	—	—
胎盘	Placenta	—	—	—	—	—	—	—	—	—	—	—
阴茎	Penis	13	0.07	0.00	0.00	0.00	0.00	0.00	0.00	0.00	0.00	0.00
前列腺	Prostate	292	1.52	0.00	0.00	0.00	0.00	0.00	0.00	0.00	0.00	0.00
睾丸	Testis	13	0.07	0.00	0.25	0.00	0.00	0.00	0.00	0.00	0.14	0.00
其他的男性生殖器	Other male genital organs	2	0.01	0.00	0.00	0.00	0.00	0.00	0.00	0.00	0.00	0.00
肾	Kidney	126	0.65	0.00	0.00	0.00	0.00	0.00	0.00	0.28	0.29	0.00
肾盂	Renal pelvis	8	0.04	0.00	0.00	0.00	0.00	0.00	0.00	0.00	0.00	0.00
输尿管	Ureter	13	0.07	0.00	0.00	0.00	0.00	0.00	0.00	0.00	0.00	0.00
膀胱	Bladder	195	1.01	0.00	0.00	0.00	0.00	0.00	0.00	0.00	0.00	0.00
其他的泌尿器官	Other urinary organs	3	0.02	0.00	0.00	0.00	0.00	0.00	0.00	0.00	0.00	0.00
眼	Eye	4	0.02	0.00	0.49	0.00	0.00	0.00	0.00	0.00	0.00	0.00
脑，神经系统	Brain, nervous system	392	2.03	0.95	1.72	0.92	0.18	0.45	0.71	1.81	0.86	2.24
甲状腺	Thyroid	26	0.13	0.00	0.00	0.00	0.00	0.00	0.00	0.00	0.00	0.13
肾上腺	Adrenal gland	11	0.06	0.00	0.00	0.00	0.00	0.00	0.00	0.00	0.00	0.00
其他的内分泌腺	Other endocrine	4	0.02	0.00	0.00	0.00	0.00	0.00	0.12	0.00	0.00	0.00
霍奇金病	Hodgkin disease	4	0.02	0.00	0.00	0.00	0.00	0.00	0.00	0.00	0.00	0.00
非霍奇金淋巴瘤	Non-hodgkin lymphoma	230	1.19	0.00	0.00	0.37	0.00	0.60	0.12	0.56	0.43	1.32
免疫增生性疾病	Immunoproliferative disease	0	0.00	0.00	0.00	0.00	0.00	0.00	0.00	0.00	0.00	0.00
多发性骨髓瘤	Multiple myeloma	54	0.28	0.00	0.00	0.00	0.00	0.00	0.00	0.00	0.00	0.00
淋巴样白血病	Lymphoid leukaemia	64	0.33	0.00	0.00	0.00	0.35	0.90	0.24	0.70	0.14	0.53
髓样白血病	Myeloid leukaemia	101	0.52	0.95	0.25	0.37	0.00	0.45	0.12	0.14	0.00	0.92
白血病，未特指	Leukaemia unspecified	172	0.89	1.89	1.47	0.55	0.35	1.66	0.71	0.56	0.57	0.40
其他的或未指明部位	Other and unspecified	266	1.38	0.00	0.00	0.37	0.18	0.00	0.35	0.42	0.29	0.40
所有部位合计	All sites	19267	100.00	4.74	4.42	3.14	1.24	5.72	5.89	9.46	11.85	29.76
所有部位除外 C44	All sites but C44	19211	99.71	4.74	4.42	3.14	1.24	5.57	5.89	9.46	11.85	29.76

Table 5 - 1 - 11　Cancer mortality in registration areas of Anhui Province, male in 2013 ($1/10^5$)

40-44	45-49	50-54	55-59	60-64	65-69	70-74	75-79	80-84	85+	粗率 Crude rate	中国人口标化率 ASR China	世界人口标化率 ASR world	累积率 (0-64岁)	累积率 (0-74岁)	ICD10
0.00	0.00	0.00	0.00	0.00	0.00	0.46	0.66	1.23	7.89	0.07	0.05	0.06	0.00	0.00	C00
0.00	0.00	0.68	0.44	0.53	0.00	2.78	2.62	0.00	2.63	0.22	0.20	0.19	0.01	0.02	C01-C02
0.25	0.26	1.14	0.87	1.60	1.98	1.85	4.59	3.68	5.26	0.46	0.37	0.37	0.02	0.04	C03-C06
0.25	0.00	0.00	0.44	0.27	1.32	0.93	2.62	0.00	2.63	0.19	0.15	0.16	0.01	0.02	C07-C08
0.00	0.39	0.00	0.00	0.00	0.00	0.00	0.00	0.00	0.00	0.03	0.03	0.02	0.00	0.00	C09
0.00	0.26	0.00	0.44	0.53	0.33	0.46	0.00	1.23	0.00	0.11	0.10	0.10	0.01	0.01	C10
0.76	1.04	2.51	3.92	6.15	6.27	7.42	6.56	18.39	2.63	1.48	1.20	1.18	0.08	0.14	C11
0.13	0.65	0.23	0.44	0.53	0.66	3.25	0.66	1.23	2.63	0.26	0.21	0.21	0.01	0.03	C12-C13
0.00	0.00	0.23	0.22	0.27	0.99	1.39	0.66	4.90	0.00	0.16	0.13	0.12	0.00	0.02	C14
3.28	8.87	17.31	42.51	100.51	142.96	246.25	286.04	335.98	418.08	28.86	22.96	23.19	0.87	2.81	C15
6.43	18.39	28.24	78.70	152.91	221.21	369.14	492.04	588.57	523.26	46.76	37.16	36.94	1.45	4.40	C16
0.25	0.39	1.37	1.74	2.14	1.98	4.64	8.53	4.90	7.89	0.72	0.58	0.57	0.03	0.06	C17
2.14	2.61	5.69	7.85	13.10	16.51	32.46	36.08	62.54	86.77	4.71	3.80	3.80	0.17	0.41	C18
3.53	3.26	6.15	10.90	20.32	29.71	40.35	55.11	84.61	134.10	6.77	5.42	5.46	0.23	0.58	C19-C20
0.00	0.00	0.46	0.00	0.80	0.99	0.46	0.66	0.00	2.63	0.12	0.10	0.11	0.01	0.01	C21
29.13	43.56	53.07	76.52	109.34	130.75	159.99	193.54	220.72	244.54	33.83	27.65	27.18	1.66	3.12	C22
0.13	0.65	1.14	4.36	6.42	6.93	15.30	21.93	36.79	31.55	2.15	1.69	1.66	0.07	0.18	C23-C24
1.14	3.13	4.56	12.43	20.85	29.71	49.62	58.39	64.99	70.99	6.33	5.07	5.06	0.22	0.61	C25
0.25	0.00	0.46	0.00	0.53	0.33	1.85	0.66	2.45	0.00	0.16	0.13	0.13	0.01	0.02	C30-C31
0.13	0.65	0.91	2.40	4.81	4.29	6.49	10.50	20.85	21.04	1.20	0.94	0.95	0.04	0.10	C32
8.70	19.82	32.57	79.35	166.28	232.11	440.56	616.03	768.83	778.31	54.96	43.57	43.22	1.56	4.93	C33-C34
0.25	0.26	0.46	0.65	1.87	0.99	4.64	3.28	3.68	2.63	0.50	0.42	0.41	0.02	0.05	C37-C38
0.76	1.30	2.28	3.27	6.15	4.62	10.67	17.06	18.39	26.29	1.89	1.57	1.53	0.08	0.16	C40-C41
0.00	0.52	0.46	0.22	0.53	0.66	1.39	1.97	7.36	5.26	0.31	0.26	0.24	0.01	0.02	C43
0.13	0.13	0.23	0.87	0.53	1.32	5.56	4.59	12.26	34.18	0.63	0.49	0.53	0.01	0.04	C44
0.00	0.13	0.00	0.00	0.00	0.46	0.00	0.00	0.00	0.00	0.03	0.03	0.03	0.00	0.00	C45
0.00	0.00	0.00	0.00	0.00	0.00	0.00	0.00	0.00	0.00	0.00	0.00	0.00	0.00	0.00	C46
0.00	0.00	0.46	0.87	0.27	0.99	0.93	2.62	2.45	0.00	0.26	0.22	0.21	0.01	0.02	C47;C49
0.00	0.39	0.91	0.65	0.27	0.33	0.93	1.31	1.23	2.63	0.21	0.18	0.18	0.01	0.02	C50
—	—	—	—	—	—	—	—	—	—	—	—	—	—	—	C51
—	—	—	—	—	—	—	—	—	—	—	—	—	—	—	C52
—	—	—	—	—	—	—	—	—	—	—	—	—	—	—	C53
—	—	—	—	—	—	—	—	—	—	—	—	—	—	—	C54
—	—	—	—	—	—	—	—	—	—	—	—	—	—	—	C55
—	—	—	—	—	—	—	—	—	—	—	—	—	—	—	C56
—	—	—	—	—	—	—	—	—	—	—	—	—	—	—	C57
—	—	—	—	—	—	—	—	—	—	—	—	—	—	—	C58
0.00	0.13	0.46	0.00	0.27	0.99	1.39	0.00	2.45	2.63	0.15	0.12	0.12	0.00	0.02	C60
0.00	0.00	1.14	1.09	5.35	7.92	19.94	43.30	99.32	126.21	3.27	2.51	2.51	0.04	0.18	C61
0.00	0.13	0.00	0.00	0.00	0.99	0.00	1.31	6.13	0.00	0.15	0.12	0.11	0.00	0.01	C62
0.00	0.00	0.00	0.00	0.00	0.33	0.00	0.66	0.00	0.00	0.02	0.02	0.02	0.00	0.00	C63
0.76	1.30	1.37	3.05	2.67	5.61	9.27	11.81	18.39	15.78	1.41	1.14	1.10	0.05	0.12	C64
0.00	0.00	0.00	0.00	0.27	0.33	0.46	1.31	0.00	7.89	0.09	0.07	0.08	0.00	0.01	C65
0.00	0.13	0.00	0.00	0.00	1.32	0.93	3.94	0.00	0.00	0.12	0.10	0.11	0.00	0.01	C66
0.50	1.17	1.14	1.74	3.48	6.60	10.67	32.80	50.27	57.85	2.18	1.69	1.65	0.04	0.13	C67
0.00	0.00	0.00	0.00	0.00	0.33	0.00	0.66	0.00	2.63	0.03	0.03	0.03	0.00	0.00	C68
0.00	0.00	0.00	0.00	0.00	0.00	0.46	0.00	1.23	0.00	0.04	0.04	0.06	0.00	0.00	C69
3.15	3.65	6.15	9.59	11.23	14.86	20.87	21.65	35.56	39.44	4.39	3.70	3.73	0.21	0.39	C70-C72
0.00	0.13	0.91	0.22	0.27	0.66	3.25	3.28	3.68	2.63	0.29	0.24	0.23	0.01	0.03	C73
0.13	0.13	0.00	1.09	0.27	0.33	0.00	0.00	1.23	2.63	0.12	0.09	0.10	0.01	0.01	C74
0.00	0.13	0.00	0.00	0.00	0.00	0.93	0.00	0.00	0.00	0.04	0.04	0.04	0.00	0.01	C75
0.13	0.00	0.00	0.22	0.00	0.00	0.46	0.00	1.23	0.00	0.04	0.03	0.03	0.00	0.00	C81
1.01	1.17	4.56	5.23	7.49	8.25	14.84	17.06	31.88	21.04	2.57	2.15	2.10	0.11	0.23	C82-C85;C96
0.00	0.00	0.00	0.00	0.00	0.00	0.00	0.00	0.00	0.00	0.00	0.00	0.00	0.00	0.00	C88
0.13	0.26	0.68	1.96	1.60	2.31	4.64	6.56	2.45	10.52	0.60	0.48	0.49	0.02	0.06	C90
0.76	0.39	0.46	0.87	1.07	2.31	2.78	3.94	7.36	0.00	0.72	0.64	0.60	0.03	0.06	C91
1.01	0.52	1.14	1.53	3.21	3.96	4.64	13.12	4.90	7.89	1.13	0.94	0.94	0.05	0.09	C92-C94
1.26	1.17	1.82	2.62	5.61	4.62	8.35	10.50	20.85	15.78	1.93	1.66	1.74	0.09	0.16	C95
1.64	2.22	3.19	4.80	8.29	9.24	16.69	22.96	44.14	52.59	2.98	2.40	2.39	0.11	0.24	O&U
68.10	119.33	184.50	364.07	668.58	908.94	1530.83	2026.54	2598.31	2779.31	215.70	172.92	172.02	7.38	19.58	ALL
67.98	119.20	184.27	363.20	668.05	907.62	1525.27	2021.95	2586.05	2745.13	215.07	172.43	171.49	7.37	19.53	ALLbC44

表 5-1-12　2013年全省肿瘤登记地区女性癌症死亡主要指标(1/10万)

部位 Site		发病数 No. cases	构成 Freq.(%)	0-	1-4	5-9	10-14	15-19	20-24	25-29	30-34	35-39
唇	Lip	1	0.01	0.00	0.00	0.00	0.00	0.00	0.00	0.00	0.00	0.00
舌	Tongue	13	0.14	0.00	0.00	0.00	0.00	0.00	0.00	0.00	0.00	0.00
口	Mouth	27	0.28	0.00	0.00	0.00	0.00	0.00	0.00	0.00	0.00	0.00
唾液腺	Salivary glands	11	0.11	0.00	0.00	0.00	0.00	0.00	0.00	0.00	0.00	0.00
扁桃腺	Tonsil	2	0.02	0.00	0.00	0.00	0.00	0.00	0.00	0.00	0.00	0.00
其他的口咽	Other oropharynx	4	0.04	0.00	0.00	0.00	0.00	0.00	0.00	0.00	0.00	0.00
鼻咽	Nasopharynx	50	0.52	0.00	0.00	0.00	0.00	0.00	0.25	0.00	0.15	0.00
喉咽	Hypopharynx	0	0.00	0.00	0.00	0.00	0.00	0.00	0.00	0.00	0.00	0.00
咽,部位不明	Pharynx unspecified	2	0.02	0.00	0.00	0.00	0.00	0.00	0.00	0.00	0.00	0.00
食管	Oesophagus	956	9.93	0.00	0.00	0.00	0.00	0.00	0.00	0.00	0.15	0.41
胃	Stomach	1660	17.24	0.00	0.00	0.00	0.00	0.17	0.37	0.00	1.48	1.89
小肠	Small intestine	30	0.31	0.00	0.00	0.00	0.00	0.00	0.00	0.00	0.00	0.00
结肠	Colon	311	3.23	0.00	0.00	0.00	0.00	0.00	0.00	0.87	0.00	1.08
直肠	Rectum	404	4.20	0.00	0.00	0.00	0.00	0.00	0.12	0.15	0.30	1.49
肛门	Anus	8	0.08	0.00	0.00	0.00	0.00	0.00	0.00	0.00	0.00	0.27
肝脏	Liver	1051	10.92	0.00	0.60	0.00	0.00	0.17	0.25	0.87	0.74	1.89
胆囊及其他	Gallbladder etc.	245	2.55	0.00	0.00	0.00	0.00	0.00	0.00	0.00	0.30	0.27
胰腺	Pancreas	395	4.10	0.00	0.00	0.00	0.00	0.00	0.00	0.15	0.15	0.14
鼻,鼻窦及其他	Nose,sinuses etc.	13	0.14	0.00	0.00	0.00	0.00	0.00	0.00	0.00	0.00	0.00
喉	Larynx	20	0.21	0.00	0.00	0.00	0.00	0.00	0.00	0.00	0.00	0.00
气管,支气管,肺	Traches,bronchus and lung	1812	18.82	0.00	0.00	0.00	0.00	0.00	0.00	0.44	1.33	2.71
其他的胸腔器官	Other thoracic organs	14	0.15	0.00	0.00	0.00	0.00	0.00	0.00	0.00	0.15	0.14
骨	Bone	93	0.97	0.00	0.00	0.00	0.21	0.17	0.12	0.00	0.15	0.14
皮肤的黑色素瘤	Melanoma of skin	18	0.19	0.00	0.00	0.00	0.00	0.00	0.00	0.00	0.15	0.00
其他的皮肤	Other skin	57	0.59	0.00	0.00	0.00	0.00	0.00	0.00	0.00	0.00	0.00
间皮瘤	Mesothelioma	1	0.01	0.00	0.00	0.00	0.00	0.00	0.00	0.00	0.00	0.00
卡波氏肉瘤	Kaposi sarcoma	1	0.01	0.00	0.00	0.00	0.00	0.00	0.00	0.00	0.00	0.00
周围神经,其他结缔	Connective and soft tissue	17	0.18	0.00	0.00	0.00	0.00	0.00	0.00	0.00	0.00	0.27
乳房	Breast	578	6.00	0.00	0.00	0.00	0.00	0.00	0.00	0.29	1.18	2.84
外阴	Vulva	10	0.10	0.00	0.00	0.00	0.00	0.00	0.00	0.00	0.00	0.00
阴道	Vagina	9	0.09	0.00	0.00	0.00	0.00	0.00	0.00	0.00	0.00	0.00
子宫颈	Cervix uteri	315	3.27	0.00	0.00	0.00	0.00	0.00	0.12	0.15	0.74	0.95
子宫体	Corpus uteri	125	1.30	0.00	0.00	0.00	0.00	0.00	0.00	0.15	0.15	0.14
子宫,部位不明	Uterus unspecified	80	0.83	0.00	0.00	0.00	0.00	0.00	0.00	0.15	0.30	0.68
卵巢	Ovary	183	1.90	0.00	0.00	0.00	0.00	0.00	0.12	0.15	0.00	0.81
其他的女性生殖器	Other female genital organs	7	0.07	0.00	0.00	0.00	0.00	0.00	0.00	0.00	0.00	0.00
胎盘	Placenta	1	0.01	0.00	0.00	0.00	0.00	0.00	0.12	0.00	0.00	0.00
阴茎	Penis	—	—	—	—	—	—	—	—	—	—	—
前列腺	Prostate	—	—	—	—	—	—	—	—	—	—	—
睾丸	Testis	—	—	—	—	—	—	—	—	—	—	—
其他的男性生殖器	Other male genital organs	—	—	—	—	—	—	—	—	—	—	—
肾	Kidney	71	0.74	0.00	0.60	0.00	0.00	0.00	0.12	0.15	0.00	0.14
肾盂	Renal pelvis	3	0.03	0.00	0.00	0.00	0.00	0.00	0.00	0.00	0.00	0.00
输尿管	Ureter	7	0.07	0.00	0.00	0.00	0.00	0.00	0.00	0.00	0.00	0.00
膀胱	Bladder	52	0.54	0.00	0.00	0.00	0.00	0.00	0.00	0.00	0.00	0.00
其他的泌尿器官	Other urinary organs	1	0.01	0.00	0.00	0.00	0.00	0.00	0.00	0.00	0.00	0.00
眼	Eye	5	0.05	0.00	0.00	0.00	0.00	0.00	0.00	0.00	0.00	0.00
脑,神经系统	Brain,nervous system	293	3.04	0.00	0.00	0.86	0.21	0.51	0.25	0.58	1.03	0.41
甲状腺	Thyroid	35	0.36	0.00	0.00	0.00	0.00	0.00	0.00	0.15	0.15	0.00
肾上腺	Adrenal gland	8	0.08	0.00	0.00	0.43	0.00	0.17	0.00	0.00	0.00	0.00
其他的内分泌腺	Other endocrine	3	0.03	0.00	0.00	0.00	0.00	0.17	0.00	0.15	0.00	0.00
霍奇金病	Hodgkin disease	2	0.02	0.00	0.00	0.00	0.00	0.00	0.00	0.15	0.00	0.00
非霍奇金淋巴瘤	Non-hodgkin lymphoma	131	1.36	0.00	0.00	0.00	0.00	0.21	0.00	0.25	0.44	0.30	0.27
免疫增生性疾病	Immunoproliferative disease	1	0.01	0.00	0.00	0.00	0.00	0.00	0.00	0.00	0.00	0.00
多发性骨髓瘤	Multiple myeloma	42	0.44	0.00	0.00	0.00	0.00	0.00	0.12	0.00	0.15	0.00
淋巴样白血病	Lymphoid leukaemia	26	0.27	0.00	0.30	0.22	0.41	0.17	0.12	0.15	0.00	0.00
髓样白血病	Myeloid leukaemia	70	0.73	0.00	0.00	0.00	0.00	0.00	0.34	0.37	0.44	0.00
白血病,未特指	Leukaemia unspecified	158	1.64	3.35	0.60	0.43	1.44	0.17	1.36	0.87	0.74	0.41
其他的或未指明部位	Other and unspecified	194	2.02	0.00	0.00	0.00	0.41	0.17	0.50	0.29	0.15	0.41
所有部位合计	All sites	9626	100.00	3.35	2.08	1.94	2.87	2.19	4.58	6.54	9.90	17.72
所有部位除外 C44	All sites but C44	9569	99.41	3.35	2.08	1.94	2.87	2.19	4.58	6.54	9.90	17.72

Table 5 - 1 - 12　Cancer mortality in registration areas of Anhui Province, female in 2013(1/10⁵)

40-44	45-49	50-54	55-59	60-64	65-69	70-74	75-79	80-84	85+	粗率 Crude rate	中国人口标化率 ASR China	世界人口标化率 ASR world	累积率 (0-64岁)	累积率 (0-74岁)	ICD10
0.00	0.00	0.00	0.00	0.00	0.00	0.00	0.00	0.00	1.58	0.01	0.01	0.01	0.00	0.00	C00
0.13	0.53	0.00	0.00	0.56	0.70	0.96	0.61	1.01	0.00	0.15	0.12	0.11	0.01	0.01	C01－C02
0.00	0.40	0.00	0.00	0.85	1.39	1.44	4.91	2.02	6.31	0.32	0.22	0.22	0.01	0.02	C03－C06
0.00	0.13	0.00	0.22	0.00	1.05	0.96	0.61	2.02	1.58	0.13	0.09	0.09	0.00	0.01	C07－C08
0.00	0.00	0.00	0.22	0.28	0.00	0.00	0.00	0.00	0.00	0.02	0.02	0.02	0.00	0.00	C09
0.00	0.00	0.00	0.00	0.28	0.35	0.00	0.00	0.00	3.15	0.05	0.03	0.04	0.00	0.00	C10
0.13	0.93	1.46	1.56	2.54	2.44	1.44	1.84	0.00	6.31	0.59	0.47	0.48	0.04	0.05	C11
0.00	0.00	0.00	0.00	0.00	0.00	0.00	0.00	0.00	0.00	0.00	0.00	0.00	0.00	0.00	C12－C13
0.00	0.00	0.00	0.00	0.00	0.00	0.00	1.23	0.00	0.00	0.02	0.02	0.01	0.00	0.00	C14
0.13	0.79	3.16	9.35	24.83	46.37	79.20	119.58	156.46	242.77	11.31	7.71	7.78	0.19	0.82	C15
5.23	9.01	14.35	25.38	47.69	78.10	122.40	174.16	241.25	282.18	19.63	14.00	13.89	0.53	1.53	C16
0.13	0.26	0.24	1.11	0.56	1.05	1.92	3.07	4.04	4.73	0.35	0.25	0.25	0.01	0.03	C17
1.02	2.65	4.62	5.79	7.62	12.55	23.04	26.37	41.39	45.72	3.68	2.71	2.66	0.12	0.30	C18
1.15	3.18	5.35	7.35	11.57	14.64	20.16	36.79	62.58	85.13	4.78	3.39	3.36	0.15	0.33	C19－C20
0.00	0.00	0.00	0.00	0.00	0.35	1.44	0.61	0.00	1.58	0.09	0.08	0.07	0.00	0.01	C21
4.98	8.21	13.38	25.38	31.04	41.84	73.44	99.34	113.05	148.19	12.43	9.10	9.06	0.44	1.01	C22
0.26	0.79	1.46	4.23	7.90	9.06	20.64	31.89	39.37	31.53	2.90	2.06	2.01	0.08	0.22	C23－C24
0.89	1.59	3.65	5.34	15.24	22.66	27.84	49.06	49.46	44.14	4.67	3.40	3.38	0.14	0.39	C25
0.38	0.26	0.00	0.67	0.28	0.00	0.48	0.61	2.02	0.00	0.15	0.11	0.10	0.01	0.01	C30－C31
0.00	0.00	0.00	0.22	0.85	0.35	1.44	1.84	3.03	9.46	0.24	0.15	0.16	0.01	0.01	C32
5.61	11.26	16.78	33.84	57.28	79.84	130.56	180.91	255.38	280.61	21.43	15.38	15.27	0.65	1.70	C33－C34
0.00	0.26	0.24	0.45	0.56	0.35	0.00	1.23	2.02	1.58	0.17	0.12	0.12	0.01	0.01	C37－C38
0.64	0.66	0.97	1.34	0.85	4.88	5.28	13.49	11.10	11.04	1.10	0.81	0.77	0.03	0.08	C40－C41
0.00	0.00	0.00	0.22	1.41	0.35	0.96	0.61	5.05	3.15	0.21	0.15	0.15	0.01	0.02	C43
0.00	0.00	0.24	0.00	1.41	0.70	2.40	5.52	12.11	36.26	0.67	0.39	0.43	0.01	0.02	C44
0.00	0.00	0.00	0.22	0.00	0.00	0.00	0.00	0.00	0.00	0.01	0.01	0.01	0.00	0.00	C45
0.13	0.00	0.00	0.00	0.00	0.00	0.00	0.00	0.00	0.00	0.01	0.01	0.01	0.00	0.00	C46
0.00	0.13	0.00	0.00	0.56	1.05	1.92	1.84	1.01	1.58	0.20	0.16	0.15	0.00	0.02	C47;C49
7.40	11.26	16.05	16.25	18.34	15.34	24.96	28.21	38.36	31.53	6.84	5.35	5.16	0.37	0.57	C50
0.00	0.13	0.00	0.22	0.28	0.35	1.44	0.00	1.01	3.15	0.12	0.08	0.09	0.00	0.01	C51
0.13	0.00	0.00	0.00	0.85	0.35	0.00	1.23	2.02	0.00	0.11	0.08	0.07	0.00	0.01	C52
5.36	5.30	8.51	7.57	12.42	12.90	14.88	15.94	6.06	9.46	3.73	2.97	2.91	0.21	0.34	C53
0.77	2.25	3.89	2.45	3.10	5.93	6.72	8.59	8.08	12.61	1.48	1.15	1.13	0.06	0.13	C54
0.51	1.19	1.70	2.00	3.10	2.09	4.80	3.68	6.06	6.31	0.95	0.75	0.72	0.05	0.08	C55
2.17	4.24	4.14	6.01	5.08	8.02	8.16	7.97	5.05	9.46	2.16	1.69	1.66	0.11	0.19	C56
0.13	0.00	0.00	0.00	0.85	0.00	0.00	0.61	1.01	1.58	0.08	0.06	0.06	0.00	0.01	C57
0.00	0.00	0.00	0.00	0.00	0.00	0.00	0.00	0.00	0.00	0.01	0.01	0.01	0.00	0.00	C58
—	—	—	—	—	—	—	—	—	—	—	—	—	—	—	C60
—	—	—	—	—	—	—	—	—	—	—	—	—	—	—	C61
—	—	—	—	—	—	—	—	—	—	—	—	—	—	—	C62
—	—	—	—	—	—	—	—	—	—	—	—	—	—	—	C63
0.51	0.93	0.73	1.11	2.54	4.18	3.84	4.91	7.07	4.73	0.84	0.64	0.67	0.03	0.07	C64
0.00	0.00	0.00	0.00	0.00	0.00	0.48	0.61	0.00	1.58	0.04	0.02	0.02	0.00	0.00	C65
0.13	0.13	0.00	0.00	0.00	0.00	0.00	1.84	1.01	1.58	0.08	0.05	0.05	0.00	0.00	C66
0.00	0.26	0.49	0.22	1.98	1.74	0.96	6.13	15.14	12.61	0.62	0.40	0.40	0.01	0.03	C67
0.00	0.00	0.00	0.00	0.00	0.35	0.00	0.00	0.00	0.00	0.01	0.01	0.01	0.00	0.00	C68
0.13	0.00	0.00	0.00	0.00	0.00	0.48	1.23	0.00	1.58	0.06	0.04	0.04	0.00	0.00	C69
2.04	4.24	5.11	7.12	7.62	10.81	18.24	17.17	26.24	28.38	3.47	2.71	2.66	0.15	0.30	C70－C72
0.26	0.26	0.00	0.22	2.26	2.09	0.48	2.45	5.05	6.31	0.41	0.30	0.30	0.02	0.03	C73
0.13	0.00	0.00	0.00	0.85	0.00	0.48	0.00	0.00	0.00	0.09	0.09	0.11	0.01	0.01	C74
0.00	0.00	0.00	0.22	0.00	0.00	0.00	0.00	0.00	0.00	0.04	0.04	0.03	0.00	0.00	C75
0.00	0.13	0.00	0.00	0.00	0.00	0.00	0.00	0.00	0.00	0.02	0.02	0.02	0.00	0.00	C81
1.02	1.46	2.43	4.01	2.26	4.53	6.24	13.49	13.12	7.88	1.55	1.19	1.13	0.06	0.12	C82－C85;C96
0.00	0.00	0.00	0.00	0.28	0.00	0.00	0.00	0.00	0.00	0.01	0.01	0.01	0.00	0.00	C88
0.13	0.53	0.24	1.34	1.13	1.39	4.80	4.29	2.02	1.58	0.50	0.38	0.37	0.02	0.05	C90
0.26	0.40	0.24	0.00	0.56	1.39	0.96	1.84	1.01	1.58	0.31	0.28	0.29	0.01	0.03	C91
0.64	1.19	0.73	0.89	2.26	4.53	3.36	6.13	2.02	1.58	0.83	0.66	0.65	0.03	0.07	C92－C94
1.40	1.46	2.43	2.23	5.93	2.79	10.08	8.59	11.10	1.58	1.87	1.62	1.63	0.10	0.16	C95
0.51	0.79	0.73	3.34	5.36	10.11	11.52	20.85	29.27	28.38	2.29	1.67	1.64	0.06	0.17	O&U
44.40	77.24	113.35	178.11	291.20	408.95	640.80	911.88	1185.04	1421.95	113.85	83.22	82.45	3.76	9.01	ALL
44.40	77.24	113.11	178.11	289.79	408.26	638.40	906.36	1172.93	1385.69	113.18	82.82	82.02	3.75	8.99	ALLbC44

表 5 - 1 - 13　2013 年全省城市肿瘤登记地区男女合计癌症死亡主要指标(1/10 万)

部位 Site		发病数 No. cases	构成 Freq. (%)	年龄组								
				0 -	1 - 4	5 - 9	10 - 14	15 - 19	20 - 24	25 - 29	30 - 34	35 - 39
唇	Lip	1	0.01	0.00	0.00	0.00	0.00	0.00	0.00	0.00	0.00	0.00
舌	Tongue	17	0.12	0.00	0.00	0.00	0.00	0.00	0.00	0.14	0.00	0.00
口	Mouth	36	0.26	0.00	0.00	0.00	0.00	0.00	0.00	0.00	0.00	0.00
唾液腺	Salivary glands	18	0.13	0.00	0.00	0.00	0.00	0.00	0.00	0.00	0.00	0.00
扁桃腺	Tonsil	5	0.04	0.00	0.00	0.00	0.00	0.00	0.00	0.00	0.00	0.00
其他的口咽	Other oropharynx	9	0.06	0.00	0.00	0.00	0.22	0.00	0.00	0.00	0.00	0.00
鼻咽	Nasopharynx	90	0.65	0.00	0.00	0.00	0.00	0.00	0.00	0.00	0.00	0.38
喉咽	Hypopharynx	16	0.11	0.00	0.00	0.00	0.00	0.00	0.00	0.00	0.00	0.00
咽,部位不明	Pharynx unspecified	7	0.05	0.00	0.00	0.00	0.00	0.00	0.00	0.00	0.00	0.00
食管	Oesophagus	1339	9.61	0.00	0.00	0.00	0.00	0.00	0.00	0.00	0.14	0.38
胃	Stomach	2261	16.23	0.00	0.00	0.00	0.00	0.16	0.10	0.27	1.41	2.04
小肠	Small intestine	61	0.44	0.00	0.00	0.00	0.00	0.00	0.00	0.00	0.00	0.13
结肠	Colon	449	3.22	0.00	0.00	0.00	0.00	0.00	0.21	0.41	0.57	0.89
直肠	Rectum	532	3.82	0.00	0.00	0.00	0.00	0.00	0.10	0.27	0.28	1.02
肛门	Anus	9	0.06	0.00	0.00	0.00	0.00	0.00	0.00	0.00	0.00	0.00
肝脏	Liver	1886	13.54	0.00	0.54	0.21	0.00	0.49	0.63	1.91	1.98	6.89
胆囊及其他	Gallbladder etc.	261	1.87	0.00	0.00	0.00	0.00	0.00	0.00	0.00	0.14	0.38
胰腺	Pancreas	557	4.00	0.00	0.00	0.00	0.00	0.00	0.00	0.27	0.28	0.64
鼻,鼻窦及其他	Nose,sinuses etc.	11	0.08	0.00	0.00	0.00	0.00	0.00	0.00	0.00	0.00	0.00
喉	Larynx	63	0.45	0.00	0.00	0.00	0.00	0.00	0.00	0.00	0.00	0.00
气管,支气管,肺	Traches,bronchus and lung	3611	25.92	1.05	0.00	0.00	0.00	0.00	0.21	0.27	1.27	2.55
其他的胸腔器官	Other thoracic organs	37	0.27	0.00	0.00	0.00	0.00	0.00	0.00	0.14	0.00	0.26
骨	Bone	100	0.72	0.00	0.00	0.00	0.00	0.49	0.10	0.14	0.00	0.26
皮肤的黑色素瘤	Melanoma of skin	24	0.17	0.00	0.00	0.00	0.00	0.00	0.10	0.14	0.14	0.00
其他的皮肤	Other skin	48	0.34	0.00	0.00	0.00	0.00	0.00	0.00	0.14	0.00	0.00
间皮瘤	Mesothelioma	3	0.02	0.00	0.00	0.00	0.00	0.00	0.00	0.00	0.14	0.00
卡波氏肉瘤	Kaposi sarcoma	1	0.01	0.00	0.00	0.00	0.00	0.00	0.00	0.00	0.00	0.00
周围神经,其他结缔	Connective and soft tissue	31	0.22	0.00	0.00	0.21	0.00	0.16	0.21	0.00	0.00	0.26
乳房	Breast	358	2.61	0.00	0.00	0.00	0.00	0.00	0.00	0.28	1.14	2.84
外阴	Vulva	5	0.04	0.00	0.00	0.00	0.00	0.00	0.00	0.00	0.00	0.00
阴道	Vagina	7	0.05	0.00	0.00	0.00	0.00	0.00	0.00	0.00	0.00	0.00
子宫颈	Cervix uteri	163	1.17	0.00	0.00	0.00	0.00	0.00	0.22	0.28	0.86	0.77
子宫体	Corpus uteri	72	0.52	0.00	0.00	0.00	0.00	0.00	0.00	0.28	0.00	0.00
子宫,部位不明	Uterus unspecified	22	0.16	0.00	0.00	0.00	0.00	0.00	0.00	0.28	0.29	0.00
卵巢	Ovary	109	0.78	0.00	0.00	0.00	0.00	0.00	0.22	0.00	0.00	1.29
其他的女性生殖器	Other female genital organs	5	0.04	0.00	0.00	0.00	0.00	0.00	0.00	0.00	0.00	0.00
胎盘	Placenta	0	0.00	0.00	0.00	0.00	0.00	0.00	0.00	0.00	0.00	0.00
阴茎	Penis	0	0.00	0.00	0.00	0.00	0.00	0.00	0.00	0.00	0.00	0.00
前列腺	Prostate	184	1.32	0.00	0.00	0.00	0.00	0.00	0.00	0.00	0.00	0.00
睾丸	Testis	7	0.05	0.00	0.00	0.00	0.00	0.00	0.00	0.00	0.00	0.00
其他的男性生殖器	Other male genital organs	1	0.01	0.00	0.00	0.00	0.00	0.00	0.00	0.00	0.00	0.00
肾	Kidney	125	0.90	0.00	0.54	0.00	0.00	0.00	0.10	0.27	0.14	0.00
肾盂	Renal pelvis	10	0.07	0.00	0.00	0.00	0.00	0.00	0.00	0.00	0.00	0.00
输尿管	Ureter	13	0.09	0.00	0.00	0.00	0.00	0.00	0.00	0.00	0.00	0.00
膀胱	Bladder	152	1.09	0.00	0.00	0.00	0.00	0.00	0.00	0.00	0.00	0.00
其他的泌尿器官	Other urinary organs	4	0.03	0.00	0.00	0.00	0.00	0.00	0.00	0.00	0.00	0.00
眼	Eye	6	0.04	0.00	0.54	0.00	0.00	0.00	0.00	0.00	0.00	0.00
脑,神经系统	Brain,nervous system	311	2.23	1.05	1.35	0.43	0.22	0.16	0.21	1.50	0.85	1.40
甲状腺	Thyroid	42	0.30	0.00	0.00	0.00	0.00	0.00	0.00	0.14	0.14	0.00
肾上腺	Adrenal gland	12	0.09	0.00	0.00	0.00	0.00	0.00	0.16	0.00	0.00	0.00
其他的内分泌腺	Other endocrine	6	0.04	0.00	0.00	0.00	0.00	0.00	0.16	0.10	0.00	0.00
霍奇金病	Hodgkin disease	5	0.04	0.00	0.00	0.00	0.00	0.00	0.00	0.14	0.00	0.00
非霍奇金淋巴瘤	Non-hodgkin lymphoma	192	1.38	0.00	0.00	0.00	0.22	0.32	0.10	0.41	0.14	0.77
免疫增生性疾病	Immunoproliferative disease	0	0.00	0.00	0.00	0.00	0.00	0.00	0.00	0.00	0.00	0.00
多发性骨髓瘤	Multiple myeloma	67	0.48	0.00	0.00	0.00	0.00	0.00	0.00	0.00	0.14	0.00
淋巴样白血病	Lymphoid leukaemia	52	0.37	0.00	0.27	0.21	0.66	0.49	0.21	0.55	0.14	0.26
髓样白血病	Myeloid leukaemia	124	0.89	1.05	0.27	0.43	0.00	0.32	0.21	0.55	0.00	0.77
白血病,未特指	Leukaemia unspecified	122	0.88	3.16	0.27	0.64	0.87	0.81	0.42	0.41	0.28	0.38
其他的或未指明部位	Other and unspecified	257	1.85	0.00	0.00	0.21	0.22	0.16	0.52	0.55	0.14	0.64
所有部位合计	All sites	13929	100.00	6.33	3.77	2.35	2.40	3.88	3.76	9.00	9.47	22.73
所有部位除外 C44	All sites but C44	13881	99.66	6.33	3.77	2.35	2.40	3.88	3.76	9.00	9.47	22.73

Table 5 – 1 – 13　Cancer mortality in urban registration areas of Anhui Province, both sexes in 2013(1/10⁵)

\	Age group										粗率 Crude rate	中国人口标化率 ASR China	世界人口标化率 ASR world	Cum. Rate(%)		ICD10
	40-44	45-49	50-54	55-59	60-64	65-69	70-74	75-79	80-84	85+				累积率 (0-64岁)	累积率 (0-74岁)	
	0.00	0.00	0.00	0.00	0.00	0.00	0.00	0.00	0.00	1.82	0.01	0.01	0.01	0.00	0.00	C00
	0.11	0.11	0.48	0.20	0.26	0.32	2.23	1.17	1.05	1.82	0.19	0.15	0.15	0.01	0.02	C01 – C02
	0.00	0.34	0.48	0.40	1.05	2.23	2.67	2.92	2.09	9.10	0.39	0.29	0.31	0.01	0.04	C03 – C06
	0.11	0.00	0.00	0.40	0.26	1.27	1.34	2.34	1.05	3.64	0.20	0.14	0.14	0.00	0.02	C07 – C08
	0.00	0.34	0.00	0.20	0.26	0.00	0.00	0.00	0.00	0.00	0.05	0.04	0.04	0.00	0.00	C09
	0.00	0.11	0.00	0.20	0.78	0.00	0.45	0.00	1.05	1.82	0.10	0.09	0.09	0.01	0.01	C10
	0.57	1.24	1.44	2.37	3.40	3.82	4.45	3.50	7.32	9.10	0.99	0.75	0.76	0.05	0.09	C11
	0.11	0.56	0.00	0.20	0.00	0.32	2.67	0.58	1.05	0.00	0.18	0.13	0.12	0.00	0.02	C12 – C13
	0.00	0.00	0.24	0.00	0.26	0.64	0.45	0.00	2.09	0.00	0.08	0.06	0.06	0.00	0.01	C14
	1.26	4.50	11.02	16.41	47.06	60.46	112.22	134.27	175.72	245.59	14.68	10.84	10.97	0.40	1.27	C15
	3.89	9.34	18.92	33.22	68.76	106.60	173.68	227.09	345.16	291.07	24.79	18.41	18.19	0.69	2.09	C16
	0.11	0.34	1.44	1.78	1.57	2.23	4.01	5.25	6.28	7.28	0.67	0.51	0.51	0.03	0.06	C17
	1.71	2.25	7.90	6.33	10.20	13.68	33.85	37.95	65.89	85.50	4.92	3.70	3.65	0.15	0.39	C18
	2.06	2.25	7.67	8.50	15.16	24.82	32.95	38.53	73.22	109.15	5.83	4.35	4.40	0.19	0.48	C19 – C20
	0.00	0.00	0.24	0.00	0.78	0.00	0.89	1.17	0.00	1.82	0.10	0.08	0.08	0.01	0.01	C21
	12.69	20.14	33.06	42.52	58.57	69.05	106.43	137.19	141.20	180.10	20.68	15.94	15.70	0.90	1.77	C22
	0.34	0.90	1.68	7.84	8.91	21.82	29.19	46.02	36.38	36.38	2.86	2.10	2.05	0.07	0.23	C23 – C24
	0.91	1.91	5.03	8.70	21.44	26.73	39.19	59.55	64.85	72.77	6.11	4.57	4.57	0.20	0.53	C25
	0.34	0.11	0.24	0.00	0.52	0.32	0.45	0.00	2.09	0.00	0.12	0.09	0.09	0.01	0.01	C30 – C31
	0.00	0.34	0.72	1.58	2.35	2.55	3.12	3.50	12.55	12.73	0.69	0.50	0.51	0.02	0.05	C32
	6.51	14.40	32.82	54.58	104.32	143.19	297.48	397.56	533.43	493.00	39.59	29.28	28.90	1.09	3.29	C33 – C34
	0.23	0.45	0.24	0.59	0.78	0.95	3.12	3.50	3.14	3.64	0.41	0.31	0.29	0.01	0.03	C37 – C38
	0.46	1.01	1.44	1.58	1.83	1.91	7.13	9.34	11.51	18.19	1.10	0.83	0.82	0.04	0.08	C40 – C41
	0.00	0.00	0.00	0.20	1.05	0.32	1.78	1.17	8.37	1.82	0.26	0.20	0.19	0.01	0.02	C43
	0.11	0.00	0.24	0.00	0.78	0.32	3.12	5.25	10.46	29.11	0.53	0.35	0.37	0.01	0.02	C44
	0.00	0.11	0.00	0.00	0.00	0.00	0.45	0.00	0.00	0.00	0.03	0.03	0.02	0.00	0.00	C45
	0.11	0.00	0.00	0.00	0.00	0.00	0.00	0.00	0.00	0.00	0.01	0.01	0.01	0.00	0.00	C46
	0.00	0.11	0.48	0.59	0.52	1.27	1.78	2.92	3.14	1.82	0.34	0.27	0.27	0.01	0.03	C47;C49
	6.63	11.54	20.92	19.46	24.54	15.56	33.37	30.66	48.81	35.30	8.04	6.18	6.02	0.44	0.68	C50
	0.00	0.00	0.00	0.00	0.00	0.00	2.71	0.00	1.95	2.94	0.11	0.08	0.08	0.00	0.01	C51
	0.23	0.00	0.00	0.00	1.60	0.65	0.00	2.27	0.00	0.00	0.16	0.12	0.12	0.01	0.01	C52
	6.86	4.07	9.46	6.36	8.54	12.32	15.33	15.90	3.90	11.77	3.66	2.86	2.78	0.19	0.33	C53
	0.91	2.26	5.48	2.38	2.67	5.84	8.12	10.22	5.86	14.71	1.62	1.25	1.23	0.07	0.14	C54
	0.00	0.00	1.49	0.79	2.13	1.30	2.71	4.54	1.95	2.94	0.49	0.40	0.39	0.02	0.04	C55
	2.51	3.62	5.48	6.75	5.33	6.48	9.02	12.49	5.86	11.77	2.45	1.86	1.81	0.13	0.20	C56
	0.00	0.00	0.00	0.00	1.07	0.00	0.00	1.14	1.95	2.94	0.11	0.07	0.07	0.01	0.01	C57
	0.00	0.00	0.00	0.00	0.00	0.00	0.00	0.00	0.00	0.00	0.00	0.00	0.00	0.00	0.00	C58
	0.00	0.00	0.00	0.00	0.00	0.00	0.00	0.00	0.00	0.00	0.00	0.00	0.00	0.00	0.00	C60
	0.00	0.00	0.92	1.18	6.67	8.12	23.75	55.26	112.65	143.03	3.94	2.92	2.91	0.04	0.20	C61
	0.00	0.00	0.00	0.00	1.87	0.00	1.20	6.76	0.00	0.00	0.11	0.11	0.11			C62
	0.00	0.00	0.00	0.00	0.00	0.62	0.00	0.00	0.00	0.00	0.02	0.02	0.02			C63
	0.80	1.01	1.44	2.57	4.44	4.77	6.68	10.51	13.60	10.92	1.37	1.04	1.06	0.06	0.11	C64
	0.00	0.00	0.00	0.00	0.26	0.32	0.89	0.00	1.75	5.46	0.11	0.08	0.08	0.00	0.01	C65
	0.11	0.23	0.00	0.00	0.00	0.64	0.00	3.50	1.05	1.82	0.14	0.10	0.09	0.00	0.01	C66
	0.34	0.45	1.68	0.99	2.88	4.45	5.79	21.02	38.70	40.02	1.67	1.16	1.14	0.03	0.08	C67
	0.00	0.00	0.00	0.00	0.00	0.64	0.00	0.58	0.00	1.82	0.04	0.03	0.03	0.00	0.00	C68
	0.11	0.00	0.00	0.00	0.00	0.00	0.00	1.17	0.00	1.82	0.07	0.05	0.08	0.00	0.00	C69
	2.29	3.60	4.55	4.94	7.84	8.91	19.59	16.93	33.47	21.83	3.41	2.74	2.70	0.15	0.29	C70 – C72
	0.23	0.23	0.72	0.20	2.09	1.91	2.67	2.34	5.23	5.46	0.46	0.36	0.36	0.02	0.04	C73
	0.11	0.11	0.00	0.59	1.05	0.32	0.00	0.00	0.00	1.82	0.13	0.10	0.11	0.01	0.01	C74
	0.00	0.11	0.00	0.20	0.00	0.00	0.89	0.00	0.00	0.00	0.07	0.05	0.06	0.00	0.01	C75
	0.11	0.11	0.00	0.20	0.00	0.00	0.45	0.00	0.00	0.00	0.05	0.04	0.04	0.00	0.01	C81
	1.03	1.13	4.07	3.96	4.44	6.36	10.24	18.10	28.24	7.28	2.10	1.65	1.57	0.08	0.17	C82 – C85;C96
	0.00	0.00	0.00	0.00	0.00	0.00	0.00	0.00	0.00	0.00	0.00	0.00	0.00	0.00	0.00	C88
	0.23	0.34	0.72	1.98	1.31	2.86	5.34	7.59	4.18	9.10	0.73	0.55	0.54	0.02	0.06	C90
	0.57	0.34	0.48	0.40	1.05	1.27	1.34	3.50	6.28	0.00	0.57	0.52	0.50	0.03	0.04	C91
	0.80	0.56	1.44	2.18	3.92	5.73	4.90	14.59	5.23	5.46	1.36	1.09	1.10	0.06	0.11	C92 – C94
	0.46	0.68	1.92	1.78	3.66	3.50	6.68	7.01	13.60	3.64	1.34	1.17	1.20	0.07	0.12	C95
	0.91	1.13	1.68	3.96	6.01	9.23	14.70	24.52	43.93	45.48	2.82	2.09	2.06	0.08	0.20	O&U
	48.34	81.57	166.00	226.63	414.94	549.52	985.96	1305.34	1807.40	1886.48	152.71	114.79	113.75	4.98	12.65	ALL
	48.23	81.57	165.76	226.63	414.15	549.21	982.84	1300.09	1796.94	1857.38	152.18	114.45	113.38	4.97	12.63	ALLbC44

表 5-1-14　2013 年全省城市肿瘤登记地区男性癌症死亡主要指标（1/10 万）

部位 Site		发病数 No. cases	构成 Freq. (%)	年龄组								
				0-	1-4	5-9	10-14	15-19	20-24	25-29	30-34	35-39
唇	Lip	0	0.00	0.00	0.00	0.00	0.00	0.00	0.00	0.00	0.00	0.00
舌	Tongue	10	0.11	0.00	0.00	0.00	0.00	0.00	0.00	0.27	0.00	0.00
口	Mouth	22	0.24	0.00	0.00	0.00	0.00	0.00	0.00	0.00	0.00	0.00
唾液腺	Salivary glands	10	0.11	0.00	0.00	0.00	0.00	0.00	0.00	0.00	0.00	0.00
扁桃腺	Tonsil	3	0.03	0.00	0.00	0.00	0.00	0.00	0.00	0.00	0.00	0.00
其他的口咽	Other oropharynx	7	0.08	0.00	0.00	0.00	0.41	0.00	0.00	0.00	0.00	0.00
鼻咽	Nasopharynx	70	0.77	0.00	0.00	0.00	0.00	0.00	0.00	0.00	0.00	0.76
喉咽	Hypopharynx	16	0.18	0.00	0.00	0.00	0.00	0.00	0.00	0.00	0.00	0.00
咽,部位不明	Pharynx unspecified	7	0.08	0.00	0.00	0.00	0.00	0.00	0.00	0.00	0.00	0.00
食管	Oesophagus	971	10.69	0.00	0.00	0.00	0.00	0.00	0.00	0.00	0.28	0.51
胃	Stomach	1590	17.50	0.00	0.00	0.00	0.00	0.00	0.00	0.54	1.12	2.78
小肠	Small intestine	39	0.43	0.00	0.00	0.00	0.00	0.00	0.00	0.00	0.00	0.25
结肠	Colon	253	2.79	0.00	0.00	0.00	0.00	0.00	0.41	0.00	1.12	0.51
直肠	Rectum	305	3.36	0.00	0.00	0.00	0.00	0.00	0.20	0.54	0.00	0.76
肛门	Anus	6	0.07	0.00	0.00	0.00	0.00	0.00	0.00	0.00	0.00	0.00
肝脏	Liver	1400	15.41	0.00	0.00	0.40	0.00	0.61	1.01	2.42	3.09	11.88
胆囊及其他	Gallbladder etc.	112	1.23	0.00	0.00	0.00	0.00	0.00	0.00	0.00	0.00	0.51
胰腺	Pancreas	318	3.50	0.00	0.00	0.00	0.00	0.00	0.00	0.27	0.28	1.01
鼻,鼻窦及其他	Nose,sinuses etc.	6	0.07	0.00	0.00	0.00	0.00	0.00	0.00	0.00	0.00	0.00
喉	Larynx	53	0.58	0.00	0.00	0.00	0.00	0.00	0.00	0.00	0.00	0.00
气管,支气管,肺	Traches,bronchus and lung	2640	29.06	1.92	0.00	0.00	0.00	0.00	0.41	0.27	1.40	2.78
其他的胸腔器官	Other thoracic organs	31	0.34	0.00	0.00	0.00	0.00	0.00	0.00	0.27	0.00	0.51
骨	Bone	63	0.69	0.00	0.00	0.00	0.00	0.92	0.00	0.27	0.00	0.25
皮肤的黑色素瘤	Melanoma of skin	14	0.15	0.00	0.00	0.00	0.00	0.00	0.20	0.27	0.00	0.00
其他的皮肤	Other skin	22	0.24	0.00	0.00	0.00	0.00	0.00	0.00	0.00	0.00	0.00
间皮瘤	Mesothelioma	3	0.03	0.00	0.00	0.00	0.00	0.00	0.00	0.00	0.28	0.00
卡波氏肉瘤	Kaposi sarcoma	0	0.00	0.00	0.00	0.00	0.00	0.00	0.00	0.00	0.00	0.00
周围神经,其他结缔	Connective and soft tissue	17	0.19	0.00	0.00	0.40	0.00	0.31	0.41	0.00	0.00	0.00
乳房	Breast	6	0.07	0.00	0.00	0.00	0.00	0.00	0.00	0.00	0.00	0.00
外阴	Vulva	—	—	—	—	—	—	—	—	—	—	—
阴道	Vagina	—	—	—	—	—	—	—	—	—	—	—
子宫颈	Cervix uteri	—	—	—	—	—	—	—	—	—	—	—
子宫体	Corpus uteri	—	—	—	—	—	—	—	—	—	—	—
子宫,部位不明	Uterus unspecified	—	—	—	—	—	—	—	—	—	—	—
卵巢	Ovary	—	—	—	—	—	—	—	—	—	—	—
其他的女性生殖器	Other female genital organs	—	—	—	—	—	—	—	—	—	—	—
胎盘	Placenta	—	—	—	—	—	—	—	—	—	—	—
阴茎	Penis	7	0.08	0.00	0.00	0.00	0.00	0.00	0.00	0.00	0.00	0.00
前列腺	Prostate	184	2.03	0.00	0.00	0.00	0.00	0.00	0.00	0.00	0.00	0.00
睾丸	Testis	7	0.08	0.00	0.00	0.00	0.00	0.00	0.00	0.00	0.00	0.00
其他的男性生殖器	Other male genital organs	1	0.01	0.00	0.00	0.00	0.00	0.00	0.00	0.00	0.00	0.00
肾	Kidney	80	0.88	0.00	0.00	0.00	0.00	0.00	0.00	0.27	0.28	0.00
肾盂	Renal pelvis	8	0.09	0.00	0.00	0.00	0.00	0.00	0.00	0.00	0.00	0.00
输尿管	Ureter	6	0.07	0.00	0.00	0.00	0.00	0.00	0.00	0.00	0.00	0.00
膀胱	Bladder	115	1.27	0.00	0.00	0.00	0.00	0.00	0.00	0.00	0.00	0.00
其他的泌尿器官	Other urinary organs	3	0.03	0.00	0.00	0.00	0.00	0.00	0.00	0.00	0.00	0.00
眼	Eye	2	0.02	0.00	0.98	0.00	0.00	0.00	0.00	0.00	0.00	0.00
脑,神经系统	Brain,nervous system	178	1.96	1.92	2.46	0.00	0.00	0.31	0.20	2.42	0.84	2.02
甲状腺	Thyroid	16	0.18	0.00	0.00	0.00	0.00	0.00	0.00	0.00	0.00	0.00
肾上腺	Adrenal gland	7	0.08	0.00	0.00	0.00	0.00	0.00	0.20	0.00	0.00	0.00
其他的内分泌腺	Other endocrine	4	0.04	0.00	0.00	0.00	0.00	0.00	0.00	0.00	0.00	0.00
霍奇金病	Hodgkin disease	3	0.03	0.00	0.00	0.00	0.00	0.00	0.00	0.00	0.00	0.00
非霍奇金淋巴瘤	Non-hodgkin lymphoma	117	1.29	0.00	0.00	0.00	0.00	0.61	0.00	0.54	0.00	1.52
免疫增生性疾病	Immunoproliferative disease	0	0.00	0.00	0.00	0.00	0.00	0.00	0.00	0.00	0.00	0.00
多发性骨髓瘤	Multiple myeloma	38	0.42	0.00	0.00	0.00	0.00	0.00	0.00	0.00	0.00	0.00
淋巴样白血病	Lymphoid leukaemia	37	0.41	0.00	0.00	0.00	0.82	0.61	0.20	0.81	0.28	0.51
髓样白血病	Myeloid leukaemia	77	0.85	1.92	0.49	0.80	0.00	0.31	0.00	0.27	0.00	1.52
白血病,未特指	Leukaemia unspecified	60	0.66	3.84	0.00	0.40	0.00	1.22	0.20	0.27	0.28	0.51
其他的或未指明部位	Other and unspecified	140	1.54	0.00	0.00	0.40	0.41	0.00	0.20	0.54	0.00	0.51
所有部位合计	All sites	9084	100.00	9.60	3.94	2.40	1.63	4.90	3.65	10.24	9.26	29.07
所有部位除外 C44	All sites but C44	9062	99.76	9.60	3.94	2.40	1.63	4.90	3.65	10.24	9.26	29.07

Table 5 - 1 - 14　Cancer mortality in urban registration areas of Anhui Province, male in 2013(1/10^5)

| Age group | | | | | | | | | | 粗率
Crude
rate | 中国人口
标化率
ASR China | 世界人口
标化率
ASR world | Cum. Rate (%) | | ICD10 |
40-44	45-49	50-54	55-59	60-64	65-69	70-74	75-79	80-84	85+				累积率 (0-64岁)	累积率 (0-74岁)	
0.00	0.00	0.00	0.00	0.00	0.00	0.00	0.00	0.00	0.00	0.00	0.00	0.00	0.00	0.00	C00
0.00	0.00	0.92	0.39	0.51	0.00	2.64	1.20	0.00	4.77	0.21	0.19	0.19	0.01	0.02	C01-C02
0.00	0.45	0.92	0.79	1.54	2.50	2.64	3.60	2.25	9.54	0.47	0.37	0.39	0.02	0.04	C03-C06
0.23	0.00	0.00	0.39	0.51	1.25	0.88	3.60	0.00	4.77	0.21	0.16	0.16	0.01	0.02	C07-C08
0.00	0.67	0.00	0.00	0.00	0.00	0.00	0.00	0.00	0.00	0.06	0.05	0.04	0.00	0.00	C09
0.00	0.22	0.00	0.39	1.03	0.00	0.88	0.00	2.25	0.00	0.15	0.14	0.14	0.01	0.01	C10
0.91	1.57	1.85	4.33	4.62	6.25	7.92	6.01	15.77	4.77	1.50	1.18	1.15	0.07	0.14	C11
0.23	1.12	0.00	0.39	0.00	0.62	5.28	1.20	2.25	0.00	0.34	0.26	0.24	0.01	0.04	C12-C13
0.00	0.00	0.46	0.00	0.51	1.25	0.88	0.00	4.51	0.00	0.15	0.12	0.12	0.00	0.02	C14
2.29	8.28	18.46	28.75	73.84	98.09	166.26	177.79	232.06	319.43	20.81	16.25	16.51	0.66	1.98	C15
3.43	12.31	23.07	46.47	105.12	153.70	254.23	336.35	527.21	386.17	34.07	26.40	26.06	0.97	3.01	C16
0.00	0.45	2.31	2.36	2.05	2.50	6.16	7.21	4.51	9.54	0.84	0.68	0.67	0.04	0.08	C17
1.83	2.01	7.38	7.09	12.82	17.49	39.59	43.25	78.86	119.19	5.42	4.27	4.27	0.17	0.45	C18
3.20	2.24	6.46	10.24	21.02	31.86	43.98	40.84	74.35	123.96	6.54	5.11	5.24	0.22	0.60	C19-C20
0.00	0.00	0.46	0.00	1.54	0.00	0.88	1.20	0.00	0.00	0.13	0.11	0.11	0.01	0.01	C21
22.17	35.37	51.22	66.16	92.30	103.72	140.75	181.39	180.24	257.45	30.00	23.92	23.55	1.43	2.66	C22
0.23	0.45	1.85	3.94	7.69	8.12	18.47	24.03	38.30	33.37	2.40	1.86	1.84	0.07	0.21	C23-C24
1.14	2.91	5.08	11.42	29.23	28.74	44.86	61.26	74.35	76.28	6.81	5.32	5.35	0.26	0.62	C25
0.23	0.00	0.46	0.00	0.51	0.62	0.88	0.00	2.25	0.00	0.13	0.11	0.10	0.01	0.01	C30-C31
0.00	0.67	1.38	2.76	4.10	4.37	6.16	6.01	24.78	9.54	1.14	0.87	0.87	0.04	0.10	C32
7.08	18.80	42.45	76.80	152.81	206.81	467.11	625.86	826.86	810.49	56.57	43.73	43.20	1.52	4.89	C33-C34
0.46	0.45	0.46	0.79	1.54	1.25	6.16	6.01	6.76	4.77	0.66	0.53	0.50	0.02	0.06	C37-C38
0.46	1.34	2.31	2.36	3.08	1.87	7.04	10.81	18.02	23.84	1.35	1.08	1.07	0.05	0.10	C40-C41
0.00	0.00	0.00	0.39	0.51	0.62	2.64	2.40	9.01	0.00	0.30	0.23	0.21	0.01	0.02	C43
0.23	0.00	0.00	0.00	0.51	0.00	4.40	3.60	13.52	28.61	0.47	0.35	0.37	0.00	0.03	C44
0.00	0.22	0.00	0.00	0.00	0.00	0.88	0.00	0.00	0.00	0.06	0.06	0.05	0.00	0.01	C45
0.00	0.00	0.00	0.00	0.00	0.00	0.00	0.00	0.00	0.00	0.00	0.00	0.00	0.00	0.00	C46
0.00	0.00	0.92	1.18	0.00	1.25	1.76	2.40	4.51	0.00	0.36	0.31	0.31	0.02	0.03	C47;C49
0.00	0.00	0.46	0.39	0.00	0.00	0.88	2.40	2.25	0.00	0.13	0.10	0.09	0.00	0.01	C50
—	—	—	—	—	—	—	—	—	—	—	—	—	—	—	C51
—	—	—	—	—	—	—	—	—	—	—	—	—	—	—	C52
—	—	—	—	—	—	—	—	—	—	—	—	—	—	—	C53
—	—	—	—	—	—	—	—	—	—	—	—	—	—	—	C54
—	—	—	—	—	—	—	—	—	—	—	—	—	—	—	C55
—	—	—	—	—	—	—	—	—	—	—	—	—	—	—	C56
—	—	—	—	—	—	—	—	—	—	—	—	—	—	—	C57
—	—	—	—	—	—	—	—	—	—	—	—	—	—	—	C58
0.00	0.00	0.46	0.00	0.51	1.25	0.88	0.00	2.25	4.77	0.15	0.12	0.13	0.00	0.02	C60
0.00	0.00	0.92	1.18	6.67	8.12	23.75	55.26	112.65	143.03	3.94	2.92	2.91	0.04	0.20	C61
0.00	0.00	0.00	0.00	0.00	1.87	0.00	1.20	6.76	0.00	0.15	0.11	0.10	0.00	0.01	C62
0.00	0.00	0.00	0.00	0.00	0.62	0.00	0.00	0.00	0.00	0.02	0.02	0.02	0.00	0.01	C63
0.91	1.12	2.31	3.94	4.62	5.62	10.56	13.21	22.53	14.30	1.71	1.35	1.31	0.07	0.15	C64
0.00	0.00	0.00	0.00	0.51	0.62	0.88	2.40	0.00	14.30	0.17	0.13	0.15	0.00	0.01	C65
0.00	0.22	0.00	0.00	0.00	1.25	0.00	3.60	0.00	0.00	0.13	0.10	0.09	0.00	0.01	C66
0.69	0.67	2.31	1.97	2.56	7.50	9.68	36.04	56.33	76.28	2.46	1.85	1.82	0.04	0.13	C67
0.00	0.00	0.00	0.00	0.00	0.62	0.00	1.20	0.00	4.77	0.06	0.05	0.05	0.00	0.01	C68
0.00	0.00	0.00	0.00	0.00	0.00	0.00	0.00	0.00	0.00	0.04	0.04	0.09	0.00	0.01	C69
2.74	4.48	5.08	4.73	9.23	8.75	16.71	19.22	49.57	28.61	3.81	3.14	3.12	0.17	0.30	C70-C72
0.00	0.22	1.38	0.00	0.51	1.25	4.40	3.60	2.25	0.00	0.34	0.29	0.28	0.01	0.04	C73
0.00	0.22	0.00	1.18	0.51	0.62	0.00	0.00	0.00	4.77	0.15	0.11	0.12	0.01	0.01	C74
0.00	0.22	0.00	0.00	0.00	0.00	1.76	0.00	0.00	0.00	0.09	0.07	0.06	0.00	0.01	C75
0.23	0.00	0.00	0.39	0.00	0.00	0.88	0.00	0.00	0.00	0.06	0.05	0.05	0.00	0.01	C81
0.91	0.67	5.08	3.54	6.67	8.75	14.07	18.02	42.81	14.30	2.51	2.04	1.96	0.10	0.21	C82-C85;C96
0.00	0.00	0.00	0.00	0.00	0.00	0.00	0.00	0.00	0.00	0.00	0.00	0.00	0.00	0.00	C88
0.23	0.22	0.92	2.76	1.54	3.12	5.28	8.41	4.51	19.07	0.81	0.63	0.65	0.03	0.07	C90
0.69	0.45	0.46	0.79	1.54	1.87	1.76	6.01	11.27	0.00	0.79	0.72	0.65	0.04	0.05	C91
1.14	0.45	1.85	2.76	5.13	5.00	5.28	20.42	9.01	9.54	1.65	1.36	1.37	0.07	0.13	C92-C94
0.23	0.45	1.85	1.58	3.59	3.75	5.28	9.61	20.28	4.77	1.29	1.09	1.11	0.06	0.10	C95
1.14	2.01	2.31	3.54	7.18	9.37	18.47	25.23	47.31	61.98	3.00	2.35	2.35	0.09	0.23	O&U
53.02	100.95	193.80	296.16	568.17	742.88	1353.82	1771.86	2532.39	2626.94	194.65	152.29	151.23	6.39	16.88	ALL
52.79	100.95	193.80	296.16	567.66	742.88	1349.43	1768.25	2518.87	2598.33	194.18	151.94	150.86	6.39	16.85	ALLbC44

表 5-1-15　2013年全省城市肿瘤登记地区女性癌症死亡主要指标（1/10万）

部位 Site		发病数 No. cases	构成 Freq.（%）	年龄组								
				0-	1-4	5-9	10-14	15-19	20-24	25-29	30-34	35-39
唇	Lip	1	0.02	0.00	0.00	0.00	0.00	0.00	0.00	0.00	0.00	0.00
舌	Tongue	7	0.14	0.00	0.00	0.00	0.00	0.00	0.00	0.00	0.00	0.00
口	Mouth	14	0.29	0.00	0.00	0.00	0.00	0.00	0.00	0.00	0.00	0.00
唾液腺	Salivary glands	8	0.17	0.00	0.00	0.00	0.00	0.00	0.00	0.00	0.00	0.00
扁桃腺	Tonsil	2	0.04	0.00	0.00	0.00	0.00	0.00	0.00	0.00	0.00	0.00
其他的口咽	Other oropharynx	2	0.04	0.00	0.00	0.00	0.00	0.00	0.00	0.00	0.00	0.00
鼻咽	Nasopharynx	20	0.41	0.00	0.00	0.00	0.00	0.00	0.00	0.00	0.00	0.00
喉咽	Hypopharynx	0	0.00	0.00	0.00	0.00	0.00	0.00	0.00	0.00	0.00	0.00
咽,部位不明	Pharynx unspecified	0	0.00	0.00	0.00	0.00	0.00	0.00	0.00	0.00	0.00	0.00
食管	Oesophagus	368	7.60	0.00	0.00	0.00	0.00	0.00	0.00	0.00	0.00	0.26
胃	Stomach	671	13.85	0.00	0.00	0.00	0.00	0.34	0.22	0.00	1.71	1.29
小肠	Small intestine	22	0.45	0.00	0.00	0.00	0.00	0.00	0.00	0.00	0.00	0.00
结肠	Colon	196	4.05	0.00	0.00	0.00	0.00	0.00	0.00	0.83	0.00	1.29
直肠	Rectum	227	4.69	0.00	0.00	0.00	0.00	0.00	0.00	0.00	0.57	1.29
肛门	Anus	3	0.06	0.00	0.00	0.00	0.00	0.00	0.00	0.00	0.00	0.00
肝脏	Liver	486	10.03	0.00	1.19	0.00	0.00	0.34	0.22	1.38	0.86	1.81
胆囊及其他	Gallbladder etc.	149	3.08	0.00	0.00	0.00	0.00	0.00	0.00	0.00	0.29	0.26
胰腺	Pancreas	239	4.93	0.00	0.00	0.00	0.00	0.00	0.00	0.28	0.29	0.26
鼻,鼻窦及其他	Nose,sinuses etc.	5	0.10	0.00	0.00	0.00	0.00	0.00	0.00	0.00	0.00	0.00
喉	Larynx	10	0.21	0.00	0.00	0.00	0.00	0.00	0.00	0.00	0.00	0.00
气管,支气管,肺	Traches,bronchus and lung	971	20.04	0.00	0.00	0.00	0.00	0.00	0.00	0.28	1.14	2.32
其他的胸腔器官	Other thoracic organs	6	0.12	0.00	0.00	0.00	0.00	0.00	0.00	0.00	0.00	0.00
骨	Bone	37	0.76	0.00	0.00	0.00	0.00	0.00	0.22	0.00	0.00	0.26
皮肤的黑色素瘤	Melanoma of skin	10	0.21	0.00	0.00	0.00	0.00	0.00	0.00	0.00	0.29	0.00
其他的皮肤	Other skin	26	0.54	0.00	0.00	0.00	0.00	0.00	0.00	0.00	0.00	0.00
间皮瘤	Mesothelioma	0	0.00	0.00	0.00	0.00	0.00	0.00	0.00	0.00	0.00	0.00
卡波氏肉瘤	Kaposi sarcoma	1	0.02	0.00	0.00	0.00	0.00	0.00	0.00	0.00	0.00	0.00
周围神经,其他结缔	Connective and soft tissue	14	0.29	0.00	0.00	0.00	0.00	0.00	0.00	0.00	0.00	0.52
乳房	Breast	358	7.39	0.00	0.00	0.00	0.00	0.00	0.00	0.28	1.14	2.84
外阴	Vulva	5	0.10	0.00	0.00	0.00	0.00	0.00	0.00	0.00	0.00	0.00
阴道	Vagina	7	0.14	0.00	0.00	0.00	0.00	0.00	0.00	0.00	0.00	0.00
子宫颈	Cervix uteri	163	3.36	0.00	0.00	0.00	0.00	0.00	0.22	0.28	0.86	0.77
子宫体	Corpus uteri	72	1.49	0.00	0.00	0.00	0.00	0.00	0.00	0.28	0.00	0.00
子宫,部位不明	Uterus unspecified	22	0.45	0.00	0.00	0.00	0.00	0.00	0.00	0.28	0.29	0.00
卵巢	Ovary	109	2.25	0.00	0.00	0.00	0.00	0.00	0.22	0.00	0.00	1.29
其他的女性生殖器	Other female genital organs	5	0.10	0.00	0.00	0.00	0.00	0.00	0.00	0.00	0.00	0.00
胎盘	Placenta	0	0.00	0.00	0.00	0.00	0.00	0.00	0.00	0.00	0.00	0.00
阴茎	Penis	—										
前列腺	Prostate	—										
睾丸	Testis	—										
其他的男性生殖器	Other male genital organs	—										
肾	Kidney	45	0.93	0.00	1.19	0.00	0.00	0.00	0.22	0.28	0.00	0.00
肾盂	Renal pelvis	2	0.04	0.00	0.00	0.00	0.00	0.00	0.00	0.00	0.00	0.00
输尿管	Ureter	7	0.14	0.00	0.00	0.00	0.00	0.00	0.00	0.00	0.00	0.00
膀胱	Bladder	37	0.76	0.00	0.00	0.00	0.00	0.00	0.00	0.00	0.00	0.00
其他的泌尿器官	Other urinary organs	1	0.02	0.00	0.00	0.00	0.00	0.00	0.00	0.00	0.00	0.00
眼	Eye	4	0.08	0.00	0.00	0.00	0.00	0.00	0.00	0.00	0.00	0.00
脑,神经系统	Brain,nervous system	133	2.75	0.00	0.00	0.92	0.47	0.00	0.22	0.55	0.86	0.77
甲状腺	Thyroid	26	0.54	0.00	0.00	0.00	0.00	0.00	0.00	0.28	0.29	0.00
肾上腺	Adrenal gland	5	0.10	0.00	0.00	0.00	0.00	0.34	0.00	0.00	0.00	0.00
其他的内分泌腺	Other endocrine	2	0.04	0.00	0.00	0.00	0.00	0.34	0.00	0.00	0.00	0.00
霍奇金病	Hodgkin disease	2	0.04	0.00	0.00	0.00	0.00	0.00	0.00	0.28	0.00	0.00
非霍奇金淋巴瘤	Non-hodgkin lymphoma	75	1.55	0.00	0.00	0.00	0.47	0.00	0.22	0.28	0.29	0.00
免疫增生性疾病	Immunoproliferative disease	0	0.00	0.00	0.00	0.00	0.00	0.00	0.00	0.00	0.00	0.00
多发性骨髓瘤	Multiple myeloma	29	0.60	0.00	0.00	0.00	0.00	0.00	0.00	0.00	0.29	0.00
淋巴样白血病	Lymphoid leukaemia	15	0.31	0.00	0.60	0.46	0.47	0.34	0.22	0.28	0.00	0.00
髓样白血病	Myeloid leukaemia	47	0.97	0.00	0.00	0.00	0.00	0.34	0.43	0.83	0.00	0.00
白血病,未特指	Leukaemia unspecified	62	1.28	2.34	0.60	0.92	1.88	0.34	0.65	0.55	0.29	0.26
其他的或未指明部位	Other and unspecified	117	2.41	0.00	0.00	0.00	0.00	0.34	0.86	0.55	0.29	0.77
所有部位合计	All sites	4845	100.00	2.34	3.57	2.30	3.30	2.74	3.87	7.74	9.69	16.25
所有部位除外 C44	All sites but C44	4819	99.46	2.34	3.57	2.30	3.30	2.74	3.87	7.74	9.69	16.25

Table 5 – 1 – 15　Cancer mortality in urban registration areas of Anhui Province, female in 2013 (1/10⁵)

Age group										粗率 Crude rate	中国人口标化率 ASR China	世界人口标化率 ASR world	Cum. Rate (%)		ICD10
40 – 44	45 – 49	50 – 54	55 – 59	60 – 64	65 – 69	70 – 74	75 – 79	80 – 84	85＋				累积率 (0 – 64 岁)	累积率 (0 – 74 岁)	
0.00	0.00	0.00	0.00	0.00	0.00	0.00	0.00	0.00	2.94	0.02	0.01	0.01	0.00	0.00	C00
0.23	0.23	0.00	0.00	0.00	0.65	1.80	1.14	1.95	0.00	0.16	0.11	0.10	0.00	0.01	C01 – C02
0.00	0.23	0.00	0.00	0.53	1.95	2.71	2.27	1.95	8.82	0.31	0.21	0.22	0.00	0.03	C03 – C06
0.00	0.00	0.00	0.40	0.00	1.30	1.80	1.14	1.95	2.94	0.18	0.12	0.13	0.00	0.02	C07 – C08
0.00	0.00	0.00	0.40	0.53	0.00	0.00	0.00	0.00	0.00	0.04	0.03	0.04	0.00	0.00	C09
0.00	0.00	0.00	0.00	0.53	0.00	0.00	0.00	0.00	2.94	0.04	0.03	0.04	0.00	0.00	C10
0.23	0.90	1.00	0.40	2.13	1.30	0.90	1.14	0.00	11.77	0.45	0.32	0.35	0.02	0.03	C11
0.00	0.00	0.00	0.00	0.00	0.00	0.00	0.00	0.00	0.00	0.00	0.00	0.00	0.00	0.00	C12 – C13
0.00	0.00	0.00	0.00	0.00	0.00	0.00	0.00	0.00	0.00	0.00	0.00	0.00	0.00	0.00	C14
0.23	0.68	2.99	3.97	19.20	21.40	56.82	93.13	126.90	200.03	8.26	5.45	5.49	0.14	0.53	C15
4.34	6.33	14.45	19.86	30.94	57.71	91.09	123.79	187.42	232.39	15.06	10.60	10.51	0.40	1.14	C16
0.23	0.23	0.50	1.19	1.07	1.95	1.80	3.41	7.81	5.88	0.49	0.34	0.34	0.02	0.03	C17
1.60	2.49	8.47	5.56	7.47	9.73	27.96	32.94	54.66	64.72	4.40	3.19	3.11	0.14	0.33	C18
0.91	2.26	8.97	6.75	9.07	17.51	21.65	36.34	72.23	100.01	5.10	3.59	3.57	0.15	0.34	C19 – C20
0.00	0.00	0.00	0.00	0.00	0.00	0.90	1.14	0.00	2.94	0.07	0.04	0.04	0.00	0.00	C21
3.20	4.75	13.45	18.67	23.47	33.07	71.25	95.40	107.38	132.37	10.91	7.91	7.84	0.35	0.87	C22
0.46	1.36	1.49	3.18	8.00	9.73	25.25	34.07	52.71	38.24	3.34	2.33	2.26	0.08	0.25	C23 – C24
0.69	0.90	4.98	5.96	13.34	24.64	33.37	57.92	56.62	70.60	5.37	3.82	3.79	0.13	0.42	C25
0.46	0.23	0.00	0.00	0.53	0.00	0.00	0.00	1.95	0.00	0.11	0.08	0.07	0.01	0.01	C30 – C31
0.00	0.00	0.00	0.40	0.53	0.65	0.00	1.14	1.95	14.71	0.22	0.13	0.15	0.00	0.01	C32
5.94	9.95	22.42	32.18	53.88	77.16	123.56	181.71	279.18	297.10	21.80	15.36	15.23	0.64	1.64	C33 – C34
0.00	0.45	0.00	0.40	0.00	0.65	0.00	1.14	0.00	2.94	0.13	0.09	0.09	0.00	0.01	C37 – C38
0.46	0.68	0.50	0.79	0.53	1.95	7.22	7.95	5.86	14.71	0.83	0.58	0.56	0.02	0.06	C40 – C41
0.00	0.00	0.00	0.00	1.60	0.00	0.90	0.00	7.81	2.94	0.22	0.16	0.15	0.01	0.01	C43
0.00	0.00	0.50	0.00	1.07	0.65	1.80	6.81	7.81	29.42	0.58	0.35	0.38	0.01	0.02	C44
0.00	0.00	0.00	0.00	0.00	0.00	0.00	0.00	0.00	0.00	0.00	0.00	0.00	0.00	0.00	C45
0.23	0.00	0.00	0.00	0.00	0.00	0.00	0.00	0.00	0.00	0.02	0.01	0.01	0.00	0.00	C46
0.00	0.23	0.00	0.00	1.07	1.30	1.80	3.41	1.95	2.94	0.31	0.24	0.22	0.01	0.02	C47;C49
6.63	11.54	20.92	19.46	24.54	15.56	33.37	30.66	48.81	35.30	8.04	6.18	6.02	0.44	0.68	C50
0.00	0.00	0.00	0.00	0.00	0.00	2.71	0.00	1.95	2.94	0.11	0.08	0.08	0.00	0.01	C51
0.23	0.00	0.00	0.00	1.60	0.65	0.00	2.27	0.00	0.00	0.16	0.12	0.12	0.01	0.01	C52
6.86	4.07	9.46	6.36	8.54	12.32	15.33	15.90	3.90	11.77	3.66	2.86	2.78	0.19	0.33	C53
0.91	2.26	5.48	2.38	2.67	5.84	8.12	10.22	5.86	14.71	1.62	1.25	1.23	0.07	0.14	C54
0.00	0.00	1.49	0.79	2.13	1.30	2.71	4.54	1.95	2.94	0.49	0.40	0.39	0.02	0.04	C55
2.51	3.62	5.48	6.75	5.33	6.48	9.02	12.49	5.86	11.77	2.45	1.86	1.81	0.13	0.20	C56
0.00	0.00	0.00	0.00	1.07	0.00	0.00	1.14	1.95	2.94	0.11	0.07	0.08	0.01	0.01	C57
0.00	0.00	0.00	0.00	0.00	0.00	0.00	0.00	0.00	0.00	0.00	0.00	0.00	0.00	0.00	C58
—	—	—	—	—	—	—	—	—	—	—	—	—	—	—	C60
—	—	—	—	—	—	—	—	—	—	—	—	—	—	—	C61
—	—	—	—	—	—	—	—	—	—	—	—	—	—	—	C62
—	—	—	—	—	—	—	—	—	—	—	—	—	—	—	C63
0.69	0.90	0.50	1.19	4.27	3.89	2.71	7.95	5.86	8.82	1.01	0.75	0.82	0.04	0.08	C64
0.00	0.00	0.00	0.00	0.00	0.00	0.90	1.14	0.00	0.00	0.04	0.03	0.03	0.00	0.00	C65
0.23	0.23	0.00	0.00	0.00	0.00	0.00	3.41	1.95	2.94	0.16	0.10	0.09	0.00	0.00	C66
0.00	0.23	1.00	0.00	3.20	1.30	1.80	6.81	23.43	17.65	0.83	0.54	0.54	0.02	0.04	C67
0.00	0.00	0.00	0.00	0.00	0.65	0.00	0.00	0.00	0.00	0.02	0.02	0.02	0.00	0.00	C68
0.23	0.00	0.00	0.00	0.00	0.00	0.00	2.27	0.00	2.94	0.09	0.05	0.05	0.00	0.00	C69
1.83	2.71	3.99	5.16	6.40	9.08	22.55	14.76	19.52	17.65	2.99	2.35	2.29	0.12	0.28	C70 – C72
0.46	0.23	0.00	0.40	3.73	2.59	0.90	1.14	7.81	8.82	0.58	0.43	0.44	0.03	0.04	C73
0.23	0.00	0.00	0.00	1.60	0.00	0.00	0.00	0.00	0.00	0.11	0.10	0.11	0.01	0.01	C74
0.00	0.00	0.00	0.40	0.00	0.00	0.00	0.00	0.00	0.00	0.04	0.04	0.05	0.00	0.00	C75
0.00	0.23	0.00	0.00	0.00	0.00	0.00	0.00	0.00	0.00	0.04	0.04	0.04	0.00	0.00	C81
1.14	1.58	2.99	4.37	2.13	3.89	6.31	18.17	15.62	2.94	1.68	1.27	1.19	0.07	0.12	C82 – C85;C96
0.00	0.00	0.00	0.00	0.00	0.00	0.00	0.00	0.00	0.00	0.00	0.00	0.00	0.00	0.00	C88
0.23	0.45	0.50	1.19	1.07	2.59	5.41	6.81	3.90	2.94	0.65	0.49	0.46	0.02	0.06	C90
0.46	0.23	0.50	0.00	0.53	0.65	0.90	1.14	1.95	0.00	0.34	0.33	0.36	0.02	0.03	C91
0.46	0.68	1.00	1.59	2.67	6.48	4.51	9.09	1.95	2.94	1.06	0.83	0.82	0.04	0.09	C92 – C94
0.69	0.90	1.99	1.99	3.73	3.24	8.12	4.54	7.81	2.94	1.39	1.27	1.32	0.08	0.13	C95
0.69	0.23	1.00	4.37	4.80	9.08	10.82	23.85	41.00	35.30	2.63	1.84	1.79	0.07	0.17	O&U
43.66	61.99	135.99	156.51	255.53	348.85	608.79	864.28	1179.18	1429.62	108.76	78.38	77.61	3.51	8.30	ALL
43.66	61.99	135.50	156.51	254.46	348.21	606.99	857.47	1171.37	1400.21	108.18	78.03	77.23	3.51	8.28	ALLbC44

表 5 - 1 - 16　2013 年全省农村肿瘤登记地区男女合计癌症死亡主要指标(1/10 万)

部位 Site		发病数 No. cases	构成 Freq. （%）	0 -	1 - 4	5 - 9	10 - 14	15 - 19	20 - 24	25 - 29	30 - 34	35 - 39
唇	Lip	6	0.04	0.00	0.00	0.00	0.00	0.00	0.00	0.00	0.00	0.00
舌	Tongue	16	0.11	0.00	0.00	0.00	0.00	0.00	0.00	0.00	0.15	0.00
口	Mouth	32	0.21	0.00	0.00	0.00	0.00	0.00	0.00	0.00	0.00	0.00
唾液腺	Salivary glands	10	0.07	0.00	0.27	0.00	0.00	0.00	0.00	0.00	0.00	0.00
扁桃腺	Tonsil	0	0.00	0.00	0.00	0.00	0.00	0.00	0.00	0.00	0.00	0.00
其他的口咽	Other oropharynx	5	0.03	0.00	0.00	0.00	0.00	0.00	0.00	0.00	0.00	0.00
鼻咽	Nasopharynx	92	0.61	0.00	0.00	0.00	0.00	0.00	0.29	0.00	0.30	0.14
喉咽	Hypopharynx	7	0.05	0.00	0.00	0.00	0.00	0.00	0.00	0.00	0.00	0.00
咽,部位不明	Pharynx unspecified	9	0.06	0.00	0.00	0.00	0.00	0.00	0.00	0.00	0.00	0.00
食管	Oesophagus	2195	14.67	0.00	0.00	0.00	0.00	0.00	0.00	0.00	0.15	0.42
胃	Stomach	3576	23.90	0.00	0.00	0.00	0.00	0.16	0.43	0.00	1.05	2.80
小肠	Small intestine	33	0.22	0.00	0.00	0.00	0.00	0.00	0.00	0.00	0.00	0.00
结肠	Colon	283	1.89	0.00	0.00	0.19	0.00	0.16	0.14	0.59	0.00	0.84
直肠	Rectum	477	3.19	0.00	0.00	0.00	0.00	0.00	0.43	0.15	0.60	1.68
肛门	Anus	10	0.07	0.00	0.00	0.00	0.00	0.00	0.00	0.00	0.00	0.28
肝脏	Liver	2187	14.62	0.00	0.00	0.00	0.00	0.16	1.15	1.48	2.99	7.27
胆囊及其他	Gallbladder etc.	176	1.18	0.00	0.00	0.00	0.00	0.00	0.00	0.00	0.15	0.28
胰腺	Pancreas	403	2.69	0.00	0.00	0.00	0.00	0.00	0.00	0.15	0.30	0.28
鼻,鼻窦及其他	Nose,sinuses etc.	16	0.11	0.00	0.00	0.00	0.00	0.00	0.00	0.00	0.00	0.00
喉	Larynx	64	0.43	0.00	0.00	0.00	0.00	0.00	0.00	0.00	0.00	0.00
气管,支气管,肺	Traches,bronchus and lung	3110	20.78	0.00	0.00	0.00	0.00	0.00	0.29	0.74	1.19	3.77
其他的胸腔器官	Other thoracic organs	22	0.15	0.00	0.00	0.00	0.00	0.00	0.43	0.00	0.15	0.14
骨	Bone	162	1.08	0.00	0.00	0.00	0.17	0.31	0.00	0.45	0.60	0.70
皮肤的黑色素瘤	Melanoma of skin	22	0.15	0.00	0.00	0.00	0.00	0.00	0.00	0.00	0.00	0.14
其他的皮肤	Other skin	65	0.43	0.00	0.00	0.00	0.00	0.16	0.00	0.00	0.00	0.00
间皮瘤	Mesothelioma	1	0.01	0.00	0.00	0.00	0.00	0.00	0.00	0.00	0.00	0.00
卡波氏肉瘤	Kaposi sarcoma	0	0.00	0.00	0.00	0.00	0.00	0.00	0.00	0.00	0.00	0.00
周围神经,其他结缔	Connective and soft tissue	9	0.06	0.00	0.00	0.00	0.00	0.00	0.00	0.00	0.15	0.00
乳房	Breast	220	1.56	0.00	0.00	0.00	0.00	0.00	0.00	0.31	1.23	2.85
外阴	Vulva	5	0.03	0.00	0.00	0.00	0.00	0.00	0.00	0.00	0.00	0.00
阴道	Vagina	2	0.01	0.00	0.00	0.00	0.00	0.00	0.00	0.00	0.00	0.00
子宫颈	Cervix uteri	152	1.02	0.00	0.00	0.00	0.00	0.00	0.00	0.00	0.61	1.14
子宫体	Corpus uteri	53	0.35	0.00	0.00	0.00	0.00	0.00	0.00	0.00	0.31	0.28
子宫,部位不明	Uterus unspecified	58	0.39	0.00	0.00	0.00	0.00	0.00	0.00	0.00	0.31	1.42
卵巢	Ovary	74	0.49	0.00	0.00	0.00	0.00	0.00	0.00	0.31	0.00	0.28
其他的女性生殖器	Other female genital organs	2	0.01	0.00	0.00	0.00	0.00	0.00	0.00	0.00	0.00	0.00
胎盘	Placenta	1	0.01	0.00	0.00	0.00	0.00	0.00	0.29	0.00	0.00	0.00
阴茎	Penis	0	0.04	0.00	0.00	0.00	0.00	0.00	0.00	0.00	0.00	0.00
前列腺	Prostate	108	0.72	0.00	0.00	0.00	0.00	0.00	0.00	0.00	0.00	0.00
睾丸	Testis	6	0.04	0.00	0.00	0.49	0.00	0.00	0.00	0.00	0.29	0.00
其他的男性生殖器	Other male genital organs	1	0.01	0.00	0.00	0.00	0.00	0.00	0.00	0.00	0.00	0.00
肾	Kidney	72	0.48	0.00	0.00	0.00	0.00	0.00	0.00	0.15	0.15	0.14
肾盂	Renal pelvis	1	0.01	0.00	0.00	0.00	0.00	0.00	0.00	0.00	0.00	0.00
输尿管	Ureter	7	0.05	0.00	0.00	0.00	0.00	0.00	0.00	0.00	0.00	0.00
膀胱	Bladder	95	0.63	0.00	0.00	0.00	0.00	0.00	0.00	0.00	0.00	0.00
其他的泌尿器官	Other urinary organs	0	0.00	0.00	0.00	0.00	0.00	0.00	0.00	0.00	0.00	0.00
眼	Eye	3	0.02	0.00	0.00	0.00	0.00	0.00	0.00	0.00	0.00	0.00
脑,神经系统	Brain,nervous system	374	2.50	0.00	0.54	1.30	0.17	0.78	0.86	0.89	1.05	1.26
甲状腺	Thyroid	19	0.13	0.00	0.00	0.00	0.00	0.00	0.00	0.00	0.00	0.14
肾上腺	Adrenal gland	7	0.05	0.00	0.00	0.37	0.00	0.00	0.00	0.00	0.00	0.00
其他的内分泌腺	Other endocrine	1	0.01	0.00	0.00	0.00	0.00	0.00	0.00	0.00	0.15	0.00
霍奇金病	Hodgkin disease	1	0.01	0.00	0.00	0.00	0.00	0.00	0.00	0.00	0.00	0.00
非霍奇金淋巴瘤	Non-hodgkin lymphoma	169	1.13	0.00	0.00	0.37	0.00	0.31	0.29	0.59	0.60	0.84
免疫增生性疾病	Immunoproliferative disease	1	0.01	0.00	0.00	0.00	0.00	0.00	0.00	0.00	0.00	0.00
多发性骨髓瘤	Multiple myeloma	29	0.19	0.00	0.00	0.00	0.00	0.00	0.14	0.00	0.00	0.00
淋巴样白血病	Lymphoid leukaemia	38	0.25	0.00	0.00	0.00	0.17	0.63	0.14	0.30	0.00	0.28
髓样白血病	Myeloid leukaemia	47	0.31	0.00	0.00	0.00	0.00	0.47	0.29	0.00	0.00	0.14
白血病,未特指	Leukaemia unspecified	208	1.39	1.99	1.88	0.37	0.84	1.10	1.86	1.04	1.05	0.42
其他的或未指明部位	Other and unspecified	203	1.36	0.00	0.00	0.19	0.34	0.00	0.29	0.15	0.30	0.14
所有部位合计	All sites	14964	100.00	1.99	2.95	2.79	1.68	4.23	7.31	6.98	12.39	25.02
所有部位除外 C44	All sites but C44	14899	99.57	1.99	2.95	2.79	1.68	4.07	7.31	6.98	12.39	25.02

Table 5 − 1 − 16　Cancer mortality in rural registration areas of Anhui Province, both sexes in 2013($1/10^5$)

Age group										粗率 Crude rate	中国人口标化率 ASR China	世界人口标化率 ASR world	Cum. Rate (%)		ICD10
40-44	45-49	50-54	55-59	60-64	65-69	70-74	75-79	80-84	85+				累积率 (0-64 岁)	累积率 (0-74 岁)	
0.00	0.00	0.00	0.00	0.00	0.00	0.50	0.69	1.18	6.45	0.07	0.05	0.06	0.00	0.00	C00
0.00	0.47	0.23	0.25	0.87	0.36	1.50	2.08	0.00	0.00	0.19	0.17	0.16	0.01	0.02	C01 - C02
0.29	0.32	0.69	0.50	1.45	1.09	0.50	6.93	3.53	2.15	0.39	0.30	0.29	0.02	0.02	C03 - C06
0.14	0.16	0.00	0.25	1.00	1.09	0.50	0.69	1.18	0.00	0.12	0.10	0.11	0.00	0.01	C07 - C08
0.00	0.00	0.00	0.00	0.00	0.00	0.00	0.00	0.00	0.00	0.00	0.00	0.00	0.00	0.00	C09
0.00	0.16	0.00	0.25	0.00	0.73	0.00	0.00	0.00	2.15	0.06	0.05	0.05	0.00	0.01	C10
0.29	0.63	2.54	3.23	5.49	5.08	4.51	4.85	9.41	0.00	1.11	0.92	0.92	0.06	0.11	C11
0.00	0.00	0.23	0.25	0.58	0.36	0.50	0.00	0.00	2.15	0.08	0.07	0.08	0.01	0.01	C12 - C13
0.00	0.00	0.00	0.25	0.00	0.36	1.00	2.08	2.35	0.00	0.11	0.08	0.07	0.00	0.01	C14
2.28	5.37	9.94	38.29	82.08	136.51	222.65	278.09	307.01	382.84	26.56	20.44	20.58	0.69	2.49	C15
8.27	19.91	24.04	76.33	138.15	202.95	331.47	447.30	457.57	468.87	43.26	33.71	33.57	1.36	4.03	C16
0.29	0.32	0.23	0.99	1.16	0.73	2.51	6.24	2.35	4.30	0.40	0.31	0.30	0.01	0.03	C17
1.43	3.16	2.54	7.46	10.69	15.61	21.06	22.88	34.11	32.26	3.42	2.73	2.72	0.14	0.32	C18
2.71	4.58	3.93	9.95	17.05	19.61	27.58	54.09	71.75	96.78	5.77	4.47	4.42	0.21	0.44	C19 - C20
0.00	0.00	0.23	0.00	0.00	1.45	1.00	0.00	0.00	2.15	0.12	0.10	0.10	0.00	0.01	C21
22.66	34.29	34.67	62.16	85.26	108.56	129.88	153.95	184.68	189.27	26.46	21.46	21.15	1.26	2.45	C22
0.00	0.47	0.92	5.22	6.36	6.90	13.54	27.74	29.41	25.81	2.13	1.63	1.59	0.07	0.17	C23 - C24
1.14	3.00	3.24	9.20	14.45	25.78	38.61	46.46	47.05	32.26	4.88	3.86	3.81	0.16	0.48	C25
0.29	0.16	0.23	0.75	0.29	0.00	2.01	1.39	2.35	0.00	0.34	0.15	0.15	0.01	0.02	C30 - C31
0.14	0.32	0.23	0.99	3.47	2.18	5.01	9.02	9.41	15.06	0.77	0.59	0.60	0.03	0.06	C32
7.98	17.23	17.33	59.67	123.12	175.00	277.82	383.50	435.22	436.61	37.62	29.23	29.07	1.16	3.42	C33 - C34
0.00	0.00	0.46	0.50	1.73	0.36	1.50	0.69	2.35	0.00	0.27	0.23	0.22	0.02	0.03	C37 - C38
1.00	0.95	1.85	3.23	5.49	7.99	9.03	22.19	17.64	15.06	1.96	1.59	1.52	0.07	0.16	C40 - C41
0.00	0.63	0.46	0.25	0.87	0.73	0.50	1.39	3.53	6.45	0.27	0.21	0.21	0.01	0.02	C43
0.00	0.16	0.23	0.99	1.16	1.82	5.01	4.85	14.12	43.02	0.79	0.56	0.61	0.01	0.05	C44
0.00	0.00	0.00	0.25	0.00	0.00	0.00	0.00	0.00	0.00	0.01	0.01	0.01	0.00	0.00	C45
0.00	0.00	0.00	0.00	0.00	0.00	0.00	0.00	0.00	0.00	0.00	0.00	0.00	0.00	0.00	C46
0.00	0.00	0.00	0.25	0.29	0.73	1.00	1.39	0.00	0.00	0.11	0.09	0.09	0.00	0.01	C47;C49
8.37	10.87	11.41	12.16	11.38	15.08	15.39	25.33	27.17	27.17	5.50	4.44	4.22	0.29	0.45	C50
0.00	0.32	0.00	0.51	0.60	0.75	0.00	0.00	0.00	3.40	0.12	0.09	0.10	0.01	0.01	C51
0.00	0.00	0.00	0.00	0.00	0.00	0.00	0.00	4.18	0.00	0.05	0.03	0.02	0.00	0.00	C52
3.46	7.03	7.61	9.12	16.77	13.57	14.37	16.00	8.36	6.79	3.80	3.12	3.08	0.23	0.37	C53
0.58	2.24	2.38	2.53	3.59	6.03	5.13	6.66	10.45	10.19	1.32	1.04	1.02	0.06	0.12	C54
1.15	2.88	1.90	3.55	4.19	3.02	7.18	2.67	10.45	10.19	1.45	1.17	1.11	0.08	0.13	C55
1.73	5.12	2.85	5.07	4.79	9.80	7.18	2.67	4.18	6.79	1.85	1.52	1.51	0.10	0.19	C56
0.29	0.00	0.00	0.00	0.60	0.00	0.00	0.00	0.00	0.00	0.05	0.04	0.04	0.00	0.00	C57
0.00	0.00	0.00	0.00	0.00	0.00	0.00	0.00	0.00	0.00	0.02	0.02	0.02	0.00	0.00	C58
0.00	0.00	0.00	0.00	0.00	0.00	0.00	0.00	0.00	0.00	0.00	0.00	0.00	0.00	0.00	C60
0.00	0.00	1.35	0.98	3.91	7.70	15.69	28.91	83.41	105.53	2.53	2.02	2.04	0.03	0.15	C61
0.00	0.31	0.00	0.00	0.00	0.00	0.00	1.45	5.38	0.00	0.14	0.13	0.12	0.00	0.00	C62
0.00	0.00	0.00	0.00	0.00	0.00	0.00	1.45	0.00	0.00	0.02	0.01	0.01	0.00	0.00	C63
0.43	1.26	0.69	1.49	0.58	5.08	6.52	5.55	10.59	6.45	0.87	0.70	0.67	0.02	0.08	C64
0.00	0.00	0.00	0.00	0.00	0.00	0.00	0.00	0.00	2.15	0.01	0.01	0.01	0.00	0.00	C65
0.00	0.00	0.00	0.00	0.00	0.73	1.00	2.08	0.00	0.00	0.08	0.07	0.06	0.00	0.01	C66
0.14	1.11	0.00	0.99	2.60	3.99	6.02	16.64	22.35	17.21	1.15	0.86	0.82	0.02	0.07	C67
0.00	0.00	0.00	0.00	0.00	0.00	0.00	0.00	0.00	0.00	0.00	0.00	0.00	0.00	0.00	C68
0.00	0.00	0.00	0.00	0.00	0.00	1.00	0.00	1.18	0.00	0.04	0.03	0.03	0.00	0.01	C69
2.99	4.42	6.70	12.68	11.27	17.43	19.56	22.19	27.05	45.17	4.52	3.75	3.78	0.22	0.41	C70 - C72
0.00	0.16	0.23	0.25	0.29	0.73	1.00	3.47	3.53	4.30	0.23	0.18	0.17	0.01	0.01	C73
0.14	0.00	0.00	0.50	0.00	0.00	0.50	0.00	1.18	0.00	0.08	0.07	0.08	0.01	0.01	C74
0.00	0.00	0.00	0.00	0.00	0.00	0.00	0.00	0.00	0.00	0.01	0.02	0.01	0.00	0.00	C75
0.00	0.00	0.00	0.00	0.00	0.00	0.00	0.00	1.18	0.00	0.01	0.01	0.01	0.00	0.00	C81
1.00	1.58	3.00	5.47	5.49	6.54	11.03	11.79	14.12	19.36	2.04	1.70	1.67	0.10	0.19	C82 - C85;C96
0.00	0.00	0.00	0.00	0.29	0.00	0.00	0.00	0.00	0.00	0.01	0.01	0.01	0.00	0.00	C88
0.00	0.47	0.23	1.24	1.45	0.73	4.01	2.77	0.00	0.00	0.35	0.29	0.29	0.02	0.04	C90
0.43	0.47	0.23	0.50	0.58	2.54	2.51	2.08	1.18	2.15	0.46	0.41	0.40	0.02	0.04	C91
0.86	1.26	0.46	0.00	1.45	2.54	3.01	3.47	1.18	2.15	0.57	0.48	0.47	0.02	0.05	C92 - C94
2.42	2.21	2.31	3.23	8.09	3.99	12.04	12.48	17.64	10.75	2.52	2.18	2.23	0.13	0.21	C95
1.28	2.05	2.31	4.23	7.80	10.17	13.54	18.72	27.05	27.96	2.46	1.96	1.95	0.10	0.21	O&U
66.27	122.16	134.75	329.19	562.42	798.37	1214.56	1622.75	1840.87	1983.01	181.04	142.69	141.83	6.39	16.45	ALL
66.27	122.00	134.52	328.20	561.26	796.56	1209.55	1617.89	1826.76	1939.99	180.25	142.13	141.22	6.38	16.41	ALLbC44

表 5-1-17　2013 年全省农村肿瘤登记地区男性癌症死亡主要指标（1/10 万）

部位 Site		发病数 No. cases	构成 Freq.（%）	年龄组								
				0 -	1 - 4	5 - 9	10 - 14	15 - 19	20 - 24	25 - 29	30 - 34	35 - 39
唇	Lip	6	0.06	0.00	0.00	0.00	0.00	0.00	0.00	0.00	0.00	0.00
舌	Tongue	10	0.10	0.00	0.00	0.00	0.00	0.00	0.00	0.00	0.29	0.00
口	Mouth	19	0.19	0.00	0.00	0.00	0.00	0.00	0.00	0.00	0.00	0.00
唾液腺	Salivary glands	7	0.07	0.00	0.49	0.00	0.00	0.00	0.00	0.00	0.00	0.00
扁桃腺	Tonsil	0	0.00	0.00	0.00	0.00	0.00	0.00	0.00	0.00	0.00	0.00
其他的口咽	Other oropharynx	3	0.03	0.00	0.00	0.00	0.00	0.00	0.00	0.00	0.00	0.00
鼻咽	Nasopharynx	62	0.61	0.00	0.00	0.00	0.00	0.00	0.00	0.00	0.29	0.27
喉咽	Hypopharynx	7	0.07	0.00	0.00	0.00	0.00	0.00	0.00	0.00	0.00	0.00
咽,部位不明	Pharynx unspecified	7	0.07	0.00	0.00	0.00	0.00	0.00	0.00	0.00	0.00	0.00
食管	Oesophagus	1607	15.78	0.00	0.00	0.00	0.00	0.00	0.00	0.00	0.00	0.27
胃	Stomach	2587	25.41	0.00	0.00	0.00	0.00	0.30	0.28	0.00	0.87	3.02
小肠	Small intestine	25	0.25	0.00	0.00	0.00	0.00	0.00	0.00	0.00	0.00	0.00
结肠	Colon	168	1.65	0.00	0.00	0.00	0.34	0.00	0.30	0.28	0.29	0.00	0.82
直肠	Rectum	300	2.95	0.00	0.00	0.00	0.00	0.00	0.56	0.00	1.16	1.65
肛门	Anus	5	0.05	0.00	0.00	0.00	0.00	0.00	0.00	0.00	0.00	0.00
肝脏	Liver	1622	15.93	0.00	0.00	0.00	0.00	0.30	1.97	2.59	5.24	12.37
胆囊及其他	Gallbladder etc.	80	0.79	0.00	0.00	0.00	0.00	0.00	0.00	0.00	0.00	0.27
胰腺	Pancreas	247	2.43	0.00	0.00	0.00	0.00	0.00	0.00	0.29	0.58	0.55
鼻,鼻窦及其他	Nose,sinuses etc.	8	0.08	0.00	0.00	0.00	0.00	0.00	0.00	0.00	0.00	0.00
喉	Larynx	54	0.53	0.00	0.00	0.00	0.00	0.00	0.00	0.00	0.00	0.00
气管,支气管,肺	Traches,bronchus and lung	2269	22.28	0.00	0.00	0.00	0.00	0.00	0.56	0.86	0.87	4.40
其他的胸腔器官	Other thoracic organs	14	0.14	0.00	0.00	0.00	0.00	0.00	0.85	0.00	0.29	0.00
骨	Bone	106	1.04	0.00	0.00	0.00	0.00	0.00	0.30	0.00	0.86	0.87	1.37
皮肤的黑色素瘤	Melanoma of skin	14	0.14	0.00	0.00	0.00	0.00	0.00	0.00	0.00	0.00	0.27
其他的皮肤	Other skin	34	0.33	0.00	0.00	0.00	0.00	0.00	0.30	0.00	0.00	0.00
间皮瘤	Mesothelioma	0	0.00	0.00	0.00	0.00	0.00	0.00	0.00	0.00	0.00	0.00
卡波氏肉瘤	Kaposi sarcoma	0	0.00	0.00	0.00	0.00	0.00	0.00	0.00	0.00	0.00	0.00
周围神经,其他结缔	Connective and soft tissue	6	0.06	0.00	0.00	0.00	0.00	0.00	0.00	0.00	0.29	0.00
乳房	Breast	13	0.13	0.00	0.00	0.00	0.00	0.00	0.28	0.00	0.00	0.00
外阴	Vulva	—	—	—	—	—	—	—	—	—	—	—
阴道	Vagina	—	—	—	—	—	—	—	—	—	—	—
子宫颈	Cervix uteri	—	—	—	—	—	—	—	—	—	—	—
子宫体	Corpus uteri	—	—	—	—	—	—	—	—	—	—	—
子宫,部位不明	Uterus unspecified	—	—	—	—	—	—	—	—	—	—	—
卵巢	Ovary	—	—	—	—	—	—	—	—	—	—	—
其他的女性生殖器	Other female genital organs	—	—	—	—	—	—	—	—	—	—	—
胎盘	Placenta	—	—	—	—	—	—	—	—	—	—	—
阴茎	Penis	6	0.06	0.00	0.00	0.00	0.00	0.00	0.00	0.00	0.00	0.00
前列腺	Prostate	108	1.06	0.00	0.00	0.00	0.00	0.00	0.00	0.00	0.00	0.00
睾丸	Testis	6	0.06	0.00	0.49	0.00	0.00	0.00	0.00	0.00	0.29	0.00
其他的男性生殖器	Other male genital organs	1	0.01	0.00	0.00	0.00	0.00	0.00	0.00	0.00	0.00	0.00
肾	Kidney	46	0.45	0.00	0.00	0.00	0.00	0.00	0.00	0.29	0.29	0.00
肾盂	Renal pelvis	0	0.00	0.00	0.00	0.00	0.00	0.00	0.00	0.00	0.00	0.00
输尿管	Ureter	7	0.07	0.00	0.00	0.00	0.00	0.00	0.00	0.00	0.00	0.00
膀胱	Bladder	80	0.79	0.00	0.00	0.00	0.00	0.00	0.00	0.00	0.00	0.00
其他的泌尿器官	Other urinary organs	0	0.00	0.00	0.00	0.00	0.00	0.00	0.00	0.00	0.00	0.00
眼	Eye	2	0.02	0.00	0.00	0.00	0.00	0.00	0.00	0.00	0.00	0.00
脑,神经系统	Brain,nervous system	214	2.10	0.00	0.98	1.72	0.31	0.59	1.41	1.15	0.87	2.47
甲状腺	Thyroid	10	0.10	0.00	0.00	0.00	0.00	0.00	0.00	0.00	0.00	0.27
肾上腺	Adrenal gland	4	0.04	0.00	0.00	0.00	0.00	0.00	0.00	0.00	0.00	0.00
其他的内分泌腺	Other endocrine	0	0.00	0.00	0.00	0.00	0.00	0.00	0.00	0.00	0.00	0.00
霍奇金病	Hodgkin disease	1	0.01	0.00	0.00	0.00	0.00	0.00	0.00	0.00	0.00	0.00
非霍奇金淋巴瘤	Non-hodgkin lymphoma	113	1.11	0.00	0.00	0.69	0.00	0.59	0.28	0.58	0.87	1.10
免疫增生性疾病	Immunoproliferative disease	0	0.00	0.00	0.00	0.00	0.00	0.00	0.00	0.00	0.00	0.00
多发性骨髓瘤	Multiple myeloma	16	0.16	0.00	0.00	0.00	0.00	0.00	0.00	0.00	0.00	0.00
淋巴样白血病	Lymphoid leukaemia	27	0.27	0.00	0.00	0.00	0.00	1.18	0.28	0.58	0.00	0.55
髓样白血病	Myeloid leukaemia	24	0.24	0.00	0.00	0.00	0.00	0.59	0.28	0.00	0.00	0.27
白血病,未特指	Leukaemia unspecified	112	1.10	0.00	2.94	0.69	0.63	2.07	1.41	0.86	0.87	0.27
其他的或未指明部位	Other and unspecified	126	1.24	0.00	0.00	0.34	0.00	0.00	0.56	0.29	0.58	0.27
所有部位合计	All sites	10183	100.00	0.00	4.89	3.78	0.94	6.51	9.02	8.63	14.54	30.50
所有部位除外 C44	All sites but C44	10149	99.67	0.00	4.89	3.78	0.94	6.22	9.02	8.63	14.54	30.50

Table 5 – 1 – 17　Cancer mortality in rural registration areas of Anhui Province, male in 2013(1/10⁵)

Age group										粗率 Crude rate	中国人口标化率 ASR China	世界人口标化率 ASR world	Cum. Rate (%)		ICD10
40 – 44	45 – 49	50 – 54	55 – 59	60 – 64	65 – 69	70 – 74	75 – 79	80 – 84	85＋				累积率 (0 – 64 岁)	累积率 (0 – 74 岁)	
0.00	0.00	0.00	0.00	0.00	0.00	0.98	1.45	2.69	17.59	0.14	0.11	0.14	0.00	0.00	C00
0.00	0.00	0.45	0.49	0.56	0.00	2.94	4.34	0.00	0.00	0.23	0.21	0.18	0.01	0.02	C01 – C02
0.56	0.00	1.35	0.98	1.68	1.40	0.98	5.78	5.38	0.00	0.45	0.37	0.35	0.02	0.03	C03 – C06
0.28	0.00	0.00	0.49	0.00	1.40	0.98	1.45	0.00	0.00	0.16	0.14	0.16	0.01	0.02	C07 – C08
0.00	0.00	0.00	0.00	0.00	0.00	0.00	0.00	0.00	0.00	0.00	0.00	0.00	0.00	0.00	C09
0.00	0.31	0.00	0.49	0.00	0.70	0.00	0.00	0.00	0.00	0.07	0.06	0.06	0.00	0.01	C10
0.56	0.31	3.15	3.42	7.82	6.30	6.87	7.23	21.52	0.00	1.45	1.21	1.20	0.08	0.14	C11
0.00	0.00	0.45	0.49	1.12	0.70	0.98	0.00	0.00	5.86	0.16	0.14	0.16	0.01	0.02	C12 – C13
0.00	0.00	0.00	0.49	0.00	0.70	1.96	1.45	5.38	0.00	0.16	0.13	0.12	0.00	0.02	C14
4.50	9.69	16.19	59.57	129.56	193.24	335.44	416.30	460.07	539.40	37.67	30.73	30.91	1.10	3.74	C15
10.13	26.87	33.29	118.66	204.96	296.86	497.27	679.38	661.86	691.84	60.65	49.65	49.53	1.99	5.96	C16
0.56	0.31	0.45	0.98	2.23	1.40	2.94	10.12	5.38	5.86	0.59	0.48	0.46	0.02	0.04	C17
2.53	3.44	4.05	8.79	13.40	15.40	24.52	27.46	43.05	46.90	3.94	3.27	3.28	0.17	0.37	C18
3.94	4.69	5.85	11.72	19.55	27.31	36.29	72.27	96.86	146.58	7.03	5.81	5.76	0.25	0.56	C19 – C20
0.00	0.00	0.45	0.00	0.00	2.10	0.00	0.00	0.00	5.86	0.12	0.10	0.11	0.00	0.01	C21
37.71	54.99	54.88	89.36	127.89	161.04	181.45	208.15	269.05	228.66	38.03	32.09	31.47	1.94	3.65	C22
0.00	0.94	0.45	4.88	5.03	5.60	11.77	26.02	34.98	29.32	1.88	1.51	1.48	0.06	0.14	C23 – C24
1.13	3.44	4.05	13.67	11.73	30.81	54.93	54.93	53.81	64.49	5.79	4.81	4.75	0.18	0.61	C25
0.28	0.00	0.45	0.00	0.56	0.00	2.94	1.45	2.69	0.00	0.19	0.16	0.15	0.01	0.02	C30 – C31
0.28	0.62	0.45	1.95	5.58	4.20	6.87	15.90	16.14	35.18	1.27	1.02	1.06	0.04	0.10	C32
10.69	21.25	22.94	82.53	180.94	260.46	410.96	604.21	699.53	738.74	53.19	43.45	43.30	1.63	4.98	C33 – C34
0.00	0.00	0.45	0.49	2.23	0.70	2.94	0.00	0.00	0.00	0.33	0.29	0.30	0.02	0.04	C37 – C38
1.13	1.25	2.25	4.39	9.49	7.70	14.71	24.57	18.83	29.32	2.49	2.12	2.05	0.11	0.22	C40 – C41
0.00	1.25	0.90	0.00	0.56	0.70	0.00	1.45	5.38	11.73	0.33	0.29	0.28	0.01	0.02	C43
0.00	0.31	0.45	1.95	0.56	2.80	6.87	5.78	10.76	41.04	0.80	0.66	0.71	0.02	0.07	C44
0.00	0.00	0.00	0.00	0.00	0.00	0.00	0.00	0.00	0.00	0.00	0.00	0.00	0.00	0.00	C45
0.00	0.00	0.00	0.00	0.00	0.00	0.00	0.00	0.00	0.00	0.00	0.00	0.00	0.00	0.00	C46
0.00	0.00	0.00	0.49	0.56	0.70	0.00	2.89	0.00	0.00	0.14	0.12	0.11	0.01	0.01	C47;C49
0.00	0.94	1.35	0.98	0.56	0.70	0.98	0.00	0.00	5.86	0.30	0.27	0.28	0.02	0.03	C50
—	—	—	—	—	—	—	—	—	—	—	—	—	—	—	C51
—	—	—	—	—	—	—	—	—	—	—	—	—	—	—	C52
—	—	—	—	—	—	—	—	—	—	—	—	—	—	—	C53
—	—	—	—	—	—	—	—	—	—	—	—	—	—	—	C54
—	—	—	—	—	—	—	—	—	—	—	—	—	—	—	C55
—	—	—	—	—	—	—	—	—	—	—	—	—	—	—	C56
—	—	—	—	—	—	—	—	—	—	—	—	—	—	—	C57
—	—	—	—	—	—	—	—	—	—	—	—	—	—	—	C58
0.00	0.31	0.45	0.00	0.00	0.70	1.96	0.00	2.69	0.00	0.14	0.12	0.11	0.00	0.02	C60
0.00	0.00	1.35	0.98	3.91	7.70	15.69	28.91	83.41	105.53	2.53	2.02	2.04	0.03	0.15	C61
0.00	0.31	0.00	0.00	0.00	0.00	0.00	1.45	5.38	0.00	0.14	0.13	0.12	0.00	0.02	C62
0.00	0.00	0.00	0.00	0.00	0.00	0.00	1.45	0.00	0.00	0.02	0.02	0.01	0.00	0.00	C63
0.56	1.56	0.45	1.95	0.56	5.60	7.85	10.12	13.45	17.59	1.08	0.91	0.87	0.03	0.10	C64
0.00	0.00	0.00	0.00	0.00	0.00	0.00	0.00	0.00	0.00	0.00	0.00	0.00	0.00	0.00	C65
0.00	0.00	0.00	0.00	0.00	0.00	1.40	1.96	4.34	0.00	0.14	0.14	0.12	0.00	0.02	C66
0.28	1.87	0.00	1.46	4.47	5.60	11.77	28.91	43.05	35.18	1.88	1.51	1.45	0.04	0.13	C67
0.00	0.00	0.00	0.00	0.00	0.00	0.98	0.00	2.69	0.00	0.05	0.04	0.03	0.00	0.00	C69
3.66	2.50	7.20	15.63	13.40	21.70	25.50	24.57	18.83	52.77	5.02	4.32	4.41	0.26	0.49	C70 – C72
0.00	0.00	0.45	0.49	0.00	0.00	1.96	2.89	5.38	5.86	0.23	0.20	0.18	0.01	0.02	C73
0.28	0.00	0.00	0.98	0.00	0.00	0.00	0.00	2.69	0.00	0.09	0.07	0.07	0.01	0.01	C74
0.00	0.00	0.00	0.00	0.00	0.00	0.00	0.00	0.00	0.00	0.00	0.00	0.00	0.00	0.00	C75
0.00	0.00	0.00	0.00	0.00	0.00	0.00	0.00	2.69	0.00	0.02	0.02	0.01	0.00	0.00	C81
1.13	1.87	4.05	7.32	8.38	7.70	15.69	15.90	18.83	29.32	2.65	2.28	2.26	0.13	0.25	C82 – C85;C96
0.00	0.00	0.00	0.00	0.00	0.00	0.00	0.00	0.00	0.00	0.00	0.00	0.00	0.00	0.00	C88
0.00	0.31	0.45	0.98	1.68	1.40	3.92	4.34	0.00	0.00	0.38	0.31	0.31	0.02	0.04	C90
0.84	0.31	0.45	0.98	0.56	2.80	3.92	1.45	2.69	5.86	0.63	0.57	0.55	0.03	0.06	C91
0.84	0.62	0.45	0.00	1.12	2.80	3.92	4.34	0.00	5.86	0.56	0.49	0.48	0.02	0.05	C92 – C94
2.53	2.19	1.80	3.91	7.82	5.60	11.77	11.56	21.52	29.32	2.63	2.31	2.46	0.14	0.22	C95
2.25	2.50	4.05	6.35	9.49	9.10	14.71	20.24	40.36	41.04	2.95	2.47	2.45	0.13	0.25	O&U
86.68	144.98	175.44	448.28	777.94	1095.04	1728.20	2333.01	2677.03	2966.70	238.73	197.11	196.32	8.56	22.67	ALL
86.68	144.66	174.99	446.32	777.38	1092.24	1721.33	2327.23	2666.27	2925.66	237.93	196.45	195.61	8.54	22.61	ALLbC44

表 5 - 1 - 18　2013 年全省农村肿瘤登记地区女性癌症死亡主要指标(1/10 万)

部位	Site	发病数 No. cases	构成 Freq.（%）	0 -	1 - 4	5 - 9	10 - 14	15 - 19	20 - 24	25 - 29	30 - 34	35 - 39
唇	Lip	0	0.00	0.00	0.00	0.00	0.00	0.00	0.00	0.00	0.00	0.00
舌	Tongue	6	0.13	0.00	0.00	0.00	0.00	0.00	0.00	0.00	0.00	0.00
口	Mouth	13	0.27	0.00	0.00	0.00	0.00	0.00	0.00	0.00	0.00	0.00
唾液腺	Salivary glands	3	0.06	0.00	0.00	0.00	0.00	0.00	0.00	0.00	0.00	0.00
扁桃腺	Tonsil	0	0.00	0.00	0.00	0.00	0.00	0.00	0.00	0.00	0.00	0.00
其他的口咽	Other oropharynx	2	0.04	0.00	0.00	0.00	0.00	0.00	0.00	0.00	0.00	0.00
鼻咽	Nasopharynx	30	0.63	0.00	0.00	0.00	0.00	0.00	0.58	0.00	0.31	0.00
喉咽	Hypopharynx	0	0.00	0.00	0.00	0.00	0.00	0.00	0.00	0.00	0.00	0.00
咽,部位不明	Pharynx unspecified	2	0.04	0.00	0.00	0.00	0.00	0.00	0.00	0.00	0.00	0.00
食管	Oesophagus	588	12.30	0.00	0.00	0.00	0.00	0.00	0.00	0.00	0.31	0.57
胃	Stomach	989	20.69	0.00	0.00	0.00	0.00	0.00	0.58	0.00	1.23	2.56
小肠	Small intestine	8	0.17	0.00	0.00	0.00	0.00	0.00	0.00	0.00	0.00	0.00
结肠	Colon	115	2.41	0.00	0.00	0.00	0.00	0.00	0.00	0.92	0.00	0.85
直肠	Rectum	177	3.70	0.00	0.00	0.00	0.00	0.00	0.29	0.31	0.00	1.71
肛门	Anus	5	0.10	0.00	0.00	0.00	0.00	0.00	0.00	0.00	0.00	0.57
肝脏	Liver	565	11.82	0.00	0.00	0.00	0.00	0.00	0.29	0.31	0.61	1.99
胆囊及其他	Gallbladder etc.	96	2.01	0.00	0.00	0.00	0.00	0.00	0.00	0.00	0.31	0.28
胰腺	Pancreas	156	3.26	0.00	0.00	0.00	0.00	0.00	0.00	0.00	0.00	0.00
鼻,鼻窦及其他	Nose,sinuses etc.	8	0.17	0.00	0.00	0.00	0.00	0.00	0.00	0.00	0.00	0.00
喉	Larynx	10	0.21	0.00	0.00	0.00	0.00	0.00	0.00	0.00	0.00	0.00
气管,支气管,肺	Traches,bronchus and lung	841	17.59	0.00	0.00	0.00	0.00	0.00	0.00	0.61	1.53	3.13
其他的胸腔器官	Other thoracic organs	8	0.17	0.00	0.00	0.00	0.00	0.00	0.00	0.00	0.00	0.28
骨	Bone	56	1.17	0.00	0.00	0.00	0.36	0.33	0.00	0.00	0.31	0.00
皮肤的黑色素瘤	Melanoma of skin	8	0.17	0.00	0.00	0.00	0.00	0.00	0.00	0.00	0.00	0.00
其他的皮肤	Other skin	31	0.65	0.00	0.00	0.00	0.00	0.00	0.00	0.00	0.00	0.00
间皮瘤	Mesothelioma	1	0.02	0.00	0.00	0.00	0.00	0.00	0.00	0.00	0.00	0.00
卡波氏肉瘤	Kaposi sarcoma	0	0.00	0.00	0.00	0.00	0.00	0.00	0.00	0.00	0.00	0.00
周围神经,其他结缔	Connective and soft tissue	3	0.06	0.00	0.00	0.00	0.00	0.00	0.00	0.00	0.00	0.00
乳房	Breast	220	4.60	0.00	0.00	0.00	0.00	0.00	0.00	0.31	1.23	2.85
外阴	Vulva	5	0.10	0.00	0.00	0.00	0.00	0.00	0.00	0.00	0.00	0.00
阴道	Vagina	2	0.04	0.00	0.00	0.00	0.00	0.00	0.00	0.00	0.00	0.00
子宫颈	Cervix uteri	152	3.18	0.00	0.00	0.00	0.00	0.00	0.00	0.00	0.61	1.14
子宫体	Corpus uteri	53	1.11	0.00	0.00	0.00	0.00	0.00	0.00	0.00	0.31	0.28
子宫,部位不明	Uterus unspecified	58	1.21	0.00	0.00	0.00	0.00	0.00	0.00	0.00	0.31	1.42
卵巢	Ovary	74	1.55	0.00	0.00	0.00	0.00	0.00	0.00	0.31	0.00	0.28
其他的女性生殖器	Other female genital organs	2	0.04	0.00	0.00	0.00	0.00	0.00	0.00	0.00	0.00	0.00
胎盘	Placenta	1	0.02	0.00	0.00	0.00	0.00	0.00	0.29	0.00	0.00	0.00
阴茎	Penis	—	—									
前列腺	Prostate	—	—									
睾丸	Testis	—	—									
其他的男性生殖器	Other male genital organs	—	—									
肾	Kidney	26	0.54	0.00	0.00	0.00	0.00	0.00	0.00	0.00	0.00	0.28
肾盂	Renal pelvis	1	0.02	0.00	0.00	0.00	0.00	0.00	0.00	0.00	0.00	0.00
输尿管	Ureter	0	0.00	0.00	0.00	0.00	0.00	0.00	0.00	0.00	0.00	0.00
膀胱	Bladder	15	0.31	0.00	0.00	0.00	0.00	0.00	0.00	0.00	0.00	0.00
其他的泌尿器官	Other urinary organs	0	0.00	0.00	0.00	0.00	0.00	0.00	0.00	0.00	0.00	0.00
眼	Eye	1	0.02	0.00	0.00	0.00	0.00	0.00	0.00	0.00	0.00	0.00
脑,神经系统	Brain,nervous system	160	3.35	0.00	0.00	0.81	0.00	1.00	0.29	0.61	1.23	0.00
甲状腺	Thyroid	9	0.19	0.00	0.00	0.00	0.00	0.00	0.00	0.00	0.00	0.00
肾上腺	Adrenal gland	3	0.06	0.00	0.00	0.81	0.00	0.00	0.00	0.00	0.00	0.00
其他的内分泌腺	Other endocrine	1	0.02	0.00	0.00	0.00	0.00	0.00	0.00	0.00	0.31	0.00
霍奇金病	Hodgkin disease	0	0.00	0.00	0.00	0.00	0.00	0.00	0.00	0.00	0.00	0.00
非霍奇金淋巴瘤	Non-hodgkin lymphoma	56	1.17	0.00	0.00	0.00	0.00	0.00	0.29	0.61	0.31	0.57
免疫增生性疾病	Immunoproliferative disease	1	0.02	0.00	0.00	0.00	0.00	0.00	0.00	0.00	0.00	0.00
多发性骨髓瘤	Multiple myeloma	13	0.27	0.00	0.00	0.00	0.00	0.00	0.29	0.00	0.00	0.00
淋巴样白血病	Lymphoid leukaemia	11	0.23	0.00	0.00	0.00	0.36	0.00	0.00	0.00	0.00	0.00
髓样白血病	Myeloid leukaemia	23	0.48	0.00	0.00	0.00	0.00	0.33	0.29	0.00	0.00	0.00
白血病,未特指	Leukaemia unspecified	96	2.01	4.28	0.59	0.00	1.09	0.00	2.33	1.23	1.23	0.57
其他的或未指明部位	Other and unspecified	77	1.61	0.00	0.00	0.00	0.73	0.00	0.00	0.00	0.00	0.00
所有部位合计	All sites	4781	100.00	4.28	0.59	1.62	2.54	1.66	5.55	5.22	10.13	19.35
所有部位除外 C44	All sites but C44	4750	99.35	4.28	0.59	1.62	2.54	1.66	5.55	5.22	10.13	19.35

Table 5 - 1 - 18　Cancer mortality in rural registration areas of Anhui Province, female in 2013 (1/10⁵)

Age group										粗率 Crude rate	中国人口标化率 ASR China	世界人口标化率 ASR world	Cum. Rate (%)		ICD10
40 - 44	45 - 49	50 - 54	55 - 59	60 - 64	65 - 69	70 - 74	75 - 79	80 - 84	85+				累积率 (0 - 64 岁)	累积率 (0 - 74 岁)	
0.00	0.00	0.00	0.00	0.00	0.00	0.00	0.00	0.00	0.00	0.00	0.00	0.00	0.00	0.00	C00
0.00	0.96	0.00	0.00	1.20	0.75	0.00	0.00	0.00	0.00	0.15	0.13	0.13	0.01	0.01	C01 - C02
0.00	0.64	0.00	0.00	1.20	0.75	0.00	8.00	2.09	3.40	0.32	0.23	0.22	0.01	0.01	C03 - C06
0.00	0.32	0.00	0.00	0.00	0.75	0.00	0.00	2.09	0.00	0.07	0.06	0.05	0.00	0.01	C07 - C08
0.00	0.00	0.00	0.00	0.00	0.00	0.00	0.00	0.00	0.00	0.00	0.00	0.00	0.00	0.00	C09
0.00	0.00	0.00	0.00	0.00	0.75	0.00	0.00	0.00	3.40	0.05	0.03	0.04	0.00	0.00	C10
0.00	0.96	1.90	3.04	3.00	3.77	2.05	2.67	0.00	0.00	0.75	0.63	0.64	0.05	0.08	C11
0.00	0.00	0.00	0.00	0.00	0.00	0.00	0.00	0.00	0.00	0.00	0.00	0.00	0.00	0.00	C12 - C13
0.00	0.00	0.00	0.00	0.00	0.00	0.00	2.67	0.00	0.00	0.05	0.03	0.03	0.00	0.00	C14
0.00	0.96	3.33	16.21	31.15	75.41	104.66	150.63	188.10	292.13	14.70	10.31	10.43	0.26	1.16	C15
6.35	12.79	14.26	32.42	66.49	101.80	158.02	233.27	298.88	339.69	24.72	17.97	17.83	0.68	1.98	C16
0.00	0.32	0.00	1.01	0.00	0.00	2.05	2.67	0.00	3.40	0.20	0.15	0.14	0.01	0.02	C17
0.29	2.88	0.95	6.08	7.79	15.84	17.44	18.66	27.17	23.78	2.87	2.21	2.18	0.10	0.27	C18
1.44	4.48	1.90	8.10	14.38	11.31	18.47	37.32	52.25	67.94	4.42	3.22	3.18	0.16	0.31	C19 - C20
0.00	0.00	0.00	0.00	0.00	0.75	2.05	0.00	0.00	0.00	0.11	0.10	0.10	0.00	0.02	C21
7.22	13.11	13.31	33.94	39.53	52.00	75.93	103.97	119.13	166.45	14.12	10.59	10.58	0.55	1.19	C22
0.00	0.00	1.43	5.57	7.79	8.30	15.39	29.33	25.08	23.78	2.40	1.76	1.74	0.08	0.20	C23 - C24
1.15	2.56	2.38	4.56	17.37	20.36	21.55	38.66	41.80	13.59	3.90	2.95	2.92	0.14	0.35	C25
0.29	0.32	0.00	1.52	0.00	0.00	1.03	1.33	2.09	0.00	0.20	0.15	0.14	0.01	0.02	C30 - C31
0.00	0.00	0.00	0.00	1.20	0.00	3.08	2.67	4.18	3.40	0.25	0.18	0.17	0.01	0.02	C32
5.20	13.11	11.41	35.97	61.10	82.95	138.52	179.95	229.90	261.56	21.02	15.51	15.40	0.66	1.77	C33 - C34
0.00	0.00	0.48	0.51	1.20	0.00	0.00	1.33	4.18	0.00	0.20	0.15	0.14	0.01	0.01	C37 - C38
0.87	0.64	1.43	2.03	1.20	8.30	3.08	19.99	16.72	6.79	1.40	1.07	1.00	0.04	0.09	C40 - C41
0.00	0.00	0.00	0.51	1.20	0.75	1.03	1.33	2.09	3.40	0.20	0.14	0.15	0.01	0.02	C43
0.00	0.00	0.00	0.00	1.80	0.75	3.08	4.00	16.72	44.16	0.77	0.45	0.50	0.01	0.03	C44
0.00	0.00	0.00	0.51	0.00	0.00	0.00	0.00	0.00	0.00	0.02	0.02	0.02	0.00	0.00	C45
0.00	0.00	0.00	0.00	0.00	0.00	0.00	0.00	0.00	0.00	0.00	0.00	0.00	0.00	0.00	C46
0.00	0.00	0.00	0.00	0.00	0.75	2.05	0.00	0.00	0.00	0.07	0.06	0.06	0.00	0.01	C47;C49
8.37	10.87	11.41	12.16	11.38	15.08	15.39	25.33	27.17	27.17	5.50	4.44	4.22	0.29	0.45	C50
0.00	0.32	0.00	0.51	0.60	0.75	0.00	0.00	0.00	3.40	0.12	0.09	0.10	0.01	0.01	C51
0.00	0.00	0.00	0.00	0.00	0.00	0.00	0.00	4.18	0.00	0.05	0.03	0.02	0.00	0.00	C52
3.46	7.03	7.61	9.12	16.77	13.57	14.37	16.00	8.36	6.79	3.80	3.12	3.08	0.23	0.37	C53
0.58	2.24	2.38	2.53	3.59	6.03	5.13	6.66	10.45	10.19	1.32	1.04	1.02	0.06	0.12	C54
1.15	2.88	1.90	3.55	4.19	3.02	7.18	2.67	10.45	10.19	1.45	1.17	1.11	0.08	0.13	C55
1.73	5.12	2.85	5.07	4.79	9.80	7.18	2.67	4.18	6.79	1.85	1.52	1.51	0.10	0.19	C56
0.29	0.00	0.00	0.00	0.60	0.00	0.00	0.00	0.00	0.00	0.05	0.04	0.04	0.00	0.00	C57
0.00	0.00	0.00	0.00	0.00	0.00	0.00	0.00	0.00	0.00	0.02	0.02	0.02	0.00	0.00	C58
—	—	—	—	—	—	—	—	—	—	—	—	—	—	—	C60
—	—	—	—	—	—	—	—	—	—	—	—	—	—	—	C61
—	—	—	—	—	—	—	—	—	—	—	—	—	—	—	C62
—	—	—	—	—	—	—	—	—	—	—	—	—	—	—	C63
0.29	0.96	0.95	1.01	0.60	4.52	5.13	1.33	8.36	0.00	0.65	0.52	0.50	0.02	0.07	C64
0.00	0.00	0.00	0.00	0.00	0.00	0.00	0.00	0.00	3.40	0.02	0.01	0.02	0.00	0.00	C65
0.00	0.00	0.00	0.00	0.00	0.00	0.00	0.00	0.00	0.00	0.00	0.00	0.00	0.00	0.00	C66
0.00	0.32	0.00	0.51	0.60	2.26	0.00	5.33	6.27	6.79	0.37	0.25	0.25	0.01	0.02	C67
0.00	0.00	0.00	0.00	0.00	0.00	0.00	0.00	0.00	0.00	0.00	0.00	0.00	0.00	0.00	C68
0.00	0.00	0.00	0.00	0.00	0.00	1.03	0.00	0.00	0.00	0.02	0.02	0.02	0.00	0.01	C69
2.31	6.40	6.18	9.62	8.99	12.82	13.34	19.99	33.44	40.76	4.00	3.15	3.11	0.19	0.32	C70 - C72
0.00	0.32	0.00	0.00	0.60	1.51	0.00	4.00	2.09	3.40	0.22	0.16	0.16	0.00	0.01	C73
0.00	0.00	0.00	0.00	0.00	0.00	1.03	0.00	0.00	0.00	0.07	0.08	0.10	0.00	0.01	C74
0.00	0.00	0.00	0.00	0.00	0.00	0.00	0.00	0.00	0.00	0.02	0.03	0.02	0.00	0.00	C75
0.00	0.00	0.00	0.00	0.00	0.00	0.00	0.00	0.00	0.00	0.00	0.00	0.00	0.00	0.00	C81
0.87	1.28	1.90	3.55	2.40	5.28	6.16	8.00	10.45	13.59	1.40	1.10	1.07	0.06	0.12	C82 - C85;C96
0.00	0.00	0.00	0.00	0.60	0.00	0.00	0.00	0.00	0.00	0.02	0.02	0.02	0.00	0.00	C88
0.00	0.64	0.00	1.52	1.20	0.00	4.10	1.33	0.00	0.00	0.32	0.26	0.27	0.02	0.04	C90
0.00	0.64	0.00	0.00	0.60	2.26	1.03	2.67	0.00	3.40	0.27	0.23	0.23	0.01	0.02	C91
0.87	1.92	0.48	0.00	1.80	2.26	2.05	2.67	2.09	0.00	0.57	0.48	0.46	0.03	0.05	C92 - C94
2.31	2.24	2.85	2.53	8.39	2.26	12.31	13.33	14.63	0.00	2.40	2.06	2.02	0.13	0.20	C95
0.29	1.60	0.48	2.03	5.99	11.31	12.31	17.33	16.72	20.38	1.92	1.47	1.47	0.06	0.17	O&U
45.32	98.81	91.75	205.66	331.25	478.85	677.22	967.75	1191.32	1413.09	119.52	89.42	88.65	4.10	9.88	ALL
45.32	98.81	91.75	205.66	329.45	478.09	674.14	963.76	1174.60	1368.93	118.74	88.98	88.15	4.09	9.85	ALLbC44

5.2 安徽省 18 个肿瘤登记处恶性肿瘤发病和死亡主要指标(2013 年)

表 5-2-1 合肥市 2013 年恶性肿瘤发病和死亡主要指标

部位 Site		男性 Male				累计率 Cum. Rate（%）	
		病例数 No. cases	构成 Freq.（%）	粗率 Cruderate(1/10⁵)	世标率 ASR world(1/10⁵)	0～64	0～74
发病 Incidence							
口腔和咽喉（除外鼻咽癌）	Lip,oral cavity & pharynx but nasopharynx	42	1.16	3.52	3.00	0.20	0.31
鼻咽癌	Nasopharynx	43	1.19	3.60	3.26	0.28	0.34
食管	Oesophagus	450	12.44	37.70	33.52	1.84	4.17
胃	Stomach	597	16.50	50.02	43.14	2.06	5.17
结直肠肛门	Colorectum	343	9.48	28.74	24.60	1.22	2.76
肝脏	Liver	300	8.29	25.13	21.98	1.49	2.32
胆囊及其他	Gallbladder and extrahepatic ducts	34	0.94	2.85	2.52	0.17	0.26
胰腺	Pancreas	107	2.96	8.96	7.63	0.34	0.78
喉	Larynx	34	0.94	2.85	2.52	0.15	0.33
气管,支气管,肺	Trachea, bronchus and lung	913	25.23	76.49	64.11	2.77	7.50
其他的胸腔器官	Other thoracic organs	15	0.41	1.26	1.09	0.08	0.13
骨	Bone	25	0.69	2.09	1.71	0.07	0.13
皮肤的黑色素瘤	Melanoma of skin	6	0.17	0.50	0.40	0.02	0.05
乳房	Breast	5	0.14	0.42	0.32	0.03	0.03
子宫颈	Cervix uteri	—	—	—	—	—	—
子宫体及子宫部位不明	Uterus & Unspecified	—	—	—	—	—	—
卵巢	Ovary	—	—	—	—	—	—
前列腺	Prostate	118	3.26	9.89	8.41	0.15	0.80
睾丸	Testis	8	0.22	0.67	0.51	0.03	0.03
肾及泌尿系统不明	Kidney & unspecified urinary organs	82	2.27	6.87	5.87	0.38	0.64
膀胱	Bladder	95	2.63	7.96	6.51	0.22	0.61
脑,神经系统	Brain,central nervous system	104	2.87	8.71	8.31	0.48	0.81
甲状腺	Thyroid	25	0.69	2.09	1.71	0.12	0.20
淋巴瘤	Lymphoma	69	1.91	5.78	4.65	0.25	0.48
白血病	Leukaemia	89	2.46	7.46	7.60	0.44	0.62
不明及其他恶性肿瘤	All other sites and unspecified	114	3.15	9.55	8.35	0.39	0.81
所有部位合计	All sites	3618	100.00	303.11	261.74	13.17	29.28
所有部位除外 C44	All sites but C44	3597	99.42	301.35	260.19	13.13	29.13
死亡 Mortality							
口腔和咽喉（除外鼻咽癌）	Lip,oral cavity & pharynx but nasopharynx	24	0.95	2.01	1.63	0.07	0.20
鼻咽癌	Nasopharynx	27	1.07	2.26	1.89	0.12	0.18
食管	Oesophagus	305	12.07	25.55	22.17	1.00	2.60
胃	Stomach	442	17.49	37.03	30.07	1.07	3.23
结直肠肛门	Colorectum	169	6.69	14.16	12.30	0.48	1.22
肝脏	Liver	271	10.72	22.70	19.27	1.20	1.94
胆囊及其他	Gallbladder and extrahepatic ducts	26	1.03	2.18	1.70	0.05	0.17
胰腺	Pancreas	100	3.96	8.38	7.22	0.37	0.75
喉	Larynx	9	0.36	0.75	0.64	0.04	0.07
气管,支气管,肺	Trachea, bronchus and lung	741	29.32	62.08	49.27	1.75	5.09
其他的胸腔器官	Other thoracic organs	15	0.59	1.26	1.08	0.06	0.11
骨	Bone	17	0.67	1.42	1.12	0.05	0.07
皮肤的黑色素瘤	Melanoma of skin	6	0.24	0.50	0.35	0.00	0.03
乳房	Breast	1	0.04	0.08	0.05	0.00	0.00
子宫颈	Cervix uteri	—	—	—	—	—	—
子宫体及子宫部位不明	Uterus & Unspecified	—	—	—	—	—	—
卵巢	Ovary	—	—	—	—	—	—
前列腺	Prostate	59	2.33	4.94	3.94	0.04	0.24
睾丸	Testis	2	0.08	0.17	0.09	0.00	0.00
肾及泌尿系统不明	Kidney & unspecified urinary organs	37	1.46	3.10	2.53	0.11	0.27
膀胱	Bladder	41	1.62	3.43	2.68	0.05	0.15
脑,神经系统	Brain,central nervous system	50	1.98	4.19	3.85	0.20	0.36
甲状腺	Thyroid	4	0.16	0.34	0.27	0.00	0.05
淋巴瘤	Lymphoma	48	1.90	4.02	3.40	0.17	0.33
白血病	Leukaemia	58	2.30	4.86	4.48	0.26	0.38
不明及其他恶性肿瘤	All other sites and unspecified	75	2.97	6.28	5.35	0.20	0.55
所有部位合计	All sites	2527	100.00	211.71	175.34	7.33	18.01
所有部位除外 C44	All sites but C44	2523	99.84	211.38	175.11	7.33	17.98

5.2 Incidence and mortality of cancer in 18 cancer registries in Anhui Province, 2013

Table 5 - 2 - 1 Incidence and mortality of cancer in Hefei, 2013

病例数 No. cases	构成 Freq. (%)	粗率 Cruderate(1/10⁵)	世标率 ASR world(1/10⁵)	累计率 Cum. Rate (%)		ICD10
				0~64	0~74	
25	0.98	2.23	1.61	0.05	0.19	C00 - 10,C12 - 14
18	0.70	1.61	1.27	0.10	0.13	C11
141	5.51	12.58	9.10	0.26	1.06	C15
262	10.23	23.37	18.08	0.82	2.05	C16
258	10.07	23.01	17.99	0.97	2.05	C18 - 21
117	4.57	10.44	8.47	0.41	1.07	C22
36	1.41	3.21	2.43	0.10	0.32	C23 - C24
73	2.85	6.51	4.88	0.20	0.51	C25
1	0.04	0.09	0.07	0.00	0.00	C32
330	12.89	29.43	23.42	1.24	2.79	C33 - C34
9	0.35	0.80	0.69	0.04	0.10	C37 - C38
24	0.94	2.14	1.68	0.08	0.19	C40 - C41
10	0.39	0.89	0.68	0.03	0.08	C43
388	15.15	34.61	28.22	2.28	3.10	C50
163	6.36	14.54	11.35	0.93	1.10	C53
86	3.36	7.67	6.20	0.52	0.66	C54 - C55
100	3.90	8.92	7.41	0.50	0.77	C56
—	—	—	—	—	—	C61
—	—	—	—	—	—	C62
30	1.17	2.68	2.31	0.13	0.28	C64 - 66,68
29	1.13	2.59	2.01	0.09	0.20	C67
85	3.32	7.58	6.37	0.37	0.72	C70 - C72
91	3.55	8.12	6.16	0.46	0.63	C73
73	2.85	6.51	4.92	0.23	0.60	C81 - 85,88,90,96
72	2.81	6.42	6.34	0.38	0.62	C91 - C95
140	5.47	12.49	9.77	0.60	0.95	A_O
2561	100.00	228.42	181.43	10.79	20.17	ALL
2541	99.22	226.64	180.16	10.72	20.07	ALLbC44
10	0.74	0.89	0.74	0.01	0.12	C00 - 10,C12 - 14
2	0.15	0.18	0.19	0.02	0.02	C11
102	7.57	9.10	6.37	0.14	0.52	C15
172	12.76	15.34	11.48	0.49	1.32	C16
130	9.64	11.60	8.49	0.37	0.78	C18 - 21
104	7.72	9.28	7.57	0.35	0.82	C22
33	2.45	2.94	2.16	0.09	0.25	C23 - C24
78	5.79	6.96	5.12	0.18	0.53	C25
6	0.45	0.54	0.41	0.01	0.02	C32
276	20.47	24.62	18.70	0.85	2.00	C33 - C34
3	0.22	0.27	0.23	0.01	0.03	C37 - C38
6	0.45	0.54	0.34	0.02	0.04	C40 - C41
3	0.22	0.27	0.23	0.01	0.03	C43
107	7.94	9.54	7.65	0.54	0.83	C50
35	2.60	3.12	2.68	0.23	0.29	C53
18	1.34	1.61	1.29	0.06	0.14	C54 - C55
36	2.67	3.21	2.57	0.18	0.24	C56
—	—	—	—	—	—	C61
—	—	—	—	—	—	C62
22	1.63	1.96	1.72	0.09	0.17	C64 - 66,68
14	1.04	1.25	0.82	0.03	0.03	C67
33	2.45	2.94	2.18	0.08	0.27	C70 - C72
7	0.52	0.62	0.42	0.03	0.04	C73
33	2.45	2.94	2.23	0.12	0.19	C81 - 85,88,90,96
46	3.41	4.10	3.68	0.18	0.38	C91 - C95
72	5.34	6.42	4.89	0.31	0.47	A_O
1348	100.00	120.23	92.14	4.39	9.53	ALL
1342	99.55	119.70	91.72	4.37	9.51	ALLbC44

表 5-2-2　长丰县 2013 年恶性肿瘤发病和死亡主要指标

部位 Site		男性 Male					
		病例数	构成	粗率	世标率	累计率 Cum. Rate（%）	
		No. cases	Freq.（%）	Cruderate(1/10⁵)	ASR world(1/10⁵)	0～64	0～74
发病 Incidence							
口腔和咽喉（除外鼻咽癌）	Lip, oral cavity & pharynx but nasopharynx	19	1.52	4.79	3.71	0.24	0.52
鼻咽癌	Nasopharynx	6	0.48	1.51	1.62	0.18	0.18
食管	Oesophagus	241	19.26	60.71	48.95	2.34	6.27
胃	Stomach	247	19.74	62.22	49.63	1.76	6.75
结直肠肛门	Colorectum	73	5.84	18.39	15.01	0.83	1.70
肝脏	Liver	135	10.79	34.01	28.83	1.74	3.04
胆囊及其他	Gallbladder and extrahepatic ducts	9	0.72	2.27	1.74	0.10	0.13
胰腺	Pancreas	24	1.92	6.05	4.34	0.12	0.48
喉	Larynx	10	0.80	2.52	1.96	0.05	0.27
气管，支气管，肺	Trachea, bronchus and lung	276	22.06	69.53	54.89	2.40	6.48
其他的胸腔器官	Other thoracic organs	3	0.24	0.76	0.57	0.06	0.06
骨	Bone	17	1.36	4.28	3.10	0.15	0.24
皮肤的黑色素瘤	Melanoma of skin	4	0.32	1.01	1.04	0.07	0.14
乳房	Breast	2	0.16	0.50	0.58	0.06	0.06
子宫颈	Cervix uteri	—	—	—	—	—	—
子宫体及子宫部位不明	Uterus & Unspecified	—	—	—	—	—	—
卵巢	Ovary	—	—	—	—	—	—
前列腺	Prostate	22	1.76	5.54	4.04	0.13	0.44
睾丸	Testis	1	0.08	0.25	0.13	0.00	0.00
肾及泌尿系统不明	Kidney & unspecified urinary organs	8	0.64	2.02	1.86	0.05	0.21
膀胱	Bladder	24	1.92	6.05	4.31	0.14	0.28
脑，神经系统	Brain, central nervous system	31	2.48	7.81	7.47	0.41	0.85
甲状腺	Thyroid	6	0.48	1.51	1.04	0.06	0.06
淋巴瘤	Lymphoma	8	0.64	2.02	1.92	0.08	0.19
白血病	Leukaemia	21	1.68	5.29	4.60	0.29	0.46
不明及其他恶性肿瘤	All other sites and unspecified	64	5.12	16.12	13.47	0.77	1.33
所有部位合计	All sites	1251	100.00	315.15	254.81	12.03	30.13
所有部位除外 C44	All sites but C44	1244	99.44	313.39	253.57	11.96	30.02
死亡 Mortality							
口腔和咽喉（除外鼻咽癌）	Lip, oral cavity & pharynx but nasopharynx	5	0.68	1.26	1.04	0.05	0.19
鼻咽癌	Nasopharynx	2	0.27	0.50	0.39	0.02	0.07
食管	Oesophagus	126	17.03	31.74	24.92	0.87	2.99
胃	Stomach	138	18.65	34.76	26.18	0.56	3.31
结直肠肛门	Colorectum	40	5.41	10.08	8.11	0.38	0.71
肝脏	Liver	104	14.05	26.20	21.08	1.25	2.09
胆囊及其他	Gallbladder and extrahepatic ducts	4	0.54	1.01	0.67	0.04	0.04
胰腺	Pancreas	18	2.43	4.53	3.27	0.11	0.31
喉	Larynx	3	0.41	0.76	0.60	0.00	0.03
气管，支气管，肺	Trachea, bronchus and lung	218	29.46	54.92	41.83	1.44	4.71
其他的胸腔器官	Other thoracic organs	1	0.14	0.25	0.23	0.03	0.03
骨	Bone	11	1.49	2.77	1.87	0.01	0.24
皮肤的黑色素瘤	Melanoma of skin	0	0.00	0.00	0.00	0.00	0.00
乳房	Breast	1	0.14	0.25	0.22	0.02	0.02
子宫颈	Cervix uteri	—	—	—	—	—	—
子宫体及子宫部位不明	Uterus & Unspecified	—	—	—	—	—	—
卵巢	Ovary	—	—	—	—	—	—
前列腺	Prostate	6	0.81	1.51	1.03	0.00	0.03
睾丸	Testis	2	0.27	0.50	0.27	0.00	0.00
肾及泌尿系统不明	Kidney & unspecified urinary organs	2	0.27	0.50	0.40	0.02	0.06
膀胱	Bladder	11	1.49	2.77	2.09	0.08	0.13
脑，神经系统	Brain, central nervous system	9	1.22	2.27	2.02	0.10	0.17
甲状腺	Thyroid	1	0.14	0.25	0.13	0.00	0.00
淋巴瘤	Lymphoma	6	0.81	1.51	1.33	0.12	0.12
白血病	Leukaemia	5	0.68	1.26	1.00	0.05	0.10
不明及其他恶性肿瘤	All other sites and unspecified	27	3.65	6.80	5.51	0.31	0.56
所有部位合计	All sites	740	100.00	186.42	144.19	5.46	15.91
所有部位除外 C44	All sites but C44	739	99.86	186.17	143.98	5.46	15.88

Table 5－2－2 Incidence and mortality of cancer in Changfeng,2013

病例数 No. cases	构成 Freq.(%)	粗率 Cruderate(1/10⁵)	世标率 ASR world(1/10⁵)	累计率 Cum. Rate(%) 0～64	0～74	ICD10
6	0.81	1.65	1.44	0.12	0.16	C00－10,C12－14
1	0.13	0.27	0.43	0.04	0.04	C11
71	9.54	19.48	14.39	0.49	1.84	C15
79	10.62	21.67	16.77	0.80	2.19	C16
74	9.95	20.30	17.03	0.97	2.24	C18－21
39	5.24	10.70	8.83	0.45	1.19	C22
9	1.21	2.47	2.09	0.12	0.32	C23－C24
17	2.28	4.66	3.31	0.08	0.41	C25
0	0.00	0.00	0.00	0.00	0.00	C32
101	13.58	27.71	21.09	1.00	2.62	C33－C34
3	0.40	0.82	0.81	0.07	0.07	C37－C38
10	1.34	2.74	1.84	0.08	0.17	C40－C41
1	0.13	0.27	0.28	0.04	0.04	C43
95	12.77	26.06	21.49	1.74	2.21	C50
40	5.38	10.97	9.37	0.82	0.95	C53
28	3.76	7.68	6.25	0.54	0.71	C54－C55
24	3.23	6.58	6.29	0.45	0.79	C56
—	—	—	—	—	—	C61
—	—	—	—	—	—	C62
7	0.94	1.92	1.76	0.07	0.26	C64－66,68
7	0.94	1.92	1.18	0.06	0.12	C67
38	5.11	10.42	8.87	0.65	1.02	C70－C72
12	1.61	3.29	2.96	0.24	0.30	C73
11	1.48	3.02	2.67	0.26	0.32	C81－85,88,90,96
15	2.02	4.12	3.78	0.24	0.31	C91－C95
56	7.53	15.36	13.02	0.73	1.31	A_O
744	100.00	204.11	165.93	10.06	19.60	ALL
738	99.19	202.46	164.41	9.97	19.40	ALLbC44
5	1.45	1.37	1.04	0.04	0.12	C00－10,C12－14
3	0.87	0.82	0.55	0.05	0.05	C11
52	15.07	14.27	9.71	0.18	1.14	C15
44	12.75	12.07	7.88	0.19	0.75	C16
35	10.14	9.60	5.93	0.21	0.45	C18－21
31	8.99	8.50	6.70	0.40	0.66	C22
2	0.58	0.55	0.34	0.03	0.03	C23－C24
19	5.51	5.21	3.66	0.20	0.36	C25
0	0.00	0.00	0.00	0.00	0.00	C32
71	20.58	19.48	14.83	0.57	1.87	C33－C34
0	0.00	0.00	0.00	0.00	0.00	C37－C38
6	1.74	1.65	1.21	0.03	0.15	C40－C41
0	0.00	0.00	0.00	0.00	0.00	C43
23	6.67	6.31	4.78	0.31	0.52	C50
11	3.19	3.02	2.88	0.26	0.30	C53
7	2.03	1.92	1.59	0.10	0.17	C54－C55
4	1.16	1.10	0.87	0.04	0.12	C56
—	—	—	—	—	—	C61
—	—	—	—	—	—	C62
0	0.00	0.00	0.00	0.00	0.00	C64－66,68
0	0.00	0.00	0.00	0.00	0.00	C67
8	2.32	2.19	1.68	0.09	0.14	C70－C72
0	0.00	0.00	0.00	0.00	0.00	C73
2	0.58	0.55	0.49	0.02	0.08	C81－85,88,90,96
5	1.45	1.37	0.96	0.05	0.05	C91－C95
17	4.93	4.66	3.40	0.12	0.34	A_O
345	100.00	94.65	68.51	2.89	7.30	ALL
342	99.13	93.82	68.17	2.89	7.30	ALLbC44

表 5 - 2 - 3　肥东县2013年恶性肿瘤发病和死亡主要指标

部位 Site		男性 Male				累计率 Cum. Rate（%）	
		病例数 No. cases	构成 Freq.（%）	粗率 Cruderate(1/10⁵)	世标率 ASR world(1/10⁵)	0～64	0～74
发病 Incidence							
口腔和咽喉(除外鼻咽癌)	Lip，oral cavity & pharynx but nasopharynx	13	0.68	2.31	2.59	0.10	0.32
鼻咽癌	Nasopharynx	12	0.63	2.13	2.10	0.20	0.23
食管	Oesophagus	309	16.23	54.80	60.89	2.39	7.04
胃	Stomach	431	22.64	76.43	82.89	3.24	9.16
结直肠肛门	Colorectum	131	6.88	23.23	24.70	1.00	2.69
肝脏	Liver	199	10.45	35.29	36.03	2.05	3.94
胆囊及其他	Gallbladder and extrahepatic ducts	18	0.95	3.19	3.90	0.14	0.26
胰腺	Pancreas	44	2.31	7.80	9.04	0.34	0.79
喉	Larynx	16	0.84	2.84	3.00	0.21	0.37
气管,支气管,肺	Trachea，bronchus and lung	401	21.06	71.11	75.88	2.69	8.63
其他的胸腔器官	Other thoracic organs	6	0.32	1.06	1.13	0.05	0.13
骨	Bone	18	0.95	3.19	3.79	0.23	0.34
皮肤的黑色素瘤	Melanoma of skin	6	0.32	1.06	1.11	0.04	0.11
乳房	Breast	4	0.21	0.71	0.70	0.07	0.07
子宫颈	Cervix uteri	—	—	—	—	—	—
子宫体及子宫部位不明	Uterus & Unspecified	—	—	—	—	—	—
卵巢	Ovary	—	—	—	—	—	—
前列腺	Prostate	37	1.94	6.56	8.14	0.06	0.42
睾丸	Testis	0	0.00	0.00	0.00	0.00	0.00
肾及泌尿系统不明	Kidney & unspecified urinary organs	25	1.31	4.43	4.56	0.19	0.42
膀胱	Bladder	23	1.21	4.08	3.96	0.19	0.32
脑,神经系统	Brain,central nervous system	44	2.31	7.80	8.24	0.40	1.00
甲状腺	Thyroid	9	0.47	1.60	1.62	0.09	0.12
淋巴瘤	Lymphoma	47	2.47	8.33	9.03	0.40	0.98
白血病	Leukaemia	52	2.73	9.22	11.13	0.52	0.84
不明及其他恶性肿瘤	All other sites and unspecified	59	3.10	10.46	11.36	0.48	1.07
所有部位合计	All sites	1904	100.00	337.64	365.79	15.07	39.26
所有部位除外 C44	All sites but C44	1895	99.53	336.05	363.77	15.01	39.16
死亡 Mortality							
口腔和咽喉(除外鼻咽癌)	Lip,oral cavity & pharynx but nasopharynx	8	0.58	1.42	1.56	0.04	0.16
鼻咽癌	Nasopharynx	4	0.29	0.71	0.79	0.09	0.09
食管	Oesophagus	247	17.92	43.80	48.34	1.11	5.27
胃	Stomach	326	23.66	57.81	64.50	1.71	6.18
结直肠肛门	Colorectum	69	5.01	12.24	13.20	0.36	1.40
肝脏	Liver	171	12.41	30.32	31.36	1.44	3.32
胆囊及其他	Gallbladder and extrahepatic ducts	14	1.02	2.48	3.23	0.07	0.24
胰腺	Pancreas	41	2.98	7.27	8.41	0.28	0.85
喉	Larynx	13	0.94	2.31	2.26	0.05	0.17
气管,支气管,肺	Trachea，bronchus and lung	296	21.48	52.49	55.46	1.60	5.98
其他的胸腔器官	Other thoracic organs	1	0.07	0.18	0.19	0.01	0.01
骨	Bone	18	1.31	3.19	3.73	0.18	0.29
皮肤的黑色素瘤	Melanoma of skin	3	0.22	0.53	0.51	0.01	0.05
乳房	Breast	7	0.51	1.24	1.49	0.12	0.12
子宫颈	Cervix uteri	—	—	—	—	—	—
子宫体及子宫部位不明	Uterus & Unspecified	—	—	—	—	—	—
卵巢	Ovary	—	—	—	—	—	—
前列腺	Prostate	19	1.38	3.37	4.84	0.00	0.19
睾丸	Testis	1	0.07	0.18	0.18	0.00	0.00
肾及泌尿系统不明	Kidney & unspecified urinary organs	10	0.73	1.77	2.25	0.04	0.22
膀胱	Bladder	9	0.65	1.60	1.58	0.00	0.21
脑,神经系统	Brain,central nervous system	30	2.18	5.32	6.14	0.29	0.59
甲状腺	Thyroid	2	0.15	0.35	0.61	0.00	0.05
淋巴瘤	Lymphoma	24	1.74	4.26	4.58	0.16	0.58
白血病	Leukaemia	27	1.96	4.79	5.41	0.24	0.51
不明及其他恶性肿瘤	All other sites and unspecified	38	2.76	6.74	8.01	0.36	0.51
所有部位合计	All sites	1378	100.00	244.36	268.66	8.15	26.97
所有部位除外 C44	All sites but C44	1373	99.64	243.48	267.27	8.11	26.92

Table 5 - 2 - 3　Incidence and mortality of cancer in Feidong, 2013

病例数 No. cases	构成 Freq. (%)	粗率 Cruderate(1/10⁵)	世标率 ASR world(1/10⁵)	累计率 Cum. Rate (%)		ICD10
				0～64	0～74	
13	1.27	2.56	3.00	0.18	0.27	C00 - 10,C12 - 14
6	0.59	1.18	0.95	0.05	0.08	C11
96	9.39	18.93	18.85	0.72	1.96	C15
175	17.12	34.52	33.92	1.37	3.55	C16
78	7.63	15.38	14.34	0.70	1.52	C18 - 21
47	4.60	9.27	9.45	0.47	0.83	C22
24	2.35	4.73	3.97	0.09	0.34	C23 - C24
31	3.03	6.11	5.45	0.14	0.61	C25
3	0.29	0.59	0.43	0.03	0.03	C32
148	14.48	29.19	27.42	1.11	2.93	C33 - C34
2	0.20	0.39	0.36	0.03	0.03	C37 - C38
10	0.98	1.97	1.56	0.09	0.13	C40 - C41
3	0.29	0.59	0.56	0.01	0.09	C43
79	7.73	15.58	14.32	1.15	1.50	C50
70	6.85	13.81	12.75	1.15	1.29	C53
18	1.76	3.55	3.62	0.39	0.39	C54 - C55
26	2.54	5.13	4.92	0.41	0.55	C56
—	—	—	—	—	—	C61
—	—	—	—	—	—	C62
11	1.08	2.17	2.04	0.04	0.25	C64 - 66,68
3	0.29	0.59	0.61	0.01	0.01	C67
35	3.42	6.90	6.65	0.39	0.73	C70 - C72
30	2.94	5.92	5.84	0.49	0.59	C73
27	2.64	5.33	4.75	0.22	0.50	C81 - 85,88,90,96
23	2.25	4.54	4.57	0.27	0.40	C91 - C95
64	6.26	12.62	12.59	0.63	1.21	A_O
1022	100.00	201.58	192.91	10.14	19.80	ALL
1006	98.43	198.42	189.28	10.02	19.54	ALLbC44
4	0.70	0.79	0.80	0.01	0.05	C00 - 10,C12 - 14
4	0.70	0.79	0.82	0.09	0.09	C11
57	10.04	11.24	11.05	0.14	0.80	C15
119	20.95	23.47	22.28	0.63	1.99	C16
34	5.99	6.71	6.39	0.35	0.48	C18 - 21
46	8.10	9.07	8.76	0.27	0.88	C22
15	2.64	2.96	2.55	0.09	0.29	C23 - C24
24	4.23	4.73	4.13	0.09	0.53	C25
1	0.18	0.20	0.12	0.00	0.00	C32
105	18.49	20.71	19.54	0.83	2.15	C33 - C34
1	0.18	0.20	0.19	0.02	0.02	C37 - C38
10	1.76	1.97	1.47	0.05	0.10	C40 - C41
2	0.35	0.39	0.37	0.03	0.03	C43
23	4.05	4.54	3.96	0.23	0.35	C50
16	2.82	3.16	2.98	0.17	0.30	C53
11	1.94	2.17	2.02	0.11	0.23	C54 - C55
8	1.41	1.58	1.58	0.10	0.14	C56
—	—	—	—	—	—	C61
—	—	—	—	—	—	C62
3	0.53	0.59	0.51	0.03	0.06	C64 - 66,68
3	0.53	0.59	0.68	0.01	0.05	C67
20	3.52	3.94	3.73	0.16	0.31	C70 - C72
0	0.00	0.00	0.00	0.00	0.00	C73
10	1.76	1.97	1.99	0.11	0.25	C81 - 85,88,90,96
22	3.87	4.34	3.77	0.13	0.43	C91 - C95
30	5.28	5.92	6.03	0.21	0.69	A_O
568	100.00	112.03	105.73	3.88	10.21	ALL
564	99.30	111.24	104.83	3.85	10.09	ALLbC44

女性 Female

表 5-2-4　肥西县 2013 年恶性肿瘤发病和死亡主要指标

部位 Site		男性 Male					
		病例数 No. cases	构成 Freq.（%）	粗率 Cruderate（1/10⁵）	世标率 ASR world（1/10⁵）	累计率 Cum. Rate（%）	
						0～64	0～74
发病 Incidence							
口腔和咽喉（除外鼻咽癌）	Lip，oral cavity & pharynx but nasopharynx	18	0.88	4.31	4.45	0.29	0.55
鼻咽癌	Nasopharynx	10	0.49	2.40	2.40	0.20	0.32
食管	Oesophagus	400	19.66	95.80	102.46	4.55	13.39
胃	Stomach	662	32.53	158.56	168.64	8.40	22.23
结直肠肛门	Colorectum	102	5.01	24.43	26.43	1.26	3.04
肝脏	Liver	132	6.49	31.62	32.05	1.62	4.13
胆囊及其他	Gallbladder and extrahepatic ducts	9	0.44	2.16	2.29	0.16	0.32
胰腺	Pancreas	44	2.16	10.54	11.57	0.57	1.36
喉	Larynx	18	0.88	4.31	4.77	0.17	0.59
气管，支气管，肺	Trachea，bronchus and lung	354	17.40	84.79	90.65	3.69	10.34
其他的胸腔器官	Other thoracic organs	9	0.44	2.16	1.91	0.10	0.26
骨	Bone	13	0.64	3.11	3.26	0.19	0.36
皮肤的黑色素瘤	Melanoma of skin	8	0.39	1.92	2.02	0.09	0.18
乳房	Breast	8	0.39	1.92	2.94	0.11	0.11
子宫颈	Cervix uteri	—	—	—	—	—	—
子宫体及子宫部位不明	Uterus & Unspecified	—	—	—	—	—	—
卵巢	Ovary	—	—	—	—	—	—
前列腺	Prostate	23	1.13	5.51	6.53	0.25	0.48
睾丸	Testis	1	0.05	0.24	0.49	0.02	0.02
肾及泌尿系统不明	Kidney & unspecified urinary organs	20	0.98	4.79	5.14	0.31	0.60
膀胱	Bladder	24	1.18	5.75	7.25	0.17	0.45
脑，神经系统	Brain，central nervous system	40	1.97	9.58	10.14	0.63	1.25
甲状腺	Thyroid	6	0.29	1.44	1.39	0.08	0.18
淋巴瘤	Lymphoma	45	2.21	10.78	11.23	0.83	1.33
白血病	Leukaemia	32	1.57	7.66	8.30	0.53	0.78
不明及其他恶性肿瘤	All other sites and unspecified	57	2.80	13.65	14.51	0.59	1.55
所有部位合计	All sites	2035	100.00	487.41	520.83	24.81	63.83
所有部位除外 C44	All sites but C44	2028	99.66	485.73	519.18	24.76	63.66
死亡 Mortality							
口腔和咽喉（除外鼻咽癌）	Lip，oral cavity & pharynx but nasopharynx	6	0.46	1.44	1.53	0.07	0.18
鼻咽癌	Nasopharynx	9	0.69	2.16	2.32	0.19	0.24
食管	Oesophagus	268	20.65	64.19	70.52	2.53	8.32
胃	Stomach	445	34.28	106.58	115.97	4.64	13.94
结直肠肛门	Colorectum	50	3.85	11.98	13.07	0.57	1.47
肝脏	Liver	104	8.01	24.91	25.48	1.12	3.11
胆囊及其他	Gallbladder and extrahepatic ducts	9	0.69	2.16	2.24	0.04	0.35
胰腺	Pancreas	30	2.31	7.19	7.91	0.37	0.79
喉	Larynx	6	0.46	1.44	1.51	0.05	0.26
气管，支气管，肺	Trachea，bronchus and lung	245	18.88	58.68	62.66	1.84	6.71
其他的胸腔器官	Other thoracic organs	3	0.23	0.72	0.63	0.01	0.14
骨	Bone	12	0.92	2.87	2.88	0.17	0.33
皮肤的黑色素瘤	Melanoma of skin	3	0.23	0.72	0.66	0.07	0.07
乳房	Breast	2	0.15	0.48	0.48	0.02	0.09
子宫颈	Cervix uteri	—	—	—	—	—	—
子宫体及子宫部位不明	Uterus & Unspecified	—	—	—	—	—	—
卵巢	Ovary	—	—	—	—	—	—
前列腺	Prostate	7	0.54	1.68	1.67	0.04	0.14
睾丸	Testis	2	0.15	0.48	0.63	0.03	0.03
肾及泌尿系统不明	Kidney & unspecified urinary organs	7	0.54	1.68	2.06	0.05	0.22
膀胱	Bladder	10	0.77	2.40	2.74	0.07	0.07
脑，神经系统	Brain，central nervous system	24	1.85	5.75	6.30	0.26	0.93
甲状腺	Thyroid	1	0.08	0.24	0.25	0.00	0.06
淋巴瘤	Lymphoma	18	1.39	4.31	4.30	0.27	0.47
白血病	Leukaemia	14	1.08	3.35	3.36	0.19	0.34
不明及其他恶性肿瘤	All other sites and unspecified	23	1.77	5.51	6.44	0.25	0.74
所有部位合计	All sites	1298	100.00	310.89	335.61	12.86	38.99
所有部位除外 C44	All sites but C44	1297	99.92	310.65	335.36	12.86	38.92

Table 5 – 2 – 4　Incidence and mortality of cancer in Feixi,2013

女性 Female						
病例数 No. cases	构成 Freq.（%）	粗率 Cruderate(1/10^5)	世标率 ASR world(1/10^5)	累计率 Cum. Rate（%） 0～64	0～74	ICD10
20	1.90	5.21	4.94	0.29	0.44	C00 – 10,C12 – 14
8	0.76	2.08	1.96	0.15	0.20	C11
154	14.61	40.12	39.08	1.71	4.40	C15
234	22.20	60.97	59.16	2.81	6.58	C16
73	6.93	19.02	18.06	1.18	1.96	C18 – 21
40	3.80	10.42	9.53	0.52	1.08	C22
19	1.80	4.95	4.57	0.20	0.55	C23 – C24
23	2.18	5.99	5.85	0.29	0.62	C25
6	0.57	1.56	1.57	0.12	0.24	C32
127	12.05	33.09	31.81	1.77	3.20	C33 – C34
4	0.38	1.04	1.05	0.11	0.11	C37 – C38
9	0.85	2.34	2.49	0.16	0.16	C40 – C41
3	0.28	0.78	0.64	0.02	0.08	C43
82	7.78	21.36	20.68	1.69	2.25	C50
42	3.98	10.94	10.05	0.78	1.15	C53
18	1.71	4.69	4.41	0.32	0.48	C54 – C55
30	2.85	7.82	7.53	0.48	0.75	C56
—	—	—	—	—	—	C61
—	—	—	—	—	—	C62
9	0.85	2.34	2.29	0.10	0.20	C64 – 66,68
7	0.66	1.82	1.82	0.17	0.23	C67
42	3.98	10.94	10.54	0.69	1.17	C70 – C72
18	1.71	4.69	4.14	0.32	0.41	C73
23	2.18	5.99	5.88	0.39	0.76	C81 – 85,88,90,96
28	2.66	7.29	7.31	0.67	0.71	C91 – C95
35	3.32	9.12	8.72	0.53	0.99	A_O
1054	100.00	274.60	264.06	15.47	28.72	ALL
1050	99.62	273.56	263.16	15.45	28.70	ALLbC44
4	0.74	1.04	0.95	0.08	0.08	C00 – 10,C12 – 14
6	1.10	1.56	1.63	0.12	0.21	C11
95	17.46	24.75	24.18	0.57	2.61	C15
147	27.02	38.30	36.29	1.39	3.71	C16
33	6.07	8.60	8.49	0.43	0.80	C18 – 21
28	5.15	7.29	6.77	0.37	0.85	C22
12	2.21	3.13	2.78	0.14	0.29	C23 – C24
21	3.86	5.47	5.09	0.18	0.54	C25
2	0.37	0.52	0.49	0.04	0.04	C32
70	12.87	18.24	17.99	0.79	1.96	C33 – C34
2	0.37	0.52	0.49	0.05	0.05	C37 – C38
4	0.74	1.04	0.87	0.01	0.06	C40 – C41
2	0.37	0.52	0.51	0.00	0.11	C43
25	4.60	6.51	6.36	0.42	0.52	C50
17	3.13	4.43	4.28	0.29	0.54	C53
6	1.10	1.56	1.53	0.14	0.19	C54 – C55
14	2.57	3.65	3.56	0.24	0.35	C56
—	—	—	—	—	—	C61
—	—	—	—	—	—	C62
2	0.37	0.52	0.51	0.00	0.11	C64 – 66,68
1	0.18	0.26	0.16	0.00	0.00	C67
21	3.86	5.47	4.88	0.31	0.46	C70 – C72
0	0.00	0.00	0.00	0.00	0.00	C73
15	2.76	3.91	3.95	0.30	0.51	C81 – 85,88,90,96
6	1.10	1.56	1.53	0.12	0.16	C91 – C95
11	2.02	2.87	2.87	0.10	0.25	A_O
544	100.00	141.73	136.15	6.07	14.41	ALL
541	99.45	140.95	135.41	6.07	14.41	ALLbC44

表 5 - 2 - 5　庐江县 2013 年恶性肿瘤发病和死亡主要指标

部位 Site		男性 Male					
		病例数	构成	粗率	世标率	累计率 Cum. Rate（%）	
		No. cases	Freq.（%）	Cruderate（1/10⁵）	ASR world（1/10⁵）	0～64	0～74
发病 Incidence							
口腔和咽喉（除外鼻咽癌）	Lip, oral cavity & pharynx but nasopharynx	13	0.44	2.15	1.87	0.10	0.24
鼻咽癌	Nasopharynx	28	0.95	4.63	3.96	0.38	0.46
食管	Oesophagus	536	18.21	88.64	77.71	4.24	10.13
胃	Stomach	1200	40.77	198.45	173.39	8.76	22.82
结直肠肛门	Colorectum	186	6.32	30.76	26.74	1.55	3.51
肝脏	Liver	252	8.56	41.68	36.15	2.27	4.49
胆囊及其他	Gallbladder and extrahepatic ducts	19	0.65	3.14	2.70	0.14	0.32
胰腺	Pancreas	40	1.36	6.62	5.73	0.30	0.79
喉	Larynx	16	0.54	2.65	2.20	0.14	0.22
气管,支气管,肺	Trachea, bronchus and lung	374	12.71	61.85	54.50	2.49	7.12
其他的胸腔器官	Other thoracic organs	5	0.17	0.83	0.76	0.03	0.12
骨	Bone	15	0.51	2.48	2.17	0.09	0.29
皮肤的黑色素瘤	Melanoma of skin	3	0.10	0.50	0.47	0.02	0.08
乳房	Breast	3	0.10	0.50	0.44	0.04	0.04
子宫颈	Cervix uteri	—	—	—	—	—	—
子宫体及子宫部位不明	Uterus & Unspecified	—	—	—	—	—	—
卵巢	Ovary	—	—	—	—	—	—
前列腺	Prostate	33	1.12	5.46	4.91	0.14	0.61
睾丸	Testis	2	0.07	0.33	0.25	0.01	0.01
肾及泌尿系统不明	Kidney & unspecified urinary organs	9	0.31	1.49	1.35	0.09	0.17
膀胱	Bladder	21	0.71	3.47	2.90	0.05	0.40
脑,神经系统	Brain, central nervous system	37	1.26	6.12	5.24	0.36	0.55
甲状腺	Thyroid	6	0.20	0.99	0.82	0.05	0.10
淋巴瘤	Lymphoma	59	2.00	9.76	8.39	0.62	0.97
白血病	Leukaemia	30	1.02	4.96	4.48	0.21	0.54
不明及其他恶性肿瘤	All other sites and unspecified	56	1.90	9.26	7.75	0.47	0.81
所有部位合计	All sites	2943	100.00	486.71	424.88	22.54	54.80
所有部位除外 C44	All sites but C44	2937	99.80	485.71	424.12	22.50	54.73
死亡 Mortality							
口腔和咽喉（除外鼻咽癌）	Lip, oral cavity & pharynx but nasopharynx	10	0.54	1.65	1.50	0.09	0.12
鼻咽癌	Nasopharynx	12	0.65	1.98	1.74	0.12	0.23
食管	Oesophagus	286	15.59	47.30	41.05	1.73	4.73
胃	Stomach	779	42.45	128.83	111.88	5.15	13.98
结直肠肛门	Colorectum	71	3.87	11.74	10.09	0.67	1.00
肝脏	Liver	225	12.26	37.21	32.74	2.06	4.03
胆囊及其他	Gallbladder and extrahepatic ducts	10	0.54	1.65	1.45	0.04	0.16
胰腺	Pancreas	33	1.80	5.46	4.79	0.22	0.66
喉	Larynx	2	0.11	0.33	0.24	0.01	0.01
气管,支气管,肺	Trachea, bronchus and lung	257	14.01	42.50	37.37	1.55	4.57
其他的胸腔器官	Other thoracic organs	4	0.22	0.66	0.65	0.08	0.08
骨	Bone	11	0.60	1.82	1.74	0.10	0.23
皮肤的黑色素瘤	Melanoma of skin	1	0.05	0.17	0.14	0.01	0.01
乳房	Breast	0	0.00	0.00	0.00	0.00	0.00
子宫颈	Cervix uteri	—	—	—	—	—	—
子宫体及子宫部位不明	Uterus & Unspecified	—	—	—	—	—	—
卵巢	Ovary	—	—	—	—	—	—
前列腺	Prostate	18	0.98	2.98	2.82	0.04	0.10
睾丸	Testis	0	0.00	0.00	0.00	0.00	0.00
肾及泌尿系统不明	Kidney & unspecified urinary organs	6	0.33	0.99	0.83	0.02	0.09
膀胱	Bladder	7	0.38	1.16	0.98	0.00	0.06
脑,神经系统	Brain, central nervous system	34	1.85	5.62	5.12	0.27	0.52
甲状腺	Thyroid	0	0.00	0.00	0.00	0.00	0.00
淋巴瘤	Lymphoma	28	1.53	4.63	4.15	0.22	0.48
白血病	Leukaemia	21	1.14	3.47	3.10	0.15	0.37
不明及其他恶性肿瘤	All other sites and unspecified	20	1.09	3.31	2.55	0.13	0.20
所有部位合计	All sites	1835	100.00	303.47	264.92	12.67	31.63
所有部位除外 C44	All sites but C44	1831	99.78	302.81	264.43	12.67	31.59

Table 5 - 2 - 5　Incidence and mortality of cancer in Lujiang,2013

病例数 No. cases	构成 Freq.（%）	粗率 Cruderate(1/10⁵)	世标率 ASR world(1/10⁵)	累计率 Cum. Rate（%）		ICD10
				0～64	0～74	
6	0.37	1.01	0.82	0.05	0.10	C00 - 10,C12 - 14
12	0.74	2.03	1.63	0.12	0.21	C11
231	14.24	39.04	29.84	1.25	3.81	C15
429	26.45	72.50	56.99	3.16	7.27	C16
131	8.08	22.14	18.04	1.15	2.37	C18 - 21
105	6.47	17.74	13.50	0.84	1.42	C22
33	2.03	5.58	4.21	0.22	0.48	C23 - C24
25	1.54	4.22	3.38	0.22	0.43	C25
1	0.06	0.17	0.14	0.01	0.01	C32
165	10.17	27.88	21.30	1.27	2.48	C33 - C34
5	0.31	0.84	0.64	0.05	0.08	C37 - C38
17	1.05	2.87	2.08	0.12	0.18	C40 - C41
2	0.12	0.34	0.36	0.05	0.05	C43
141	8.69	23.83	19.57	1.70	2.07	C50
71	4.38	12.00	9.65	0.78	0.94	C53
28	1.73	4.73	3.76	0.31	0.39	C54 - C55
41	2.53	6.93	5.78	0.43	0.64	C56
—	—	—	—	—	—	C61
—	—	—	—	—	—	C62
6	0.37	1.01	0.90	0.03	0.05	C64 - 66,68
7	0.43	1.18	0.76	0.04	0.07	C67
37	2.28	6.25	5.72	0.43	0.59	C70 - C72
14	0.86	2.37	1.95	0.16	0.19	C73
26	1.60	4.39	3.50	0.26	0.41	C81 - 85,88,90,96
38	2.34	6.42	5.34	0.35	0.49	C91 - C95
51	3.14	8.62	7.26	0.43	0.82	A_O
1622	100.00	274.10	217.11	13.43	25.56	ALL
1613	99.45	272.58	216.08	13.38	25.49	ALLbC44
6	0.67	1.01	0.74	0.03	0.06	C00 - 10,C12 - 14
3	0.33	0.51	0.44	0.02	0.05	C11
127	14.17	21.46	15.60	0.59	1.78	C15
318	35.49	53.74	40.13	1.75	4.78	C16
46	5.13	7.77	5.80	0.28	0.75	C18 - 21
85	9.49	14.36	10.73	0.57	1.16	C22
11	1.23	1.86	1.44	0.12	0.15	C23 - C24
15	1.67	2.53	1.96	0.12	0.20	C25
0	0.00	0.00	0.00	0.00	0.00	C32
130	14.51	21.97	16.46	0.70	1.91	C33 - C34
1	0.11	0.17	0.14	0.02	0.02	C37 - C38
9	1.00	1.52	1.09	0.02	0.14	C40 - C41
1	0.11	0.17	0.18	0.02	0.02	C43
32	3.57	5.41	4.35	0.31	0.48	C50
17	1.90	2.87	2.16	0.13	0.22	C53
12	1.34	2.03	1.56	0.10	0.16	C54 - C55
12	1.34	2.03	1.61	0.10	0.18	C56
—	—	—	—	—	—	C61
—	—	—	—	—	—	C62
4	0.45	0.68	0.44	0.03	0.03	C64 - 66,68
1	0.11	0.17	0.09	0.00	0.00	C67
22	2.46	3.72	3.48	0.22	0.38	C70 - C72
3	0.33	0.51	0.26	0.00	0.00	C73
10	1.12	1.69	1.09	0.02	0.10	C81 - 85,88,90,96
20	2.23	3.38	2.83	0.20	0.29	C91 - C95
11	1.23	1.86	1.50	0.06	0.17	A_O
896	100.00	151.41	114.06	5.43	13.01	ALL
894	99.78	151.08	113.88	5.43	13.01	ALLbC44

女性 Female

表 5-2-6　巢湖市 2013 年恶性肿瘤发病和死亡主要指标

部位 Site		男性 Male				累计率 Cum. Rate（%）	
		病例数 No. cases	构成 Freq.（%）	粗率 Cruderate(1/10⁵)	世标率 ASR world(1/10⁵)	0～64	0～74
发病 Incidence							
口腔和咽喉（除外鼻咽癌）	Lip,oral cavity & pharynx but nasopharynx	16	0.89	3.53	3.77	0.22	0.53
鼻咽癌	Nasopharynx	18	1.00	3.97	4.02	0.27	0.49
食管	Oesophagus	246	13.68	54.27	59.24	2.17	7.12
胃	Stomach	452	25.14	99.72	105.60	4.26	12.82
结直肠肛门	Colorectum	137	7.62	30.23	32.36	1.26	3.58
肝脏	Liver	143	7.95	31.55	32.33	1.73	3.48
胆囊及其他	Gallbladder and extrahepatic ducts	19	1.06	4.19	4.44	0.11	0.23
胰腺	Pancreas	44	2.45	9.71	10.34	0.39	0.96
喉	Larynx	13	0.72	2.87	2.94	0.11	0.39
气管,支气管,肺	Trachea, bronchus and lung	378	21.02	83.40	88.94	2.93	10.46
其他的胸腔器官	Other thoracic organs	6	0.33	1.32	1.40	0.08	0.22
骨	Bone	9	0.50	1.99	1.80	0.09	0.19
皮肤的黑色素瘤	Melanoma of skin	1	0.06	0.22	0.20	0.02	0.02
乳房	Breast	3	0.17	0.66	0.65	0.02	0.07
子宫颈	Cervix uteri	—	—	—	—	—	—
子宫体及子宫部位不明	Uterus & Unspecified	—	—	—	—	—	—
卵巢	Ovary	—	—	—	—	—	—
前列腺	Prostate	63	3.50	13.90	16.44	0.34	1.54
睾丸	Testis	3	0.17	0.66	0.57	0.02	0.08
肾及泌尿系统不明	Kidney & unspecified urinary organs	25	1.39	5.52	5.56	0.38	0.54
膀胱	Bladder	49	2.73	10.81	11.44	0.37	1.05
脑,神经系统	Brain,central nervous system	36	2.00	7.94	8.36	0.47	0.80
甲状腺	Thyroid	8	0.44	1.77	1.51	0.10	0.16
淋巴瘤	Lymphoma	46	2.56	10.15	10.30	0.54	1.13
白血病	Leukaemia	44	2.45	9.71	10.07	0.67	1.07
不明及其他恶性肿瘤	All other sites and unspecified	39	2.17	8.60	10.55	0.36	0.83
所有部位合计	All sites	1798	100.00	396.69	422.80	16.93	47.76
所有部位除外 C44	All sites but C44	1784	99.22	393.60	419.31	16.80	47.42
死亡 Mortality							
口腔和咽喉（除外鼻咽癌）	Lip,oral cavity & pharynx but nasopharynx	10	1.01	2.21	2.36	0.11	0.40
鼻咽癌	Nasopharynx	9	0.91	1.99	2.04	0.08	0.27
食管	Oesophagus	136	13.77	30.01	35.01	1.06	4.12
胃	Stomach	231	23.38	50.96	54.58	1.68	6.39
结直肠肛门	Colorectum	49	4.96	10.81	12.84	0.44	1.16
肝脏	Liver	110	11.13	24.27	25.12	1.26	2.45
胆囊及其他	Gallbladder and extrahepatic ducts	12	1.21	2.65	3.00	0.12	0.22
胰腺	Pancreas	44	4.45	9.71	10.60	0.35	1.15
喉	Larynx	5	0.51	1.10	1.13	0.08	0.08
气管,支气管,肺	Trachea, bronchus and lung	262	26.52	57.80	64.10	1.95	6.75
其他的胸腔器官	Other thoracic organs	1	0.10	0.22	0.24	0.00	0.04
骨	Bone	7	0.71	1.54	1.58	0.11	0.16
皮肤的黑色素瘤	Melanoma of skin	0	0.00	0.00	0.00	0.00	0.00
乳房	Breast	0	0.00	0.00	0.00	0.00	0.00
子宫颈	Cervix uteri	—	—	—	—	—	—
子宫体及子宫部位不明	Uterus & Unspecified	—	—	—	—	—	—
卵巢	Ovary	—	—	—	—	—	—
前列腺	Prostate	12	1.21	2.65	3.59	0.03	0.19
睾丸	Testis	1	0.10	0.22	0.22	0.00	0.00
肾及泌尿系统不明	Kidney & unspecified urinary organs	10	1.01	2.21	2.47	0.10	0.14
膀胱	Bladder	10	1.01	2.21	3.40	0.02	0.08
脑,神经系统	Brain,central nervous system	14	1.42	3.09	3.26	0.22	0.32
甲状腺	Thyroid	1	0.10	0.22	0.23	0.00	0.06
淋巴瘤	Lymphoma	31	3.14	6.84	6.77	0.23	0.70
白血病	Leukaemia	20	2.02	4.41	4.63	0.36	0.53
不明及其他恶性肿瘤	All other sites and unspecified	13	1.32	2.87	3.47	0.08	0.23
所有部位合计	All sites	988	100.00	217.98	240.64	8.29	25.44
所有部位除外 C44	All sites but C44	987	99.90	217.76	240.42	8.29	25.44

Table 5 - 2 - 6　Incidence and mortality of cancer in Chaohu,2013

病例数 No. cases	构成 Freq.（%）	粗率 Cruderate(1/10⁵)	世标率 ASR world(1/10⁵)	累计率 Cum. Rate（%）		ICD10
女性 Female

病例数 No. cases	构成 Freq.（%）	粗率 Cruderate(1/10⁵)	世标率 ASR world(1/10⁵)	0～64	0～74	ICD10
8	0.76	1.87	1.59	0.07	0.18	C00 - 10,C12 - 14
4	0.38	0.94	0.98	0.10	0.10	C11
68	6.44	15.92	15.17	0.48	1.66	C15
156	14.77	36.52	35.74	1.55	3.53	C16
91	8.62	21.30	20.35	0.87	2.47	C18 - 21
44	4.17	10.30	9.33	0.46	0.96	C22
37	3.50	8.66	8.31	0.30	1.06	C23 - C24
42	3.98	9.83	9.92	0.41	1.10	C25
3	0.28	0.70	0.60	0.01	0.11	C32
137	12.97	32.07	30.87	1.37	3.34	C33 - C34
3	0.28	0.70	0.68	0.05	0.10	C37 - C38
13	1.23	3.04	2.71	0.10	0.35	C40 - C41
4	0.38	0.94	0.89	0.04	0.13	C43
161	15.25	37.69	35.61	3.03	3.87	C50
47	4.45	11.00	10.29	0.72	1.16	C53
19	1.80	4.45	4.44	0.32	0.50	C54 - C55
34	3.22	7.96	7.47	0.60	0.84	C56
—	—	—	—	—	—	C61
—	—	—	—	—	—	C62
14	1.33	3.28	3.14	0.10	0.47	C64 - 66,68
11	1.04	2.58	2.55	0.18	0.32	C67
35	3.31	8.19	7.70	0.50	0.88	C70 - C72
21	1.99	4.92	4.51	0.31	0.54	C73
33	3.13	7.73	7.56	0.41	0.91	C81 - 85,88,90,96
26	2.46	6.09	5.91	0.44	0.67	C91 - C95
45	4.26	10.53	10.25	0.40	0.91	A_O
1056	100.00	247.21	236.54	12.81	26.15	ALL
1044	98.86	244.41	233.74	12.74	25.98	ALLbC44
0	0.00	0.00	0.00	0.00	0.00	C00 - 10,C12 - 14
2	0.44	0.47	0.41	0.03	0.03	C11
52	11.43	12.17	11.07	0.28	0.85	C15
87	19.12	20.37	20.29	0.69	1.94	C16
24	5.27	5.62	5.74	0.22	0.49	C18 - 21
41	9.01	9.60	9.00	0.48	0.96	C22
17	3.74	3.98	3.66	0.17	0.57	C23 - C24
24	5.27	5.62	5.14	0.24	0.40	C25
1	0.22	0.23	0.15	0.00	0.00	C32
73	16.04	17.09	16.16	0.78	1.54	C33 - C34
1	0.22	0.23	0.25	0.03	0.03	C37 - C38
8	1.76	1.87	1.66	0.02	0.26	C40 - C41
1	0.22	0.23	0.28	0.04	0.04	C43
13	2.86	3.04	2.78	0.10	0.31	C50
12	2.64	2.81	2.60	0.09	0.38	C53
7	1.54	1.64	1.83	0.08	0.12	C54 - C55
9	1.98	2.11	2.25	0.15	0.25	C56
—	—	—	—	—	—	C61
—	—	—	—	—	—	C62
2	0.44	0.47	0.41	0.00	0.04	C64 - 66,68
4	0.88	0.94	1.14	0.07	0.12	C67
24	5.27	5.62	5.16	0.26	0.62	C70 - C72
4	0.88	0.94	1.05	0.07	0.15	C73
12	2.64	2.81	2.74	0.14	0.29	C81 - 85,88,90,96
12	2.64	2.81	3.00	0.16	0.39	C91 - C95
25	5.49	5.85	5.96	0.07	0.35	A_O
455	100.00	106.52	102.71	4.18	10.11	ALL
450	98.90	105.35	101.33	4.18	10.11	ALLbC44

表 5-2-7 芜湖市 2013 年恶性肿瘤发病和死亡主要指标

部位 Site		男性 Male				累计率 Cum. Rate（%）	
		病例数 No. cases	构成 Freq.（%）	粗率 Cruderate(1/10⁵)	世标率 ASR world(1/10⁵)	0～64	0～74
发病 Incidence							
口腔和咽喉（除外鼻咽癌）	Lip, oral cavity & pharynx but nasopharynx	24	1.01	2.96	2.13	0.12	0.23
鼻咽癌	Nasopharynx	27	1.14	3.33	2.56	0.21	0.29
食管	Oesophagus	201	8.49	24.76	18.28	0.74	2.40
胃	Stomach	488	20.62	60.12	42.27	1.79	5.40
结直肠肛门	Colorectum	211	8.91	25.99	18.04	0.89	2.30
肝脏	Liver	200	8.45	24.64	17.78	0.85	2.21
胆囊及其他	Gallbladder and extrahepatic ducts	22	0.93	2.71	2.02	0.08	0.26
胰腺	Pancreas	77	3.25	9.49	6.78	0.32	0.86
喉	Larynx	27	1.14	3.33	2.25	0.15	0.20
气管,支气管,肺	Trachea, bronchus and lung	566	23.91	69.72	50.03	1.85	6.27
其他的胸腔器官	Other thoracic organs	6	0.25	0.74	0.50	0.03	0.05
骨	Bone	3	0.13	0.37	0.22	0.00	0.03
皮肤的黑色素瘤	Melanoma of skin	6	0.25	0.74	0.55	0.01	0.08
乳房	Breast	3	0.13	0.37	0.25	0.03	0.03
子宫颈	Cervix uteri	—	—	—	—	—	—
子宫体及子宫部位不明	Uterus & Unspecified	—	—	—	—	—	—
卵巢	Ovary	—	—	—	—	—	—
前列腺	Prostate	94	3.97	11.58	8.32	0.12	0.83
睾丸	Testis	2	0.08	0.25	0.21	0.01	0.01
肾及泌尿系统不明	Kidney & unspecified urinary organs	36	1.52	4.43	3.02	0.14	0.39
膀胱	Bladder	52	2.20	6.41	4.35	0.24	0.49
脑,神经系统	Brain, central nervous system	44	1.86	5.42	4.13	0.22	0.46
甲状腺	Thyroid	28	1.18	3.45	2.30	0.17	0.25
淋巴瘤	Lymphoma	72	3.04	8.87	6.73	0.31	0.75
白血病	Leukaemia	56	2.37	6.90	7.41	0.42	0.60
不明及其他恶性肿瘤	All other sites and unspecified	122	5.15	15.03	11.71	0.62	1.12
所有部位合计	All sites	2367	100.00	291.59	211.83	9.30	25.53
所有部位除外 C44	All sites but C44	2346	99.11	289.00	209.81	9.20	25.38
死亡 Mortality							
口腔和咽喉（除外鼻咽癌）	Lip, oral cavity & pharynx but nasopharynx	19	1.36	2.34	1.50	0.10	0.14
鼻咽癌	Nasopharynx	7	0.50	0.86	0.66	0.04	0.10
食管	Oesophagus	148	10.56	18.23	13.23	0.53	1.55
胃	Stomach	288	20.54	35.48	24.70	0.94	3.01
结直肠肛门	Colorectum	106	7.56	13.06	9.53	0.43	1.17
肝脏	Liver	149	10.63	18.36	13.09	0.66	1.46
胆囊及其他	Gallbladder and extrahepatic ducts	18	1.28	2.22	1.64	0.06	0.20
胰腺	Pancreas	54	3.85	6.65	4.75	0.25	0.57
喉	Larynx	11	0.78	1.36	0.99	0.03	0.11
气管,支气管,肺	Trachea, bronchus and lung	403	28.74	49.65	35.99	1.25	4.53
其他的胸腔器官	Other thoracic organs	1	0.07	0.12	0.07	0.00	0.00
骨	Bone	6	0.43	0.74	0.62	0.04	0.06
皮肤的黑色素瘤	Melanoma of skin	2	0.14	0.25	0.18	0.01	0.03
乳房	Breast	2	0.14	0.25	0.17	0.01	0.03
子宫颈	Cervix uteri	—	—	—	—	—	—
子宫体及子宫部位不明	Uterus & Unspecified	—	—	—	—	—	—
卵巢	Ovary	—	—	—	—	—	—
前列腺	Prostate	31	2.21	3.82	2.81	0.03	0.19
睾丸	Testis	0	0.00	0.00	0.00	0.00	0.00
肾及泌尿系统不明	Kidney & unspecified urinary organs	18	1.28	2.22	1.56	0.05	0.14
膀胱	Bladder	12	0.86	1.48	0.96	0.03	0.07
脑,神经系统	Brain, central nervous system	22	1.57	2.71	1.90	0.09	0.12
甲状腺	Thyroid	0	0.00	0.00	0.00	0.00	0.00
淋巴瘤	Lymphoma	38	2.71	4.68	3.43	0.19	0.35
白血病	Leukaemia	29	2.07	3.57	3.29	0.16	0.30
不明及其他恶性肿瘤	All other sites and unspecified	38	2.71	4.68	4.25	0.15	0.36
所有部位合计	All sites	1402	100.00	172.71	125.32	5.05	14.50
所有部位除外 C44	All sites but C44	1397	99.64	172.09	124.74	5.04	14.44

Table 5 - 2 - 7　Incidence and mortality of cancer in Wuhu,2013

女性 Female

病例数 No. cases	构成 Freq.(%)	粗率 Cruderate(1/10⁵)	世标率 ASR world(1/10⁵)	累计率 Cum. Rate(%) 0~64	0~74	ICD10
16	0.98	2.12	1.28	0.05	0.13	C00 - 10,C12 - 14
10	0.61	1.32	0.87	0.07	0.12	C11
51	3.12	6.75	4.09	0.13	0.50	C15
184	11.27	24.36	15.80	0.75	2.00	C16
159	9.74	21.05	14.67	0.86	1.78	C18 - 21
94	5.76	12.45	8.09	0.29	0.99	C22
39	2.39	5.16	3.21	0.12	0.38	C23 - C24
48	2.94	6.36	3.89	0.11	0.44	C25
0	0.00	0.00	0.00	0.00	0.00	C32
187	11.45	24.76	15.61	0.76	1.85	C33 - C34
0	0.00	0.00	0.00	0.00	0.00	C37 - C38
11	0.67	1.46	0.90	0.03	0.10	C40 - C41
5	0.31	0.66	0.53	0.05	0.05	C43
234	14.33	30.98	20.55	1.74	2.13	C50
130	7.96	17.21	11.70	1.00	1.16	C53
37	2.27	4.90	3.53	0.31	0.38	C54 - C55
58	3.55	7.68	5.27	0.44	0.65	C56
—	—	—	—	—	—	C61
—	—	—	—	—	—	C62
25	1.53	3.31	2.23	0.13	0.24	C64 - 66,68
13	0.80	1.72	0.97	0.03	0.13	C67
58	3.55	7.68	5.74	0.42	0.75	C70 - C72
100	6.12	13.24	9.87	0.80	0.92	C73
45	2.76	5.96	3.96	0.25	0.49	C81 - 85,88,90,96
31	1.90	4.10	3.31	0.19	0.36	C91 - C95
98	6.00	12.98	8.98	0.52	1.05	A_O
1633	100.00	216.21	145.03	9.06	16.58	ALL
1615	98.90	213.83	143.30	8.95	16.40	ALLbC44
7	0.99	0.93	0.55	0.01	0.04	C00 - 10,C12 - 14
2	0.28	0.26	0.19	0.02	0.02	C11
32	4.51	4.24	2.42	0.03	0.25	C15
115	16.22	15.23	9.53	0.38	1.11	C16
75	10.58	9.93	6.46	0.33	0.71	C18 - 21
63	8.89	8.34	5.25	0.15	0.60	C22
21	2.96	2.78	1.55	0.04	0.12	C23 - C24
41	5.78	5.43	3.49	0.08	0.40	C25
0	0.00	0.00	0.00	0.00	0.00	C32
127	17.91	16.82	10.40	0.39	1.20	C33 - C34
0	0.00	0.00	0.00	0.00	0.00	C37 - C38
3	0.42	0.40	0.19	0.00	0.00	C40 - C41
2	0.28	0.26	0.16	0.01	0.01	C43
49	6.91	6.49	4.54	0.38	0.53	C50
27	3.81	3.57	2.52	0.19	0.29	C53
8	1.13	1.06	0.71	0.04	0.09	C54 - C55
20	2.82	2.65	1.84	0.12	0.20	C56
—	—	—	—	—	—	C61
—	—	—	—	—	—	C62
10	1.41	1.32	1.26	0.06	0.11	C64 - 66,68
8	1.13	1.06	0.59	0.01	0.03	C67
18	2.54	2.38	1.96	0.14	0.23	C70 - C72
3	0.42	0.40	0.27	0.01	0.04	C73
26	3.67	3.44	2.26	0.14	0.26	C81 - 85,88,90,96
18	2.54	2.38	1.68	0.07	0.15	C91 - C95
34	4.80	4.50	2.99	0.11	0.33	A_O
709	100.00	93.87	60.81	2.73	6.75	ALL
705	99.44	93.34	60.48	2.73	6.71	ALLbC44

表 5 - 2 - 8　蚌埠市 2013 年恶性肿瘤发病和死亡主要指标

部位 Site		男性 Male					
		病例数	构成	粗率	世标率	累计率 Cum. Rate（%）	
		No. cases	Freq.（%）	Cruderate(1/10⁵) ASR world(1/10⁵)		0～64	0～74
发病 Incidence							
口腔和咽喉（除外鼻咽癌）	Lip,oral cavity & pharynx but nasopharynx	25	1.60	5.06	3.63	0.16	0.42
鼻咽癌	Nasopharynx	9	0.58	1.82	1.35	0.07	0.14
食管	Oesophagus	119	7.62	24.08	17.60	0.66	2.38
胃	Stomach	163	10.44	32.99	23.86	1.36	2.96
结直肠肛门	Colorectum	133	8.51	26.92	19.15	0.94	2.43
肝脏	Liver	270	17.29	54.64	39.06	2.67	4.54
胆囊及其他	Gallbladder and extrahepatic ducts	21	1.34	4.25	2.84	0.12	0.25
胰腺	Pancreas	53	3.39	10.73	7.76	0.37	0.98
喉	Larynx	17	1.09	3.44	2.46	0.13	0.41
气管,支气管,肺	Trachea, bronchus and lung	439	28.10	88.85	63.67	2.87	7.74
其他的胸腔器官	Other thoracic organs	4	0.26	0.81	0.64	0.01	0.12
骨	Bone	8	0.51	1.62	1.57	0.07	0.18
皮肤的黑色素瘤	Melanoma of skin	1	0.06	0.20	0.09	0.00	0.00
乳房	Breast	2	0.13	0.40	0.32	0.03	0.03
子宫颈	Cervix uteri	—	—	—	—	—	—
子宫体及子宫部位不明	Uterus & Unspecified	—	—	—	—	—	—
卵巢	Ovary	—	—	—	—	—	—
前列腺	Prostate	44	2.82	8.90	6.13	0.12	0.60
睾丸	Testis	1	0.06	0.20	0.09	0.00	0.00
肾及泌尿系统不明	Kidney & unspecified urinary organs	34	2.18	6.88	4.81	0.33	0.50
膀胱	Bladder	39	2.50	7.89	5.54	0.20	0.59
脑,神经系统	Brain,central nervous system	42	2.69	8.50	5.84	0.32	0.65
甲状腺	Thyroid	13	0.83	2.63	2.02	0.15	0.20
淋巴瘤	Lymphoma	11	0.70	2.23	1.70	0.09	0.25
白血病	Leukaemia	29	1.86	5.87	4.97	0.27	0.51
不明及其他恶性肿瘤	All other sites and unspecified	85	5.44	17.20	12.86	0.69	1.45
所有部位合计	All sites	1562	100.00	316.13	227.97	11.64	27.33
所有部位除外 C44	All sites but C44	1552	99.36	314.10	226.14	11.56	27.17
死亡 Mortality							
口腔和咽喉（除外鼻咽癌）	Lip,oral cavity & pharynx but nasopharynx	7	0.92	1.42	1.35	0.07	0.12
鼻咽癌	Nasopharynx	3	0.40	0.61	0.42	0.03	0.05
食管	Oesophagus	51	6.73	10.32	6.98	0.25	0.66
胃	Stomach	73	9.63	14.77	10.40	0.49	1.26
结直肠肛门	Colorectum	36	4.75	7.29	4.98	0.18	0.70
肝脏	Liver	173	22.82	35.01	25.40	1.73	2.96
胆囊及其他	Gallbladder and extrahepatic ducts	8	1.06	1.62	1.03	0.02	0.12
胰腺	Pancreas	28	3.69	5.67	4.06	0.21	0.49
喉	Larynx	6	0.79	1.21	0.92	0.02	0.17
气管,支气管,肺	Trachea, bronchus and lung	257	33.91	52.01	36.39	1.41	4.01
其他的胸腔器官	Other thoracic organs	2	0.26	0.40	0.31	0.00	0.08
骨	Bone	6	0.79	1.21	0.88	0.07	0.13
皮肤的黑色素瘤	Melanoma of skin	2	0.26	0.40	0.18	0.00	0.00
乳房	Breast	1	0.13	0.20	0.11	0.00	0.00
子宫颈	Cervix uteri	—	—	—	—	—	—
子宫体及子宫部位不明	Uterus & Unspecified	—	—	—	—	—	—
卵巢	Ovary	—	—	—	—	—	—
前列腺	Prostate	14	1.85	2.83	1.91	0.02	0.11
睾丸	Testis	0	0.00	0.00	0.00	0.00	0.00
肾及泌尿系统不明	Kidney & unspecified urinary organs	10	1.32	2.02	1.55	0.12	0.19
膀胱	Bladder	12	1.58	2.43	1.55	0.00	0.14
脑,神经系统	Brain,central nervous system	20	2.64	4.05	2.85	0.14	0.30
甲状腺	Thyroid	1	0.13	0.20	0.17	0.02	0.02
淋巴瘤	Lymphoma	6	0.79	1.21	0.82	0.06	0.12
白血病	Leukaemia	11	1.45	2.23	1.36	0.03	0.14
不明及其他恶性肿瘤	All other sites and unspecified	31	4.09	6.27	4.91	0.29	0.59
所有部位合计	All sites	758	100.00	153.41	108.53	5.13	12.36
所有部位除外 C44	All sites but C44	757	99.87	153.21	108.33	5.13	12.36

Table 5 - 2 - 8　Incidence and mortality of cancer in Bengbu,2013

病例数 No. cases	构成 Freq.（%）	粗率 Cruderate(1/10⁵)	世标率 ASR world(1/10⁵)	累计率 Cum. Rate（%） 0～64	累计率 Cum. Rate（%） 0～74	ICD10
		女性 Female				
7	0.63	1.45	1.04	0.07	0.11	C00 - 10,C12 - 14
3	0.27	0.62	0.54	0.05	0.05	C11
35	3.13	7.24	4.74	0.14	0.56	C15
79	7.06	16.33	11.38	0.50	1.34	C16
100	8.94	20.68	13.99	0.73	1.72	C18 - 21
98	8.76	20.26	13.68	0.60	1.56	C22
40	3.57	8.27	4.98	0.21	0.49	C23 - C24
37	3.31	7.65	5.03	0.19	0.57	C25
3	0.27	0.62	0.39	0.01	0.04	C32
187	16.71	38.66	25.26	1.16	2.91	C33 - C34
1	0.09	0.21	0.14	0.01	0.01	C37 - C38
12	1.07	2.48	1.80	0.10	0.21	C40 - C41
1	0.09	0.21	0.20	0.02	0.02	C43
141	12.60	29.15	20.81	1.75	2.30	C50
91	8.13	18.81	13.00	1.13	1.33	C53
32	2.86	6.62	4.87	0.44	0.63	C54 - C55
36	3.22	7.44	5.44	0.49	0.61	C56
—	—	—	—	—	—	C61
—	—	—	—	—	—	C62
24	2.14	4.96	3.64	0.23	0.47	C64 - 66,68
10	0.89	2.07	1.19	0.05	0.08	C67
47	4.20	9.72	7.40	0.53	0.89	C70 - C72
42	3.75	8.68	6.56	0.47	0.74	C73
8	0.71	1.65	1.23	0.08	0.10	C81 - 85,88,90,96
15	1.34	3.10	2.96	0.22	0.22	C91 - C95
70	6.26	14.47	9.78	0.56	0.97	A_O
1119	100.00	231.35	160.06	9.74	17.94	ALL
1111	99.29	229.70	158.77	9.65	17.85	ALLbC44
2	0.51	0.41	0.32	0.04	0.04	C00 - 10,C12 - 14
1	0.26	0.21	0.12	0.00	0.00	C11
28	7.14	5.79	3.94	0.20	0.41	C15
32	8.16	6.62	4.65	0.27	0.52	C16
27	6.89	5.58	3.88	0.16	0.42	C18 - 21
55	14.03	11.37	7.23	0.32	0.64	C22
15	3.83	3.10	1.99	0.04	0.25	C23 - C24
20	5.10	4.14	2.62	0.07	0.26	C25
0	0.00	0.00	0.00	0.00	0.00	C32
100	25.51	20.68	12.60	0.49	1.27	C33 - C34
0	0.00	0.00	0.00	0.00	0.00	C37 - C38
11	2.81	2.27	1.46	0.03	0.18	C40 - C41
1	0.26	0.21	0.08	0.00	0.00	C43
26	6.63	5.38	3.91	0.23	0.50	C50
11	2.81	2.27	1.40	0.10	0.10	C53
11	2.81	2.27	1.58	0.11	0.15	C54 - C55
7	1.79	1.45	0.88	0.07	0.11	C56
—	—	—	—	—	—	C61
—	—	—	—	—	—	C62
6	1.53	1.24	0.83	0.07	0.07	C64 - 66,68
2	0.51	0.41	0.28	0.02	0.02	C67
12	3.06	2.48	1.77	0.16	0.20	C70 - C72
0	0.00	0.00	0.00	0.00	0.00	C73
5	1.28	1.03	0.64	0.03	0.03	C81 - 85,88,90,96
4	1.02	0.83	1.05	0.06	0.09	C91 - C95
16	4.08	3.31	1.97	0.06	0.12	A_O
392	100.00	81.05	53.19	2.53	5.37	ALL
391	99.74	80.84	53.10	2.53	5.37	ALLbC44

表 5 - 2 - 9　马鞍山市 2013 年恶性肿瘤发病和死亡主要指标

部位 Site		男性 Male				累计率 Cum. Rate（%）	
		病例数 No. cases	构成 Freq.（%）	粗率 Cruderate(1/10⁵)	世标率 ASR world(1/10⁵)	0～64	0～74
发病 Incidence							
口腔和咽喉（除外鼻咽癌）	Lip, oral cavity & pharynx but nasopharynx	17	1.43	5.29	3.68	0.23	0.41
鼻咽癌	Nasopharynx	17	1.43	5.29	3.57	0.31	0.46
食管	Oesophagus	91	7.68	28.31	20.16	0.78	3.11
胃	Stomach	239	20.17	74.34	53.09	2.32	6.91
结直肠肛门	Colorectum	134	11.31	41.68	30.32	1.44	3.84
肝脏	Liver	110	9.28	34.22	25.06	1.28	2.96
胆囊及其他	Gallbladder and extrahepatic ducts	9	0.76	2.80	2.08	0.11	0.30
胰腺	Pancreas	41	3.46	12.75	9.17	0.46	1.08
喉	Larynx	23	1.94	7.15	5.14	0.26	0.69
气管,支气管,肺	Trachea, bronchus and lung	273	23.04	84.92	57.82	2.20	6.13
其他的胸腔器官	Other thoracic organs	3	0.25	0.93	0.52	0.01	0.06
骨	Bone	4	0.34	1.24	0.85	0.05	0.05
皮肤的黑色素瘤	Melanoma of skin	1	0.08	0.31	0.27	0.03	0.03
乳房	Breast	1	0.08	0.31	0.19	0.02	0.02
子宫颈	Cervix uteri	—	—	—	—	—	—
子宫体及子宫部位不明	Uterus & Unspecified	—	—	—	—	—	—
卵巢	Ovary	—	—	—	—	—	—
前列腺	Prostate	42	3.54	13.06	9.37	0.07	0.86
睾丸	Testis	0	0.00	0.00	0.00	0.00	0.00
肾及泌尿系统不明	Kidney & unspecified urinary organs	18	1.52	5.60	4.05	0.20	0.57
膀胱	Bladder	41	3.46	12.75	8.68	0.36	1.08
脑,神经系统	Brain, central nervous system	19	1.60	5.91	5.20	0.32	0.47
甲状腺	Thyroid	11	0.93	3.42	2.50	0.20	0.24
淋巴瘤	Lymphoma	27	2.28	8.40	6.25	0.35	0.70
白血病	Leukaemia	36	3.04	11.20	8.49	0.37	0.80
不明及其他恶性肿瘤	All other sites and unspecified	28	2.36	8.71	5.66	0.32	0.54
所有部位合计	All sites	1185	100.00	368.61	262.10	11.70	31.32
所有部位除外 C44	All sites but C44	1176	99.24	365.81	260.26	11.63	31.17
死亡 Mortality							
口腔和咽喉（除外鼻咽癌）	Lip, oral cavity & pharynx but nasopharynx	4	0.52	1.24	1.02	0.00	0.10
鼻咽癌	Nasopharynx	8	1.04	2.49	1.66	0.12	0.22
食管	Oesophagus	66	8.57	20.53	15.50	0.77	1.90
胃	Stomach	135	17.53	41.99	28.83	0.83	2.91
结直肠肛门	Colorectum	64	8.31	19.91	15.02	0.43	1.62
肝脏	Liver	90	11.69	28.00	20.24	1.06	2.45
胆囊及其他	Gallbladder and extrahepatic ducts	11	1.43	3.42	2.37	0.21	0.21
胰腺	Pancreas	30	3.90	9.33	6.56	0.31	0.79
喉	Larynx	6	0.78	1.87	1.33	0.08	0.18
气管,支气管,肺	Trachea, bronchus and lung	227	29.48	70.61	47.89	1.35	5.02
其他的胸腔器官	Other thoracic organs	3	0.39	0.93	0.58	0.00	0.10
骨	Bone	3	0.39	0.93	0.72	0.08	0.08
皮肤的黑色素瘤	Melanoma of skin	2	0.26	0.62	0.48	0.03	0.09
乳房	Breast	0	0.00	0.00	0.00	0.00	0.00
子宫颈	Cervix uteri	—	—	—	—	—	—
子宫体及子宫部位不明	Uterus & Unspecified	—	—	—	—	—	—
卵巢	Ovary	—	—	—	—	—	—
前列腺	Prostate	22	2.86	6.84	4.39	0.06	0.15
睾丸	Testis	0	0.00	0.00	0.00	0.00	0.00
肾及泌尿系统不明	Kidney & unspecified urinary organs	9	1.17	2.80	2.18	0.06	0.26
膀胱	Bladder	7	0.91	2.18	1.55	0.00	0.09
脑,神经系统	Brain, central nervous system	12	1.56	3.73	3.59	0.22	0.32
甲状腺	Thyroid	2	0.26	0.62	0.33	0.01	0.01
淋巴瘤	Lymphoma	16	2.08	4.98	3.54	0.11	0.38
白血病	Leukaemia	29	3.77	9.02	6.07	0.28	0.47
不明及其他恶性肿瘤	All other sites and unspecified	24	3.12	7.47	5.21	0.24	0.50
所有部位合计	All sites	770	100.00	239.52	169.07	6.26	17.88
所有部位除外 C44	All sites but C44	768	99.74	238.90	168.47	6.26	17.88

Table 5 - 2 - 9　Incidence and mortality of cancer in Ma'anshan,2013

				女性 Female		
病例数 No. cases	构成 Freq.（%）	粗率 Cruderate(1/10⁵)	世标率 ASR world(1/10⁵)	累计率 Cum. Rate（%）		ICD10
				0～64	0～74	
2	0.25	0.63	0.43	0.03	0.03	C00 - 10,C12 - 14
7	0.86	2.21	1.41	0.08	0.12	C11
38	4.67	12.02	7.82	0.09	0.65	C15
78	9.58	24.67	17.09	0.76	1.74	C16
90	11.06	28.47	19.39	0.90	2.11	C18 - 21
44	5.41	13.92	9.01	0.20	0.92	C22
26	3.19	8.22	5.49	0.13	0.39	C23 - C24
24	2.95	7.59	5.21	0.18	0.58	C25
1	0.12	0.32	0.30	0.00	0.00	C32
88	10.81	27.83	18.87	0.95	2.11	C33 - C34
1	0.12	0.32	0.20	0.00	0.05	C37 - C38
2	0.25	0.63	1.09	0.04	0.09	C40 - C41
1	0.12	0.32	0.24	0.02	0.02	C43
132	16.22	41.75	27.40	2.22	2.84	C50
80	9.83	25.30	17.20	1.49	1.76	C53
15	1.84	4.74	3.27	0.27	0.36	C54 - C55
28	3.44	8.86	6.21	0.45	0.88	C56
—	—	—	—	—	—	C61
—	—	—	—	—	—	C62
15	1.84	4.74	3.29	0.23	0.33	C64 - 66,68
10	1.23	3.16	2.24	0.07	0.30	C67
21	2.58	6.64	4.70	0.42	0.46	C70 - C72
35	4.30	11.07	8.25	0.60	0.73	C73
27	3.32	8.54	5.83	0.33	0.64	C81 - 85,88,90,96
11	1.35	3.48	2.51	0.16	0.25	C91 - C95
38	4.67	12.02	7.73	0.26	0.78	A_O
814	100.00	257.46	175.16	9.88	18.14	ALL
808	99.26	255.56	173.91	9.85	18.03	ALLbC44
3	0.73	0.95	0.78	0.02	0.02	C00 - 10,C12 - 14
2	0.49	0.63	0.43	0.02	0.06	C11
37	9.02	11.70	7.62	0.24	0.67	C15
58	14.15	18.34	12.50	0.24	1.11	C16
42	10.24	13.28	8.94	0.31	0.67	C18 - 21
35	8.54	11.07	7.14	0.22	0.69	C22
20	4.88	6.33	4.27	0.13	0.36	C23 - C24
26	6.34	8.22	5.69	0.18	0.76	C25
1	0.24	0.32	0.30	0.00	0.00	C32
72	17.56	22.77	15.19	0.66	1.47	C33 - C34
0	0.00	0.00	0.00	0.00	0.00	C37 - C38
0	0.00	0.00	0.00	0.00	0.00	C40 - C41
2	0.49	0.63	0.41	0.02	0.02	C43
24	5.85	7.59	4.98	0.37	0.47	C50
15	3.66	4.74	3.22	0.24	0.39	C53
7	1.71	2.21	1.32	0.07	0.17	C54 - C55
9	2.20	2.85	1.83	0.10	0.24	C56
—	—	—	—	—	—	C61
—	—	—	—	—	—	C62
4	0.98	1.27	0.80	0.00	0.00	C64 - 66,68
2	0.49	0.63	0.46	0.00	0.00	C67
5	1.22	1.58	0.97	0.02	0.18	C70 - C72
2	0.49	0.63	0.56	0.03	0.03	C73
11	2.68	3.48	1.98	0.07	0.16	C81 - 85,88,90,96
13	3.17	4.11	2.80	0.18	0.33	C91 - C95
20	4.88	6.33	3.57	0.08	0.17	A_O
410	100.00	129.68	85.74	3.19	7.95	ALL
408	99.51	129.05	85.41	3.19	7.95	ALLbC44

表 5－2－10　铜陵市区 2013 年恶性肿瘤发病和死亡主要指标

部位 Site		男性 Male					
		病例数 No. cases	构成 Freq.（%）	粗率 Cruderate(1/10⁵)	世标率 ASR world(1/10⁵)	累计率 Cum. Rate（%）	
						0～64	0～74
发病 Incidence							
口腔和咽喉（除外鼻咽癌）	Lip, oral cavity & pharynx but nasopharynx	5	0.67	2.19	1.53	0.11	0.17
鼻咽癌	Nasopharynx	10	1.34	4.38	3.51	0.23	0.23
食管	Oesophagus	90	12.06	39.39	39.52	1.22	4.08
胃	Stomach	145	19.44	63.45	56.40	2.33	6.11
结直肠肛门	Colorectum	64	8.58	28.01	26.42	1.28	2.81
肝脏	Liver	71	9.52	31.07	26.43	1.54	3.11
胆囊及其他	Gallbladder and extrahepatic ducts	8	1.07	3.50	3.00	0.08	0.37
胰腺	Pancreas	25	3.35	10.94	11.05	0.31	1.29
喉	Larynx	6	0.80	2.63	2.35	0.05	0.25
气管,支气管,肺	Trachea, bronchus and lung	177	23.73	77.46	70.78	1.83	8.32
其他的胸腔器官	Other thoracic organs	1	0.13	0.44	0.33	0.00	0.00
骨	Bone	10	1.34	4.38	4.48	0.24	0.37
皮肤的黑色素瘤	Melanoma of skin	0	0.00	0.00	0.00	0.00	0.00
乳房	Breast	2	0.27	0.88	0.68	0.02	0.12
子宫颈	Cervix uteri	—	—	—	—	—	—
子宫体及子宫部位不明	Uterus & Unspecified	—	—	—	—	—	—
卵巢	Ovary	—	—	—	—	—	—
前列腺	Prostate	12	1.61	5.25	6.02	0.00	0.30
睾丸	Testis	2	0.27	0.88	0.58	0.02	0.02
肾及泌尿系统不明	Kidney & unspecified urinary organs	7	0.94	3.06	2.49	0.14	0.34
膀胱	Bladder	15	2.01	6.56	6.96	0.20	0.59
脑,神经系统	Brain, central nervous system	9	1.21	3.94	2.97	0.17	0.27
甲状腺	Thyroid	1	0.13	0.44	0.42	0.05	0.05
淋巴瘤	Lymphoma	21	2.82	9.19	8.57	0.11	1.12
白血病	Leukaemia	16	2.14	7.00	5.50	0.27	0.46
不明及其他恶性肿瘤	All other sites and unspecified	49	6.57	21.44	20.28	0.93	2.00
所有部位合计	All sites	746	100.00	326.46	300.26	11.13	32.39
所有部位除外 C44	All sites but C44	740	99.20	323.83	297.33	11.11	32.37
死亡 Mortality							
口腔和咽喉（除外鼻咽癌）	Lip, oral cavity & pharynx but nasopharynx	3	0.52	1.31	1.01	0.06	0.16
鼻咽癌	Nasopharynx	7	1.22	3.06	2.40	0.21	0.30
食管	Oesophagus	71	12.35	31.07	31.09	1.23	2.79
胃	Stomach	103	17.91	45.07	43.79	1.75	3.71
结直肠肛门	Colorectum	42	7.30	18.38	17.53	0.68	1.49
肝脏	Liver	74	12.87	32.38	29.19	1.35	3.15
胆囊及其他	Gallbladder and extrahepatic ducts	6	1.04	2.63	2.94	0.04	0.14
胰腺	Pancreas	24	4.17	10.50	10.25	0.38	1.03
喉	Larynx	2	0.35	0.88	0.65	0.08	0.08
气管,支气管,肺	Trachea, bronchus and lung	169	29.39	73.96	76.03	1.66	6.33
其他的胸腔器官	Other thoracic organs	3	0.52	1.31	0.94	0.02	0.02
骨	Bone	8	1.39	3.50	2.88	0.08	0.34
皮肤的黑色素瘤	Melanoma of skin	1	0.17	0.44	0.33	0.04	0.04
乳房	Breast	0	0.00	0.00	0.00	0.00	0.00
子宫颈	Cervix uteri	—	—	—	—	—	—
子宫体及子宫部位不明	Uterus & Unspecified	—	—	—	—	—	—
卵巢	Ovary	—	—	—	—	—	—
前列腺	Prostate	9	1.57	3.94	3.40	0.00	0.20
睾丸	Testis	0	0.00	0.00	0.00	0.00	0.00
肾及泌尿系统不明	Kidney & unspecified urinary organs	5	0.87	2.19	1.75	0.07	0.13
膀胱	Bladder	5	0.87	2.19	3.42	0.03	0.03
脑,神经系统	Brain, central nervous system	13	2.26	5.69	4.36	0.18	0.28
甲状腺	Thyroid	5	0.87	2.19	1.92	0.13	0.23
淋巴瘤	Lymphoma	8	1.39	3.50	2.95	0.12	0.41
白血病	Leukaemia	7	1.22	3.06	3.36	0.02	0.32
不明及其他恶性肿瘤	All other sites and unspecified	10	1.74	4.38	3.74	0.19	0.35
所有部位合计	All sites	575	100.00	251.63	243.94	8.33	21.54
所有部位除外 C44	All sites but C44	574	99.83	251.19	243.53	8.33	21.54

Table 5 - 2 - 10 Incidence and mortality of cancer in Tongling, 2013

病例数 No. cases	构成 Freq. (%)	粗率 Cruderate(1/10⁵)	世标率 ASR world(1/10⁵)	累计率 Cum. Rate (%)		ICD10
				0～64	0～74	
女性 Female						
2	0.44	0.89	0.73	0.05	0.05	C00 - 10,C12 - 14
3	0.66	1.34	1.08	0.07	0.14	C11
21	4.61	9.39	7.88	0.09	0.74	C15
54	11.84	24.15	19.58	0.91	2.37	C16
52	11.40	23.25	19.01	1.12	2.34	C18 - 21
16	3.51	7.15	5.90	0.21	0.52	C22
18	3.95	8.05	6.61	0.11	0.52	C23 - C24
14	3.07	6.26	4.89	0.21	0.38	C25
1	0.22	0.45	0.31	0.00	0.00	C32
60	13.16	26.83	22.28	0.66	1.72	C33 - C34
2	0.44	0.89	0.72	0.04	0.04	C37 - C38
1	0.22	0.45	0.67	0.04	0.04	C40 - C41
2	0.44	0.89	0.68	0.09	0.09	C43
68	14.91	30.41	22.69	1.78	2.29	C50
31	6.80	13.86	10.16	0.83	0.94	C53
9	1.97	4.02	3.33	0.25	0.45	C54 - C55
15	3.29	6.71	5.60	0.23	0.84	C56
—	—	—	—	—	—	C61
—	—	—	—	—	—	C62
6	1.32	2.68	2.11	0.11	0.31	C64 - 66,68
9	1.97	4.02	3.31	0.13	0.40	C67
8	1.75	3.58	3.23	0.08	0.28	C70 - C72
4	0.88	1.79	1.26	0.12	0.12	C73
18	3.95	8.05	6.49	0.47	0.84	C81 - 85,88,90,96
11	2.41	4.92	4.04	0.17	0.51	C91 - C95
31	6.80	13.86	11.90	0.78	1.43	A_O
456	100.00	203.91	164.47	8.58	17.37	ALL
455	99.78	203.46	164.05	8.58	17.30	ALLbC44
4	1.25	1.79	1.70	0.00	0.17	C00 - 10,C12 - 14
3	0.94	1.34	1.46	0.03	0.03	C11
26	8.13	11.63	10.97	0.09	0.81	C15
38	11.88	16.99	14.36	0.48	1.03	C16
35	10.94	15.65	13.44	0.39	1.43	C18 - 21
21	6.56	9.39	7.74	0.33	0.61	C22
18	5.63	8.05	6.78	0.10	0.37	C23 - C24
15	4.69	6.71	5.78	0.31	0.58	C25
0	0.00	0.00	0.00	0.00	0.00	C32
67	20.94	29.96	25.63	0.90	2.42	C33 - C34
1	0.31	0.45	0.31	0.00	0.00	C37 - C38
1	0.31	0.45	0.31	0.00	0.00	C40 - C41
0	0.00	0.00	0.00	0.00	0.00	C43
27	8.44	12.07	9.91	0.54	1.05	C50
6	1.88	2.68	2.29	0.16	0.33	C53
8	2.50	3.58	2.89	0.16	0.26	C54 - C55
4	1.25	1.79	1.44	0.13	0.20	C56
—	—	—	—	—	—	C61
—	—	—	—	—	—	C62
4	1.25	1.79	1.46	0.05	0.12	C64 - 66,68
0	0.00	0.00	0.00	0.00	0.00	C67
9	2.81	4.02	3.65	0.14	0.34	C70 - C72
1	0.31	0.45	0.57	0.00	0.00	C73
12	3.75	5.37	4.40	0.21	0.68	C81 - 85,88,90,96
7	2.19	3.13	3.12	0.21	0.31	C91 - C95
13	4.06	5.81	4.90	0.12	0.32	A_O
320	100.00	143.09	123.12	4.35	11.06	ALL
317	99.06	141.75	121.65	4.35	11.06	ALLbC44

表 5-2-11 义安区 2013 年恶性肿瘤发病和死亡主要指标

部位 Site		男性 Male				累计率 Cum. Rate（%）	
		病例数 No. cases	构成 Freq.（%）	粗率 Cruderate(1/10⁵)	世标率 ASR world(1/10⁵)	0～64	0～74
发病 Incidence							
口腔和咽喉（除外鼻咽癌）	Lip,oral cavity & pharynx but nasopharynx	2	0.37	1.34	2.37	0.00	0.15
鼻咽癌	Nasopharynx	8	1.50	5.36	4.44	0.27	0.72
食管	Oesophagus	70	13.08	46.94	43.13	2.27	5.06
胃	Stomach	187	34.95	125.40	112.71	4.21	14.24
结直肠肛门	Colorectum	35	6.54	23.47	21.00	1.09	2.24
肝脏	Liver	56	10.47	37.55	31.78	1.60	3.60
胆囊及其他	Gallbladder and extrahepatic ducts	8	1.50	5.36	4.68	0.14	0.59
胰腺	Pancreas	13	2.43	8.72	7.54	0.37	0.96
喉	Larynx	3	0.56	2.01	1.70	0.12	0.22
气管,支气管,肺	Trachea, bronchus and lung	86	16.07	57.67	50.08	2.14	6.02
其他的胸腔器官	Other thoracic organs	0	0.00	0.00	0.00	0.00	0.00
骨	Bone	3	0.56	2.01	1.61	0.00	0.15
皮肤的黑色素瘤	Melanoma of skin	0	0.00	0.00	0.00	0.00	0.00
乳房	Breast	0	0.00	0.00	0.00	0.00	0.00
子宫颈	Cervix uteri	—	—	—	—	—	—
子宫体及子宫部位不明	Uterus & Unspecified	—	—	—	—	—	—
卵巢	Ovary	—	—	—	—	—	—
前列腺	Prostate	7	1.31	4.69	4.01	0.06	0.76
睾丸	Testis	2	0.37	1.34	0.98	0.09	0.09
肾及泌尿系统不明	Kidney & unspecified urinary organs	6	1.12	4.02	4.29	0.36	0.36
膀胱	Bladder	10	1.87	6.71	5.59	0.16	0.71
脑,神经系统	Brain,central nervous system	5	0.93	3.35	2.81	0.24	0.39
甲状腺	Thyroid	1	0.19	0.67	0.47	0.04	0.04
淋巴瘤	Lymphoma	6	1.12	4.02	3.24	0.16	0.36
白血病	Leukaemia	2	0.37	1.34	0.85	0.09	0.09
不明及其他恶性肿瘤	All other sites and unspecified	25	4.67	16.76	14.47	0.73	1.87
所有部位合计	All sites	535	100.00	358.77	317.76	14.15	38.64
所有部位除外 C44	All sites but C44	526	98.32	352.73	312.59	13.94	38.09
死亡 Mortality							
口腔和咽喉（除外鼻咽癌）	Lip,oral cavity & pharynx but nasopharynx	2	0.48	1.34	1.09	0.00	0.10
鼻咽癌	Nasopharynx	6	1.43	4.02	3.38	0.18	0.53
食管	Oesophagus	63	15.04	42.25	39.02	1.16	5.15
胃	Stomach	133	31.74	89.19	80.31	2.67	9.56
结直肠肛门	Colorectum	21	5.01	14.08	17.79	0.33	0.88
肝脏	Liver	57	13.60	38.22	33.47	1.39	3.73
胆囊及其他	Gallbladder and extrahepatic ducts	8	1.91	5.36	5.62	0.19	0.34
胰腺	Pancreas	13	3.10	8.72	7.41	0.24	1.29
喉	Larynx	1	0.24	0.67	0.64	0.08	0.08
气管,支气管,肺	Trachea, bronchus and lung	70	16.71	46.94	42.21	1.36	4.90
其他的胸腔器官	Other thoracic organs	0	0.00	0.00	0.00	0.00	0.00
骨	Bone	2	0.48	1.34	1.16	0.04	0.04
皮肤的黑色素瘤	Melanoma of skin	0	0.00	0.00	0.00	0.00	0.00
乳房	Breast	1	0.24	0.67	0.59	0.00	0.10
子宫颈	Cervix uteri	—	—	—	—	—	—
子宫体及子宫部位不明	Uterus & Unspecified	—	—	—	—	—	—
卵巢	Ovary	—	—	—	—	—	—
前列腺	Prostate	8	1.91	5.36	6.12	0.24	0.85
睾丸	Testis	0	0.00	0.00	0.00	0.00	0.00
肾及泌尿系统不明	Kidney & unspecified urinary organs	0	0.00	0.00	0.00	0.00	0.00
膀胱	Bladder	6	1.43	4.02	4.66	0.14	0.14
脑,神经系统	Brain,central nervous system	10	2.39	6.71	5.96	0.53	0.63
甲状腺	Thyroid	1	0.24	0.67	0.35	0.03	0.03
淋巴瘤	Lymphoma	8	1.91	5.36	5.24	0.20	0.40
白血病	Leukaemia	5	1.19	3.35	2.99	0.09	0.43
不明及其他恶性肿瘤	All other sites and unspecified	4	0.95	2.68	2.22	0.10	0.35
所有部位合计	All sites	419	100.00	280.98	260.23	8.97	29.52
所有部位除外 C44	All sites but C44	419	100.00	280.98	260.23	8.97	29.52

Table 5 - 2 - 11 Incidence and mortality of cancer in Yi'an District,2013

病例数 No. cases	构成 Freq.（%）	粗率 Cruderate(1/10⁵)	世标率 ASR world(1/10⁵)	累计率 Cum. Rate（%）		ICD10
				0～64	0～74	
2	0.80	1.40	1.29	0.12	0.12	C00 - 10,C12 - 14
5	2.00	3.49	2.77	0.20	0.20	C11
16	6.40	11.17	9.32	0.33	1.13	C15
39	15.60	27.23	22.73	1.02	3.13	C16
24	9.60	16.76	14.56	0.81	1.71	C18 - 21
17	6.80	11.87	9.46	0.54	0.81	C22
8	3.20	5.59	4.58	0.28	0.59	C23 - C24
15	6.00	10.47	9.15	0.31	1.21	C25
0	0.00	0.00	0.00	0.00	0.00	C32
36	14.40	25.14	20.94	0.97	2.73	C33 - C34
1	0.40	0.70	0.63	0.06	0.06	C37 - C38
3	1.20	2.09	1.62	0.00	0.11	C40 - C41
0	0.00	0.00	0.00	0.00	0.00	C43
17	6.80	11.87	8.29	0.69	0.80	C50
14	5.60	9.78	8.15	0.63	0.90	C53
3	1.20	2.09	2.06	0.05	0.31	C54 - C55
7	2.80	4.89	3.57	0.31	0.31	C56
—	—	—	—	—	—	C61
—	—	—	—	—	—	C62
4	1.60	2.79	1.89	0.14	0.14	C64 - 66,68
2	0.80	1.40	0.86	0.03	0.03	C67
2	0.80	1.40	1.18	0.15	0.15	C70 - C72
4	1.60	2.79	1.93	0.13	0.29	C73
10	4.00	6.98	5.59	0.49	0.65	C81 - 85,88,90,96
7	2.80	4.89	3.82	0.42	0.42	C91 - C95
14	5.60	9.78	8.27	0.46	0.79	A_O
250	100.00	174.57	142.65	8.14	16.58	ALL
244	97.60	170.38	139.45	7.86	16.30	ALLbC44
0	0.00	0.00	0.00	0.00	0.00	C00 - 10,C12 - 14
5	2.72	3.49	3.23	0.20	0.31	C11
17	9.24	11.87	10.12	0.43	1.44	C15
39	21.20	27.23	23.71	0.63	2.96	C16
21	11.41	14.66	12.07	0.44	1.34	C18 - 21
15	8.15	10.47	8.40	0.20	0.79	C22
9	4.89	6.28	5.14	0.14	0.57	C23 - C24
4	2.17	2.79	2.48	0.15	0.36	C25
0	0.00	0.00	0.00	0.00	0.00	C32
30	16.30	20.95	16.40	0.56	1.72	C33 - C34
0	0.00	0.00	0.00	0.00	0.00	C37 - C38
3	1.63	2.09	1.46	0.04	0.04	C40 - C41
0	0.00	0.00	0.00	0.00	0.00	C43
7	3.80	4.89	4.05	0.33	0.49	C50
8	4.35	5.59	4.86	0.33	0.76	C53
2	1.09	1.40	1.14	0.08	0.08	C54 - C55
0	0.00	0.00	0.00	0.00	0.00	C56
—	—	—	—	—	—	C61
—	—	—	—	—	—	C62
1	0.54	0.70	0.49	0.00	0.00	C64 - 66,68
0	0.00	0.00	0.00	0.00	0.00	C67
5	2.72	3.49	2.87	0.11	0.11	C70 - C72
0	0.00	0.00	0.00	0.00	0.00	C73
4	2.17	2.79	2.02	0.21	0.21	C81 - 85,88,90,96
6	3.26	4.19	3.39	0.28	0.39	C91 - C95
8	4.35	5.59	5.25	0.23	0.34	A_O
184	100.00	128.48	107.07	4.37	11.91	ALL
182	98.91	127.08	105.52	4.29	11.83	ALLbC44

女性 Female

表 5 - 2 - 12 天长市 2013 年恶性肿瘤发病和死亡主要指标

部位 Site		男性 Male				累计率 Cum. Rate（%）	
		病例数	构成	粗率	世标率		
		No. cases	Freq.（%）	Cruderate(1/10⁵)	ASR world(1/10⁵)	0～64	0～74
发病 Incidence							
口腔和咽喉（除外鼻咽癌）	Lip,oral cavity & pharynx but nasopharynx	9	1.10	2.95	2.37	0.15	0.34
鼻咽癌	Nasopharynx	8	0.97	2.62	2.29	0.16	0.21
食管	Oesophagus	161	19.61	52.78	40.33	2.28	5.18
胃	Stomach	239	29.11	78.36	61.52	2.87	8.25
结直肠肛门	Colorectum	66	8.04	21.64	16.28	0.91	1.89
肝脏	Liver	38	4.63	12.46	9.19	0.79	0.89
胆囊及其他	Gallbladder and extrahepatic ducts	4	0.49	1.31	0.86	0.03	0.10
胰腺	Pancreas	27	3.29	8.85	6.65	0.15	0.81
喉	Larynx	2	0.24	0.66	0.49	0.03	0.07
气管,支气管,肺	Trachea, bronchus and lung	155	18.88	50.82	40.16	1.99	5.00
其他的胸腔器官	Other thoracic organs	1	0.12	0.33	0.25	0.02	0.02
骨	Bone	1	0.12	0.33	0.35	0.02	0.02
皮肤的黑色素瘤	Melanoma of skin	2	0.24	0.66	0.46	0.00	0.07
乳房	Breast	5	0.61	1.64	1.30	0.07	0.21
子宫颈	Cervix uteri	—	—	—	—	—	—
子宫体及子宫部位不明	Uterus & Unspecified	—	—	—	—	—	—
卵巢	Ovary	—	—	—	—	—	—
前列腺	Prostate	13	1.58	4.26	3.49	0.05	0.47
睾丸	Testis	0	0.00	0.00	0.00	0.00	0.00
肾及泌尿系统不明	Kidney & unspecified urinary organs	7	0.85	2.29	1.80	0.17	0.22
膀胱	Bladder	10	1.22	3.28	2.41	0.07	0.27
脑,神经系统	Brain,central nervous system	3	0.37	0.98	0.73	0.07	0.07
甲状腺	Thyroid	5	0.61	1.64	1.25	0.11	0.18
淋巴瘤	Lymphoma	17	2.07	5.57	4.84	0.23	0.53
白血病	Leukaemia	9	1.10	2.95	2.21	0.15	0.22
不明及其他恶性肿瘤	All other sites and unspecified	39	4.75	12.79	10.29	0.58	1.22
所有部位合计	All sites	821	100.00	269.16	209.53	10.90	26.23
所有部位除外 C44	All sites but C44	816	99.39	267.52	207.94	10.85	26.10
死亡 Mortality							
口腔和咽喉（除外鼻咽癌）	Lip,oral cavity & pharynx but nasopharynx	2	0.30	0.66	0.45	0.03	0.03
鼻咽癌	Nasopharynx	8	1.21	2.62	2.10	0.20	0.20
食管	Oesophagus	132	19.97	43.28	33.18	1.41	3.66
胃	Stomach	159	24.05	52.13	41.18	1.37	4.49
结直肠肛门	Colorectum	25	3.78	8.20	6.34	0.22	0.72
肝脏	Liver	92	13.92	30.16	23.27	1.71	2.56
胆囊及其他	Gallbladder and extrahepatic ducts	5	0.76	1.64	1.07	0.03	0.10
胰腺	Pancreas	14	2.12	4.59	3.68	0.11	0.43
喉	Larynx	2	0.30	0.66	0.48	0.03	0.03
气管,支气管,肺	Trachea, bronchus and lung	151	22.84	49.51	38.49	1.76	4.24
其他的胸腔器官	Other thoracic organs	0	0.00	0.00	0.00	0.00	0.00
骨	Bone	9	1.36	2.95	2.66	0.10	0.17
皮肤的黑色素瘤	Melanoma of skin	1	0.15	0.33	0.21	0.00	0.00
乳房	Breast	0	0.00	0.00	0.00	0.00	0.00
子宫颈	Cervix uteri	—	—	—	—	—	—
子宫体及子宫部位不明	Uterus & Unspecified	—	—	—	—	—	—
卵巢	Ovary	—	—	—	—	—	—
前列腺	Prostate	3	0.45	0.98	0.69	0.00	0.05
睾丸	Testis	0	0.00	0.00	0.00	0.00	0.00
肾及泌尿系统不明	Kidney & unspecified urinary organs	3	0.45	0.98	0.82	0.03	0.14
膀胱	Bladder	6	0.91	1.97	1.45	0.08	0.15
脑,神经系统	Brain,central nervous system	12	1.82	3.93	3.38	0.24	0.31
甲状腺	Thyroid	0	0.00	0.00	0.00	0.00	0.00
淋巴瘤	Lymphoma	12	1.82	3.93	3.03	0.29	0.29
白血病	Leukaemia	8	1.21	2.62	1.92	0.14	0.14
不明及其他恶性肿瘤	All other sites and unspecified	17	2.57	5.57	4.16	0.14	0.58
所有部位合计	All sites	661	100.00	216.71	168.57	7.88	18.28
所有部位除外 C44	All sites but C44	659	99.70	216.05	168.03	7.85	18.18

Table 5 - 2 - 12　Incidence and mortality of cancer in Tianchang, 2013

病例数 No. cases	构成 Freq. (%)	粗率 Cruderate(1/10⁵)	世标率 ASR world(1/10⁵)	累计率 Cum. Rate (%)		ICD10
				0~64	0~74	
4	0.66	1.34	0.97	0.05	0.12	C00 - 10.C12 - 14
2	0.33	0.67	0.46	0.00	0.05	C11
73	11.97	24.38	17.82	0.53	2.41	C15
109	17.87	36.41	27.47	1.09	3.97	C16
43	7.05	14.36	10.56	0.63	1.26	C18 - 21
13	2.13	4.34	3.25	0.29	0.40	C22
9	1.48	3.01	2.05	0.04	0.15	C23 - C24
10	1.64	3.34	2.52	0.10	0.33	C25
1	0.16	0.33	0.20	0.00	0.00	C32
73	11.97	24.38	17.79	0.98	2.19	C33 - C34
0	0.00	0.00	0.00	0.00	0.00	C37 - C38
0	0.00	0.00	0.00	0.00	0.00	C40 - C41
2	0.33	0.67	0.45	0.06	0.06	C43
74	12.13	24.72	19.10	1.67	2.05	C50
87	14.26	29.06	22.38	1.76	2.41	C53
18	2.95	6.01	4.30	0.41	0.46	C54 - C55
17	2.79	5.68	4.72	0.33	0.44	C56
—	—	—	—	—	—	C61
—	—	—	—	—	—	C62
3	0.49	1.00	0.79	0.02	0.13	C64 - 66.68
5	0.82	1.67	1.11	0.08	0.15	C67
2	0.33	0.67	0.51	0.06	0.06	C70 - C72
6	0.98	2.00	1.44	0.08	0.08	C73
16	2.62	5.34	3.98	0.28	0.46	C81 - 85.88.90.96
13	2.13	4.34	3.26	0.13	0.39	C91 - C95
30	4.92	10.02	7.45	0.61	0.82	A_O
610	100.00	203.76	152.58	9.20	18.40	ALL
607	99.51	202.76	151.80	9.17	18.31	ALLbC44
3	0.78	1.00	0.60	0.00	0.00	C00 - 10.C12 - 14
1	0.26	0.33	0.27	0.03	0.03	C11
62	16.19	20.71	14.56	0.32	1.19	C15
85	22.19	28.39	20.21	0.63	2.05	C16
25	6.53	8.35	5.94	0.23	0.61	C18 - 21
42	10.97	14.03	10.01	0.44	1.11	C22
6	1.57	2.00	1.52	0.06	0.18	C23 - C24
15	3.92	5.01	3.72	0.18	0.32	C25
2	0.52	0.67	0.43	0.00	0.07	C32
40	10.44	13.36	9.66	0.44	1.07	C33 - C34
1	0.26	0.33	0.20	0.00	0.00	C37 - C38
5	1.31	1.67	1.04	0.05	0.05	C40 - C41
0	0.00	0.00	0.00	0.00	0.00	C43
16	4.18	5.34	3.94	0.28	0.44	C50
19	4.96	6.35	4.95	0.35	0.65	C53
17	4.44	5.68	4.18	0.29	0.48	C54 - C55
6	1.57	2.00	1.55	0.09	0.27	C56
—	—	—	—	—	—	C61
—	—	—	—	—	—	C62
3	0.78	1.00	0.76	0.02	0.15	C64 - 66.68
2	0.52	0.67	0.54	0.00	0.05	C67
9	2.35	3.01	2.33	0.15	0.24	C70 - C72
0	0.00	0.00	0.00	0.00	0.00	C73
4	1.04	1.34	1.06	0.05	0.16	C81 - 85.88.90.96
14	3.66	4.68	4.11	0.29	0.48	C91 - C95
6	1.57	2.00	1.57	0.06	0.22	A_O
383	100.00	127.94	93.15	3.96	9.82	ALL
383	100.00	127.94	93.15	3.96	9.82	ALLbC44

表 5－2－13　阜阳市颍东区 2013 年恶性肿瘤发病和死亡主要指标

部位 Site		男性 Male				累计率 Cum. Rate（%）	
		病例数 No. cases	构成 Freq.（%）	粗率 Cruderate(1/10⁵)	世标率 ASR world(1/10⁵)	0～64	0～74
发病 Incidence							
口腔和咽喉（除外鼻咽癌）	Lip,oral cavity & pharynx but nasopharynx	14	1.61	4.16	3.26	0.16	0.32
鼻咽癌	Nasopharynx	11	1.26	3.27	2.94	0.21	0.38
食管	Oesophagus	117	13.43	34.80	25.21	0.96	3.21
胃	Stomach	89	10.22	26.47	19.48	0.70	2.38
结直肠肛门	Colorectum	56	6.43	16.66	13.18	0.65	1.84
肝脏	Liver	159	18.25	47.29	36.56	2.34	4.08
胆囊及其他	Gallbladder and extrahepatic ducts	21	2.41	6.25	4.39	0.10	0.60
胰腺	Pancreas	10	1.15	2.97	2.03	0.07	0.26
喉	Larynx	9	1.03	2.68	1.89	0.07	0.27
气管,支气管,肺	Trachea, bronchus and lung	216	24.80	64.25	47.69	2.50	6.00
其他的胸腔器官	Other thoracic organs	3	0.34	0.89	0.87	0.04	0.08
骨	Bone	16	1.84	4.76	3.53	0.15	0.39
皮肤的黑色素瘤	Melanoma of skin	1	0.11	0.30	0.22	0.00	0.06
乳房	Breast	7	0.80	2.08	1.84	0.09	0.23
子宫颈	Cervix uteri	—	—	—	—	—	—
子宫体及子宫部位不明	Uterus & Unspecified	—	—	—	—	—	—
卵巢	Ovary	—	—	—	—	—	—
前列腺	Prostate	15	1.72	4.46	2.72	0.00	0.34
睾丸	Testis	6	0.69	1.78	1.31	0.09	0.13
肾及泌尿系统不明	Kidney & unspecified urinary organs	6	0.69	1.78	1.27	0.07	0.16
膀胱	Bladder	18	2.07	5.35	3.61	0.14	0.39
脑,神经系统	Brain,central nervous system	24	2.76	7.14	6.08	0.41	0.58
甲状腺	Thyroid	2	0.23	0.59	0.55	0.04	0.08
淋巴瘤	Lymphoma	23	2.64	6.84	5.56	0.38	0.72
白血病	Leukaemia	6	0.69	1.78	1.43	0.11	0.11
不明及其他恶性肿瘤	All other sites and unspecified	42	4.82	12.49	9.87	0.63	1.15
所有部位合计	All sites	871	100.00	259.08	195.49	9.91	23.74
所有部位除外 C44	All sites but C44	857	98.39	254.91	193.01	9.84	23.50
死亡 Mortality							
口腔和咽喉（除外鼻咽癌）	Lip,oral cavity & pharynx but nasopharynx	3	0.49	0.89	0.83	0.06	0.06
鼻咽癌	Nasopharynx	2	0.32	0.59	0.33	0.00	0.06
食管	Oesophagus	96	15.53	28.55	20.54	0.67	2.66
胃	Stomach	91	14.72	27.07	18.62	0.45	2.43
结直肠肛门	Colorectum	25	4.05	7.44	5.53	0.25	0.66
肝脏	Liver	157	25.40	46.70	36.07	2.30	3.89
胆囊及其他	Gallbladder and extrahepatic ducts	11	1.78	3.27	2.28	0.04	0.29
胰腺	Pancreas	11	1.78	3.27	2.08	0.03	0.23
喉	Larynx	2	0.32	0.59	0.42	0.03	0.03
气管,支气管,肺	Trachea, bronchus and lung	154	24.92	45.81	32.35	1.32	3.55
其他的胸腔器官	Other thoracic organs	2	0.32	0.59	0.60	0.04	0.04
骨	Bone	9	1.46	2.68	2.03	0.09	0.09
皮肤的黑色素瘤	Melanoma of skin	0	0.00	0.00	0.00	0.00	0.00
乳房	Breast	1	0.16	0.30	0.31	0.03	0.03
子宫颈	Cervix uteri	—	—	—	—	—	—
子宫体及子宫部位不明	Uterus & Unspecified	—	—	—	—	—	—
卵巢	Ovary	—	—	—	—	—	—
前列腺	Prostate	11	1.78	3.27	1.75	0.03	0.09
睾丸	Testis	1	0.16	0.30	0.24	0.00	0.04
肾及泌尿系统不明	Kidney & unspecified urinary organs	2	0.32	0.59	0.35	0.00	0.04
膀胱	Bladder	7	1.13	2.08	1.34	0.08	0.08
脑,神经系统	Brain,central nervous system	14	2.27	4.16	3.28	0.19	0.46
甲状腺	Thyroid	1	0.16	0.30	0.16	0.00	0.00
淋巴瘤	Lymphoma	5	0.81	1.49	1.31	0.08	0.12
白血病	Leukaemia	2	0.32	0.59	0.43	0.03	0.03
不明及其他恶性肿瘤	All other sites and unspecified	11	1.78	3.27	2.25	0.08	0.22
所有部位合计	All sites	618	100.00	183.82	133.10	5.82	15.11
所有部位除外 C44	All sites but C44	614	99.35	182.63	132.59	5.82	15.11

Table 5 - 2 - 13   Incidence and mortality of cancer in Yingdong District,Fuyang,2013

病例数 No. cases	构成 Freq.（%）	粗率 Cruderate(1/10⁵)	世标率 ASR world(1/10⁵)	累计率 Cum. Rate（%）		ICD10
				0～64	0～74	
2	0.33	0.66	0.48	0.02	0.06	C00 - 10,C12 - 14
15	2.46	4.92	3.70	0.27	0.32	C11
57	9.36	18.71	12.19	0.49	1.51	C15
39	6.40	12.80	8.43	0.32	0.95	C16
51	8.37	16.74	12.28	0.73	1.40	C18 - 21
49	8.05	16.08	9.50	0.42	0.88	C22
11	1.81	3.61	2.41	0.16	0.26	C23 - C24
19	3.12	6.24	4.42	0.23	0.58	C25
2	0.33	0.66	0.52	0.03	0.10	C32
97	15.93	31.84	22.00	1.17	2.54	C33 - C34
1	0.16	0.33	0.32	0.04	0.04	C37 - C38
7	1.15	2.30	2.10	0.07	0.18	C40 - C41
0	0.00	0.00	0.00	0.00	0.00	C43
86	14.12	28.23	21.27	1.46	2.40	C50
28	4.60	9.19	6.19	0.51	0.51	C53
26	4.27	8.53	6.60	0.50	0.74	C54 - C55
26	4.27	8.53	6.60	0.44	0.66	C56
—	—	—	—	—	—	C61
—	—	—	—	—	—	C62
3	0.49	0.98	0.70	0.04	0.08	C64 - 66,68
6	0.99	1.97	1.12	0.04	0.09	C67
30	4.93	9.85	8.52	0.74	0.80	C70 - C72
14	2.30	4.60	3.65	0.26	0.36	C73
11	1.81	3.61	2.76	0.23	0.29	C81 - 85,88,90,96
6	0.99	1.97	1.64	0.10	0.23	C91 - C95
23	3.78	7.55	6.05	0.45	0.67	A_O
609	100.00	199.90	143.44	8.75	15.67	ALL
604	99.18	198.26	142.23	8.71	15.45	ALLbC44
2	0.63	0.66	0.38	0.00	0.05	C00 - 10,C12 - 14
1	0.31	0.33	0.14	0.00	0.00	C11
56	17.50	18.38	11.45	0.31	1.34	C15
38	11.88	12.47	7.41	0.36	0.67	C16
28	8.75	9.19	5.61	0.21	0.53	C18 - 21
33	10.31	10.83	6.62	0.24	0.73	C22
6	1.88	1.97	1.25	0.07	0.13	C23 - C24
11	3.44	3.61	2.52	0.12	0.34	C25
1	0.31	0.33	0.26	0.03	0.03	C32
74	23.13	24.29	16.13	0.78	1.97	C33 - C34
0	0.00	0.00	0.00	0.00	0.00	C37 - C38
2	0.63	0.66	0.39	0.00	0.06	C40 - C41
0	0.00	0.00	0.00	0.00	0.00	C43
21	6.56	6.89	4.29	0.23	0.46	C50
6	1.88	1.97	1.22	0.07	0.07	C53
8	2.50	2.63	2.08	0.14	0.25	C54 - C55
6	1.88	1.97	1.36	0.08	0.13	C56
—	—	—	—	—	—	C61
—	—	—	—	—	—	C62
1	0.31	0.33	0.20	0.02	0.02	C64 - 66,68
3	0.94	0.98	0.62	0.03	0.10	C67
11	3.44	3.61	2.68	0.18	0.31	C70 - C72
2	0.63	0.66	0.24	0.00	0.00	C73
3	0.94	0.98	0.74	0.04	0.10	C81 - 85,88,90,96
5	1.56	1.64	1.47	0.05	0.16	C91 - C95
2	0.63	0.66	0.46	0.02	0.08	A_O
320	100.00	105.04	67.52	2.97	7.53	ALL
320	100.00	105.04	67.52	2.97	7.53	ALLbC44

女性 Female

表 5－2－14　宿州市埇桥区 2013 年恶性肿瘤发病和死亡主要指标

部位 Site		男性 Male					
		病例数	构成	粗率	世标率	累计率 Cum. Rate（%）	
		No. cases	Freq.（%）	Cruderate(1/10⁵)	ASR world(1/10⁵)	0～64	0～74
发病 Incidence							
口腔和咽喉（除外鼻咽癌）	Lip, oral cavity & pharynx but nasopharynx	10	0.45	1.21	0.94	0.05	0.12
鼻咽癌	Nasopharynx	12	0.54	1.45	1.27	0.10	0.16
食管	Oesophagus	152	6.79	18.36	13.99	0.63	1.87
胃	Stomach	358	15.99	43.24	34.45	1.67	4.39
结直肠肛门	Colorectum	168	7.50	20.29	16.10	1.01	2.06
肝脏	Liver	538	24.03	64.98	54.32	3.66	6.59
胆囊及其他	Gallbladder and extrahepatic ducts	25	1.12	3.02	2.42	0.08	0.36
胰腺	Pancreas	46	2.05	5.56	4.36	0.16	0.75
喉	Larynx	20	0.89	2.42	1.85	0.09	0.19
气管，支气管，肺	Trachea, bronchus and lung	578	25.82	69.82	55.31	2.49	7.05
其他的胸腔器官	Other thoracic organs	3	0.13	0.36	0.31	0.03	0.05
骨	Bone	16	0.71	1.93	1.86	0.06	0.30
皮肤的黑色素瘤	Melanoma of skin	2	0.09	0.24	0.19	0.01	0.01
乳房	Breast	2	0.09	0.24	0.22	0.01	0.03
子宫颈	Cervix uteri	—	—	—	—	—	—
子宫体及子宫部位不明	Uterus & Unspecified	—	—	—	—	—	—
卵巢	Ovary	—	—	—	—	—	—
前列腺	Prostate	57	2.55	6.89	5.29	0.12	0.65
睾丸	Testis	1	0.04	0.12	0.10	0.00	0.02
肾及泌尿系统不明	Kidney & unspecified urinary organs	12	0.54	1.45	1.51	0.08	0.20
膀胱	Bladder	42	1.88	5.07	3.92	0.15	0.39
脑，神经系统	Brain, central nervous system	55	2.46	6.64	5.49	0.33	0.64
甲状腺	Thyroid	3	0.13	0.36	0.39	0.03	0.04
淋巴瘤	Lymphoma	22	0.98	2.66	2.25	0.19	0.28
白血病	Leukaemia	40	1.79	4.83	4.43	0.28	0.40
不明及其他恶性肿瘤	All other sites and unspecified	77	3.44	9.30	7.41	0.42	0.77
所有部位合计	All sites	2239	100.00	270.45	218.37	11.66	27.31
所有部位除外 C44	All sites but C44	2220	99.15	268.15	216.56	11.57	27.11
死亡 Mortality							
口腔和咽喉（除外鼻咽癌）	Lip, oral cavity & pharynx but nasopharynx	5	0.35	0.60	0.43	0.01	0.08
鼻咽癌	Nasopharynx	7	0.48	0.85	0.60	0.03	0.09
食管	Oesophagus	98	6.78	11.84	8.75	0.31	1.13
胃	Stomach	227	15.70	27.42	21.89	1.06	2.62
结直肠肛门	Colorectum	73	5.05	8.82	6.85	0.35	0.76
肝脏	Liver	376	26.00	45.42	38.05	2.63	4.62
胆囊及其他	Gallbladder and extrahepatic ducts	20	1.38	2.42	2.15	0.11	0.33
胰腺	Pancreas	27	1.87	3.26	2.69	0.15	0.38
喉	Larynx	12	0.83	1.45	1.05	0.06	0.08
气管，支气管，肺	Trachea, bronchus and lung	427	29.53	51.58	40.12	1.65	5.10
其他的胸腔器官	Other thoracic organs	4	0.28	0.48	0.34	0.02	0.05
骨	Bone	7	0.48	0.85	0.59	0.02	0.09
皮肤的黑色素瘤	Melanoma of skin	1	0.07	0.12	0.06	0.00	0.00
乳房	Breast	1	0.07	0.12	0.06	0.00	0.00
子宫颈	Cervix uteri	—	—	—	—	—	—
子宫体及子宫部位不明	Uterus & Unspecified	—	—	—	—	—	—
卵巢	Ovary	—	—	—	—	—	—
前列腺	Prostate	26	1.80	3.14	2.50	0.10	0.32
睾丸	Testis	3	0.21	0.36	0.26	0.00	0.03
肾及泌尿系统不明	Kidney & unspecified urinary organs	6	0.41	0.72	0.65	0.03	0.09
膀胱	Bladder	21	1.45	2.54	1.89	0.08	0.22
脑，神经系统	Brain, central nervous system	33	2.28	3.99	3.64	0.23	0.36
甲状腺	Thyroid	2	0.14	0.24	0.21	0.00	0.04
淋巴瘤	Lymphoma	6	0.41	0.72	0.69	0.04	0.09
白血病	Leukaemia	18	1.24	2.17	1.93	0.11	0.15
不明及其他恶性肿瘤	All other sites and unspecified	46	3.18	5.56	4.10	0.17	0.44
所有部位合计	All sites	1446	100.00	174.66	139.50	7.14	17.06
所有部位除外 C44	All sites but C44	1442	99.72	174.18	139.17	7.14	17.03

Table 5 - 2 - 14 　Incidence and mortality of cancer in Yongqiao District,Suzhou,2013

				女性 Female		
病例数 No. cases	构成 Freq. (%)	粗率 Cruderate(1/10⁵)	世标率 ASR world(1/10⁵)	累计率 Cum. Rate (%)		ICD10
				0~64	0~74	
8	0.54	0.97	0.82	0.05	0.10	C00 - 10,C12 - 14
9	0.61	1.09	1.05	0.08	0.13	C11
52	3.53	6.32	4.57	0.06	0.65	C15
175	11.89	21.26	15.88	0.72	1.90	C16
103	7.00	12.52	9.64	0.54	1.25	C18 - 21
184	12.50	22.36	17.64	0.92	2.26	C22
28	1.90	3.40	2.59	0.11	0.33	C23 - C24
30	2.04	3.65	2.42	0.09	0.27	C25
3	0.20	0.36	0.17	0.00	0.00	C32
227	15.42	27.58	20.06	0.93	2.43	C33 - C34
0	0.00	0.00	0.00	0.00	0.00	C37 - C38
9	0.61	1.09	0.99	0.07	0.12	C40 - C41
1	0.07	0.12	0.06	0.01	0.01	C43
243	16.51	29.53	24.46	2.16	2.60	C50
104	7.07	12.64	10.50	0.79	1.25	C53
70	4.76	8.51	7.76	0.60	0.98	C54 - C55
44	2.99	5.35	5.27	0.46	0.61	C56
—	—	—	—	—	—	C61
—	—	—	—	—	—	C62
15	1.02	1.82	1.58	0.09	0.19	C64 - 66,68
4	0.27	0.49	0.37	0.03	0.04	C67
37	2.51	4.50	3.81	0.25	0.42	C70 - C72
26	1.77	3.16	2.84	0.21	0.28	C73
14	0.95	1.70	1.32	0.07	0.12	C81 - 85,88,90,96
29	1.97	3.52	3.10	0.19	0.28	C91 - C95
57	3.87	6.93	5.42	0.29	0.56	A_O
1472	100.00	178.87	142.32	8.69	16.76	ALL
1458	99.05	177.16	141.25	8.65	16.66	ALLbC44
6	0.67	0.73	0.51	0.02	0.08	C00 - 10,C12 - 14
7	0.79	0.85	0.95	0.07	0.12	C11
35	3.93	4.25	2.73	0.04	0.32	C15
131	14.70	15.92	10.92	0.35	1.26	C16
65	7.30	7.90	5.21	0.21	0.58	C18 - 21
134	15.04	16.28	12.73	0.68	1.65	C22
19	2.13	2.31	1.69	0.07	0.22	C23 - C24
24	2.69	2.92	1.97	0.07	0.24	C25
1	0.11	0.12	0.06	0.00	0.00	C32
182	20.43	22.12	15.66	0.60	1.81	C33 - C34
1	0.11	0.12	0.06	0.00	0.00	C37 - C38
6	0.67	0.73	0.51	0.04	0.04	C40 - C41
1	0.11	0.12	0.04	0.00	0.00	C43
91	10.21	11.06	9.66	0.82	1.12	C50
51	5.72	6.20	4.93	0.29	0.62	C53
27	3.03	3.28	2.79	0.17	0.36	C54 - C55
18	2.02	2.19	1.75	0.13	0.24	C56
—	—	—	—	—	—	C61
—	—	—	—	—	—	C62
6	0.67	0.73	0.49	0.02	0.05	C64 - 66,68
4	0.45	0.49	0.33	0.02	0.03	C67
21	2.36	2.55	2.08	0.08	0.26	C70 - C72
7	0.79	0.85	0.67	0.06	0.06	C73
4	0.45	0.49	0.34	0.02	0.03	C81 - 85,88,90,96
19	2.13	2.31	2.50	0.17	0.23	C91 - C95
31	3.48	3.77	2.83	0.12	0.30	A_O
891	100.00	108.27	81.41	4.04	9.64	ALL
886	99.44	107.66	81.00	4.02	9.60	ALLbC44

表 5 - 2 - 15　灵璧县 2013 年恶性肿瘤发病和死亡主要指标

部位 Site		男性 Male					
		病例数	构成	粗率	世标率	累计率 Cum. Rate（%）	
		No. cases	Freq.（%）	Cruderate(1/10⁵)	ASR world(1/10⁵)	0～64	0～74
发病 Incidence							
口腔和咽喉（除外鼻咽癌）	Lip,oral cavity & pharynx but nasopharynx	12	0.85	2.42	1.67	0.14	0.20
鼻咽癌	Nasopharynx	12	0.85	2.42	1.58	0.10	0.10
食管	Oesophagus	153	10.88	30.87	19.26	0.69	2.63
胃	Stomach	190	13.51	38.34	23.97	1.06	2.81
结直肠肛门	Colorectum	96	6.83	19.37	12.66	0.65	1.45
肝脏	Liver	344	24.47	69.41	49.11	3.53	5.93
胆囊及其他	Gallbladder and extrahepatic ducts	8	0.57	1.61	1.16	0.08	0.15
胰腺	Pancreas	26	1.85	5.25	3.39	0.18	0.42
喉	Larynx	14	1.00	2.82	1.86	0.10	0.20
气管,支气管,肺	Trachea, bronchus and lung	330	23.47	66.58	43.10	2.16	5.23
其他的胸腔器官	Other thoracic organs	3	0.21	0.61	0.46	0.02	0.08
骨	Bone	17	1.21	3.43	2.26	0.17	0.23
皮肤的黑色素瘤	Melanoma of skin	1	0.07	0.20	0.15	0.02	0.02
乳房	Breast	0	0.00	0.00	0.00	0.00	0.00
子宫颈	Cervix uteri	—	—	—	—	—	—
子宫体及子宫部位不明	Uterus & Unspecified	—	—	—	—	—	—
卵巢	Ovary	—	—	—	—	—	—
前列腺	Prostate	18	1.28	3.63	1.96	0.02	0.27
睾丸	Testis	0	0.00	0.00	0.00	0.00	0.00
肾及泌尿系统不明	Kidney & unspecified urinary organs	28	1.99	5.65	3.89	0.26	0.40
膀胱	Bladder	18	1.28	3.63	2.42	0.08	0.29
脑,神经系统	Brain,central nervous system	32	2.28	6.46	4.80	0.36	0.50
甲状腺	Thyroid	3	0.21	0.61	0.39	0.03	0.03
淋巴瘤	Lymphoma	26	1.85	5.25	3.72	0.25	0.40
白血病	Leukaemia	39	2.77	7.87	7.83	0.44	0.64
不明及其他恶性肿瘤	All other sites and unspecified	36	2.56	7.26	4.38	0.15	0.48
所有部位合计	All sites	1406	100.00	283.69	190.02	10.50	22.47
所有部位除外 C44	All sites but C44	1393	99.08	281.07	188.44	10.46	22.26
死亡 Mortality							
口腔和咽喉（除外鼻咽癌）	Lip,oral cavity & pharynx but nasopharynx	7	0.63	1.41	1.31	0.07	0.11
鼻咽癌	Nasopharynx	4	0.36	0.81	0.31	0.00	0.00
食管	Oesophagus	127	11.49	25.62	15.73	0.46	2.14
胃	Stomach	130	11.76	26.23	15.63	0.59	1.71
结直肠肛门	Colorectum	54	4.89	10.90	7.08	0.32	0.87
肝脏	Liver	344	31.13	69.41	48.49	3.44	5.72
胆囊及其他	Gallbladder and extrahepatic ducts	5	0.45	1.01	0.66	0.04	0.08
胰腺	Pancreas	25	2.26	5.04	3.08	0.10	0.41
喉	Larynx	12	1.09	2.42	1.59	0.08	0.17
气管,支气管,肺	Trachea, bronchus and lung	260	23.53	52.46	31.95	1.36	3.77
其他的胸腔器官	Other thoracic organs	3	0.27	0.61	0.50	0.01	0.07
骨	Bone	10	0.90	2.02	1.43	0.13	0.15
皮肤的黑色素瘤	Melanoma of skin	0	0.00	0.00	0.00	0.00	0.00
乳房	Breast	0	0.00	0.00	0.00	0.00	0.00
子宫颈	Cervix uteri	—	—	—	—	—	—
子宫体及子宫部位不明	Uterus & Unspecified	—	—	—	—	—	—
卵巢	Ovary	—	—	—	—	—	—
前列腺	Prostate	12	1.09	2.42	1.24	0.02	0.14
睾丸	Testis	0	0.00	0.00	0.00	0.00	0.00
肾及泌尿系统不明	Kidney & unspecified urinary organs	9	0.81	1.82	1.21	0.05	0.13
膀胱	Bladder	11	1.00	2.22	1.51	0.07	0.19
脑,神经系统	Brain,central nervous system	24	2.17	4.84	3.64	0.24	0.41
甲状腺	Thyroid	2	0.18	0.40	0.22	0.02	0.02
淋巴瘤	Lymphoma	16	1.45	3.23	2.28	0.16	0.25
白血病	Leukaemia	32	2.90	6.46	6.43	0.34	0.58
不明及其他恶性肿瘤	All other sites and unspecified	18	1.63	3.63	2.18	0.09	0.19
所有部位合计	All sites	1105	100.00	222.96	146.46	7.58	17.11
所有部位除外 C44	All sites but C44	1096	99.19	221.14	145.48	7.56	17.04

Table 5 - 2 - 15 Incidence and mortality of cancer in Lingbi,2013

病例数 No. cases	构成 Freq.(%)	粗率 Cruderate(1/10⁵)	世标率 ASR world(1/10⁵)	累计率 Cum. Rate(%)		ICD10
				0~64	0~74	
9	0.95	1.85	1.19	0.08	0.11	C00-10,C12-14
9	0.95	1.85	1.50	0.14	0.17	C11
62	6.52	12.73	6.42	0.20	0.75	C15
81	8.52	16.63	8.79	0.33	0.98	C16
47	4.94	9.65	6.04	0.39	0.68	C18-21
136	14.30	27.92	16.45	1.09	1.88	C22
8	0.84	1.64	0.86	0.03	0.09	C23-C24
17	1.79	3.49	2.18	0.17	0.27	C25
2	0.21	0.41	0.24	0.02	0.02	C32
171	17.98	35.11	19.81	1.08	2.25	C33-C34
3	0.32	0.62	0.28	0.00	0.02	C37-C38
7	0.74	1.44	0.97	0.09	0.11	C40-C41
0	0.00	0.00	0.00	0.00	0.00	C43
133	13.99	27.30	19.30	1.62	2.01	C50
49	5.15	10.06	7.09	0.60	0.76	C53
56	5.89	11.50	8.31	0.70	0.80	C54-C55
12	1.26	2.46	1.62	0.13	0.15	C56
—	—	—	—	—	—	C61
—	—	—	—	—	—	C62
9	0.95	1.85	1.30	0.05	0.22	C64-66,68
3	0.32	0.62	0.28	0.00	0.02	C67
42	4.42	8.62	5.31	0.39	0.54	C70-C72
17	1.79	3.49	2.70	0.23	0.28	C73
15	1.58	3.08	1.87	0.10	0.15	C81-85,88,90,96
35	3.68	7.19	6.00	0.40	0.55	C91-C95
28	2.94	5.75	3.33	0.20	0.35	A_O
951	100.00	195.24	121.85	8.03	13.17	ALL
940	98.84	192.98	120.81	8.01	13.05	ALLbC44
1	0.17	0.21	0.08	0.00	0.00	C00-10,C12-14
5	0.83	1.03	0.74	0.08	0.11	C11
56	9.29	11.50	5.34	0.05	0.66	C15
73	12.11	14.99	7.15	0.23	0.63	C16
28	4.64	5.75	3.55	0.21	0.43	C18-21
146	24.21	29.97	17.89	1.18	2.08	C22
5	0.83	1.03	0.60	0.03	0.06	C23-C24
13	2.16	2.67	1.71	0.14	0.20	C25
2	0.33	0.41	0.24	0.02	0.02	C32
124	20.56	25.46	13.52	0.65	1.42	C33-C34
1	0.17	0.21	0.08	0.00	0.00	C37-C38
3	0.50	0.62	0.30	0.02	0.02	C40-C41
0	0.00	0.00	0.00	0.00	0.00	C43
28	4.64	5.75	3.64	0.26	0.36	C50
13	2.16	2.67	1.65	0.14	0.17	C53
21	3.48	4.31	2.76	0.19	0.30	C54-C55
7	1.16	1.44	1.00	0.09	0.11	C56
—	—	—	—	—	—	C61
—	—	—	—	—	—	C62
5	0.83	1.03	0.68	0.02	0.13	C64-66,68
3	0.50	0.62	0.21	0.00	0.00	C67
27	4.48	5.54	3.15	0.24	0.29	C70-C72
2	0.33	0.41	0.22	0.01	0.01	C73
10	1.66	2.05	1.35	0.08	0.11	C81-85,88,90,96
21	3.48	4.31	3.28	0.20	0.33	C91-C95
9	1.49	1.85	0.97	0.04	0.10	A_O
603	100.00	123.79	70.12	3.88	7.55	ALL
600	99.50	123.18	69.92	3.88	7.55	ALLbC44

表 5－2－16　寿县 2013 年恶性肿瘤发病和死亡主要指标

部位 Site		男性 Male					
		病例数	构成	粗率	世标率	累计率 Cum. Rate（%）	
		No. cases	Freq.（%）	Cruderate(1/10⁵) ASR world(1/10⁵)		0～64	0～74
发病 Incidence							
口腔和咽喉（除外鼻咽癌）	Lip,oral cavity & pharynx but nasopharynx	9	0.47	1.46	1.22	0.09	0.12
鼻咽癌	Nasopharynx	20	1.04	3.25	2.97	0.18	0.28
食管	Oesophagus	316	16.47	51.34	43.82	1.73	5.41
胃	Stomach	367	19.12	59.62	48.58	2.20	5.81
结直肠肛门	Colorectum	131	6.83	21.28	18.15	0.96	2.10
肝脏	Liver	247	12.87	40.13	34.23	2.18	3.65
胆囊及其他	Gallbladder and extrahepatic ducts	20	1.04	3.25	2.60	0.12	0.23
胰腺	Pancreas	47	2.45	7.64	6.09	0.23	0.84
喉	Larynx	12	0.63	1.95	1.82	0.08	0.22
气管,支气管,肺	Trachea, bronchus and lung	455	23.71	73.92	62.13	2.13	6.97
其他的胸腔器官	Other thoracic organs	3	0.16	0.49	0.38	0.04	0.04
骨	Bone	28	1.46	4.55	3.84	0.21	0.43
皮肤的黑色素瘤	Melanoma of skin	2	0.10	0.32	0.27	0.03	0.03
乳房	Breast	5	0.26	0.81	0.74	0.06	0.10
子宫颈	Cervix uteri	—	—	—	—	—	—
子宫体及子宫部位不明	Uterus & Unspecified	—	—	—	—	—	—
卵巢	Ovary	—	—	—	—	—	—
前列腺	Prostate	28	1.46	4.55	4.36	0.02	0.19
睾丸	Testis	2	0.10	0.32	0.27	0.02	0.02
肾及泌尿系统不明	Kidney & unspecified urinary organs	14	0.73	2.27	1.99	0.12	0.26
膀胱	Bladder	40	2.08	6.50	5.57	0.24	0.52
脑,神经系统	Brain,central nervous system	52	2.71	8.45	7.24	0.48	0.71
甲状腺	Thyroid	11	0.57	1.79	1.41	0.10	0.12
淋巴瘤	Lymphoma	22	1.15	3.57	3.25	0.24	0.32
白血病	Leukaemia	32	1.67	5.20	4.55	0.28	0.44
不明及其他恶性肿瘤	All other sites and unspecified	56	2.92	9.10	8.31	0.49	0.87
所有部位合计	All sites	1919	100.00	311.75	263.79	12.22	29.70
所有部位除外 C44	All sites but C44	1907	99.37	309.80	262.04	12.12	29.49
死亡 Mortality							
口腔和咽喉（除外鼻咽癌）	Lip,oral cavity & pharynx but nasopharynx	8	0.62	1.30	1.32	0.07	0.10
鼻咽癌	Nasopharynx	6	0.46	0.97	0.92	0.06	0.12
食管	Oesophagus	183	14.14	29.73	25.70	0.89	2.97
胃	Stomach	245	18.93	39.80	32.40	1.14	3.58
结直肠肛门	Colorectum	69	5.33	11.21	9.76	0.50	0.96
肝脏	Liver	208	16.07	33.79	28.48	1.86	3.24
胆囊及其他	Gallbladder and extrahepatic ducts	12	0.93	1.95	1.29	0.06	0.10
胰腺	Pancreas	48	3.71	7.80	5.96	0.18	0.86
喉	Larynx	4	0.31	0.65	0.72	0.03	0.03
气管,支气管,肺	Trachea, bronchus and lung	360	27.82	58.48	50.22	1.42	5.34
其他的胸腔器官	Other thoracic organs	0	0.00	0.00	0.00	0.00	0.00
骨	Bone	16	1.24	2.60	1.97	0.10	0.22
皮肤的黑色素瘤	Melanoma of skin	4	0.31	0.65	0.92	0.05	0.05
乳房	Breast	1	0.08	0.16	0.19	0.02	0.02
子宫颈	Cervix uteri	—	—	—	—	—	—
子宫体及子宫部位不明	Uterus & Unspecified	—	—	—	—	—	—
卵巢	Ovary	—	—	—	—	—	—
前列腺	Prostate	17	1.31	2.76	2.02	0.03	0.10
睾丸	Testis	0	0.00	0.00	0.00	0.00	0.00
肾及泌尿系统不明	Kidney & unspecified urinary organs	10	0.77	1.62	1.19	0.02	0.13
膀胱	Bladder	6	0.46	0.97	0.68	0.00	0.08
脑,神经系统	Brain,central nervous system	29	2.24	4.71	4.19	0.25	0.50
甲状腺	Thyroid	2	0.15	0.32	0.21	0.01	0.01
淋巴瘤	Lymphoma	10	0.77	1.62	1.48	0.08	0.18
白血病	Leukaemia	23	1.78	3.74	3.11	0.18	0.23
不明及其他恶性肿瘤	All other sites and unspecified	33	2.55	5.36	4.94	0.19	0.52
所有部位合计	All sites	1294	100.00	210.22	177.66	7.14	19.34
所有部位除外 C44	All sites but C44	1286	99.38	208.92	176.15	7.11	19.22

Table 5 – 2 – 16 Incidence and mortality of cancer in Shouxian, 2013

病例数 No. cases	构成 Freq.（%）	粗率 Cruderate(1/10⁵)	世标率 ASR world(1/10⁵)	累计率 Cum. Rate（%）		ICD10
				0~64	0~74	
			女性 Female			
3	0.28	0.52	0.50	0.03	0.08	C00 – 10,C12 – 14
10	0.92	1.74	1.44	0.10	0.15	C11
80	7.34	13.91	11.23	0.46	1.24	C15
130	11.93	22.61	18.57	0.93	2.25	C16
77	7.06	13.39	11.39	0.60	1.22	C18 – 21
104	9.54	18.09	16.19	0.82	1.87	C22
22	2.02	3.83	2.65	0.14	0.21	C23 – C24
17	1.56	2.96	2.76	0.17	0.39	C25
1	0.09	0.17	0.16	0.00	0.03	C32
165	15.14	28.69	23.46	1.14	2.78	C33 – C34
2	0.18	0.35	0.23	0.02	0.02	C37 – C38
16	1.47	2.78	2.49	0.12	0.27	C40 – C41
0	0.00	0.00	0.00	0.00	0.00	C43
144	13.21	25.04	20.69	1.68	2.18	C50
59	5.41	10.26	8.82	0.62	1.08	C53
54	4.95	9.39	7.61	0.60	0.77	C54 – C55
25	2.29	4.35	3.59	0.25	0.42	C56
—	—	—	—	—	—	C61
—	—	—	—	—	—	C62
10	0.92	1.74	1.34	0.10	0.15	C64 – 66,68
5	0.46	0.87	0.68	0.01	0.09	C67
35	3.21	6.09	5.54	0.32	0.68	C70 – C72
36	3.30	6.26	5.22	0.42	0.47	C73
18	1.65	3.13	2.46	0.14	0.26	C81 – 85,88,90,96
40	3.67	6.96	7.43	0.46	0.54	C91 – C95
37	3.39	6.43	5.77	0.30	0.57	A_O
1090	100.00	189.55	160.19	9.44	17.71	ALL
1084	99.45	188.50	158.94	9.41	17.68	ALLbC44
3	0.52	0.52	0.48	0.05	0.05	C00 – 10,C12 – 14
2	0.35	0.35	0.35	0.01	0.06	C11
63	10.92	10.96	8.97	0.21	0.87	C15
83	14.38	14.43	12.01	0.48	1.31	C16
40	6.93	6.96	6.14	0.25	0.67	C18 – 21
53	9.19	9.22	8.28	0.40	0.97	C22
12	2.08	2.09	1.76	0.05	0.22	C23 – C24
22	3.81	3.83	3.39	0.11	0.59	C25
1	0.17	0.17	0.18	0.00	0.05	C32
124	21.49	21.56	17.43	0.64	1.91	C33 – C34
2	0.35	0.35	0.23	0.02	0.02	C37 – C38
12	2.08	2.09	1.64	0.06	0.16	C40 – C41
1	0.17	0.17	0.11	0.01	0.01	C43
29	5.03	5.04	4.18	0.23	0.52	C50
19	3.29	3.30	2.91	0.21	0.38	C53
18	3.12	3.13	2.54	0.17	0.28	C54 – C55
15	2.60	2.61	2.39	0.17	0.32	C56
—	—	—	—	—	—	C61
—	—	—	—	—	—	C62
4	0.69	0.70	0.70	0.01	0.07	C64 – 66,68
1	0.17	0.17	0.16	0.00	0.03	C67
16	2.77	2.78	2.81	0.09	0.40	C70 – C72
1	0.17	0.17	0.16	0.00	0.03	C73
9	1.56	1.57	1.40	0.09	0.15	C81 – 85,88,90,96
20	3.47	3.48	3.23	0.24	0.26	C91 – C95
27	4.68	4.70	3.74	0.16	0.42	A_O
577	100.00	100.34	85.20	3.67	9.74	ALL
572	99.13	99.47	84.34	3.65	9.69	ALLbC44

表 5－2－17　蒙城县 2013 年恶性肿瘤发病和死亡主要指标

部位 Site		男性 Male					
		病例数 No. cases	构成 Freq.（%）	粗率 Cruderate(1/10⁵)	世标率 ASR world(1/10⁵)	累计率 Cum. Rate（%） 0～64	0～74
发病 Incidence							
口腔和咽喉（除外鼻咽癌）	Lip, oral cavity & pharynx but nasopharynx	14	0.94	2.48	2.33	0.09	0.31
鼻咽癌	Nasopharynx	7	0.47	1.24	1.06	0.06	0.13
食管	Oesophagus	194	13.06	34.42	30.60	1.27	4.10
胃	Stomach	204	13.73	36.20	32.91	1.89	4.05
结直肠肛门	Colorectum	89	5.99	15.79	14.50	1.14	1.60
肝脏	Liver	335	22.54	59.44	53.62	3.80	6.10
胆囊及其他	Gallbladder and extrahepatic ducts	17	1.14	3.02	2.52	0.14	0.26
胰腺	Pancreas	15	1.01	2.66	2.17	0.09	0.24
喉	Larynx	12	0.81	2.13	1.93	0.13	0.23
气管，支气管，肺	Trachea, bronchus and lung	411	27.66	72.92	64.40	3.38	7.59
其他的胸腔器官	Other thoracic organs	2	0.13	0.35	0.29	0.02	0.02
骨	Bone	20	1.35	3.55	3.61	0.28	0.47
皮肤的黑色素瘤	Melanoma of skin	1	0.07	0.18	0.15	0.00	0.04
乳房	Breast	2	0.13	0.35	0.29	0.02	0.02
子宫颈	Cervix uteri	—	—	—	—	—	—
子宫体及子宫部位不明	Uterus & Unspecified	—	—	—	—	—	—
卵巢	Ovary	—	—	—	—	—	—
前列腺	Prostate	21	1.41	3.73	3.37	0.16	0.40
睾丸	Testis	1	0.07	0.18	0.15	0.00	0.04
肾及泌尿系统不明	Kidney & unspecified urinary organs	10	0.67	1.77	1.43	0.07	0.10
膀胱	Bladder	21	1.41	3.73	3.25	0.18	0.40
脑，神经系统	Brain, central nervous system	30	2.02	5.32	4.68	0.36	0.47
甲状腺	Thyroid	1	0.07	0.18	0.15	0.01	0.01
淋巴瘤	Lymphoma	16	1.08	2.84	2.64	0.16	0.34
白血病	Leukaemia	24	1.62	4.26	4.03	0.28	0.34
不明及其他恶性肿瘤	All other sites and unspecified	39	2.62	6.92	6.07	0.36	0.72
所有部位合计	All sites	1486	100.00	263.66	236.16	13.89	27.98
所有部位除外 C44	All sites but C44	1479	99.53	262.42	235.19	13.85	27.91
死亡 Mortality							
口腔和咽喉（除外鼻咽癌）	Lip, oral cavity & pharynx but nasopharynx	8	0.71	1.42	1.21	0.03	0.17
鼻咽癌	Nasopharynx	9	0.80	1.60	1.41	0.06	0.19
食管	Oesophagus	141	12.52	25.02	21.69	0.82	2.44
胃	Stomach	175	15.54	31.05	26.93	1.42	3.30
结直肠肛门	Colorectum	48	4.26	8.52	7.10	0.43	0.66
肝脏	Liver	273	24.25	48.44	43.45	2.79	5.13
胆囊及其他	Gallbladder and extrahepatic ducts	12	1.07	2.13	1.59	0.09	0.12
胰腺	Pancreas	17	1.51	3.02	2.57	0.06	0.33
喉	Larynx	7	0.62	1.24	1.12	0.07	0.14
气管，支气管，肺	Trachea, bronchus and lung	318	28.24	56.42	48.97	2.51	5.74
其他的胸腔器官	Other thoracic organs	1	0.09	0.18	0.15	0.01	0.01
骨	Bone	14	1.24	2.48	2.35	0.15	0.32
皮肤的黑色素瘤	Melanoma of skin	2	0.18	0.35	0.27	0.00	0.00
乳房	Breast	1	0.09	0.18	0.15	0.01	0.01
子宫颈	Cervix uteri	—	—	—	—	—	—
子宫体及子宫部位不明	Uterus & Unspecified	—	—	—	—	—	—
卵巢	Ovary	—	—	—	—	—	—
前列腺	Prostate	15	1.33	2.66	2.15	0.04	0.22
睾丸	Testis	0	0.00	0.00	0.00	0.00	0.00
肾及泌尿系统不明	Kidney & unspecified urinary organs	4	0.36	0.71	0.57	0.04	0.04
膀胱	Bladder	10	0.89	1.77	1.42	0.05	0.19
脑，神经系统	Brain, central nervous system	31	2.75	5.50	5.08	0.34	0.51
甲状腺	Thyroid	0	0.00	0.00	0.00	0.00	0.00
淋巴瘤	Lymphoma	5	0.44	0.89	0.75	0.03	0.10
白血病	Leukaemia	17	1.51	3.02	2.95	0.22	0.29
不明及其他恶性肿瘤	All other sites and unspecified	18	1.60	3.19	2.95	0.20	0.39
所有部位合计	All sites	1126	100.00	199.79	174.83	9.39	20.30
所有部位除外 C44	All sites but C44	1123	99.73	199.25	174.40	9.39	20.23

Table 5 - 2 - 17　Incidence and mortality of cancer in Mengcheng,2013

病例数 No. cases	构成 Freq.（%）	粗率 Cruderate(1/10⁵)	世标率 ASR world(1/10⁵)	累计率 Cum. Rate（%）		ICD10
				0～64	0～74	
1	0.11	0.20	0.18	0.02	0.02	C00 - 10,C12 - 14
1	0.11	0.20	0.18	0.02	0.02	C11
94	10.42	18.68	14.42	0.40	2.07	C15
67	7.43	13.31	9.75	0.52	1.05	C16
43	4.77	8.54	7.52	0.57	0.98	C18 - 21
125	13.86	24.84	19.64	1.15	2.39	C22
18	2.00	3.58	2.87	0.14	0.35	C23 - C24
19	2.11	3.78	2.77	0.15	0.26	C25
2	0.22	0.40	0.24	0.00	0.04	C32
166	18.40	32.98	25.06	1.25	3.00	C33 - C34
2	0.22	0.40	0.25	0.02	0.02	C37 - C38
12	1.33	2.38	2.19	0.16	0.16	C40 - C41
0	0.00	0.00	0.00	0.00	0.00	C43
104	11.53	20.66	17.88	1.56	2.24	C50
79	8.76	15.70	13.72	1.21	1.54	C53
38	4.21	7.55	6.63	0.64	0.72	C54 - C55
17	1.88	3.38	2.85	0.23	0.30	C56
—	—	—	—	—	—	C61
—	—	—	—	—	—	C62
4	0.44	0.79	0.39	0.02	0.02	C64 - 66,68
3	0.33	0.60	0.44	0.03	0.03	C67
36	3.99	7.15	6.25	0.43	0.73	C70 - C72
8	0.89	1.59	1.15	0.10	0.10	C73
8	0.89	1.59	1.40	0.07	0.16	C81 - 85,88,90,96
25	2.77	4.97	4.61	0.35	0.35	C91 - C95
30	3.33	5.96	4.81	0.36	0.51	A_O
902	100.00	179.22	145.20	9.41	17.05	ALL
894	99.11	177.63	144.21	9.36	16.96	ALLbC44
0	0.00	0.00	0.00	0.00	0.00	C00 - 10,C12 - 14
0	0.00	0.00	0.00	0.00	0.00	C11
54	9.98	10.73	7.78	0.19	1.00	C15
60	11.09	11.92	8.86	0.48	1.08	C16
23	4.25	4.57	3.70	0.19	0.44	C18 - 21
106	19.59	21.06	16.27	0.94	1.81	C22
17	3.14	3.38	2.41	0.11	0.17	C23 - C24
18	3.33	3.58	2.61	0.16	0.23	C25
2	0.37	0.40	0.24	0.00	0.04	C32
114	21.07	22.65	16.95	0.92	1.99	C33 - C34
0	0.00	0.00	0.00	0.00	0.00	C37 - C38
4	0.74	0.79	0.66	0.04	0.07	C40 - C41
2	0.37	0.40	0.17	0.00	0.00	C43
28	5.18	5.56	4.32	0.33	0.44	C50
26	4.81	5.17	4.23	0.36	0.51	C53
12	2.22	2.38	1.95	0.11	0.28	C54 - C55
3	0.55	0.60	0.48	0.03	0.07	C56
—	—	—	—	—	—	C61
—	—	—	—	—	—	C62
4	0.74	0.79	0.50	0.04	0.04	C64 - 66,68
4	0.74	0.79	0.61	0.05	0.05	C67
26	4.81	5.17	4.25	0.33	0.45	C70 - C72
3	0.55	0.60	0.43	0.02	0.05	C73
1	0.18	0.20	0.26	0.03	0.03	C81 - 85,88,90,96
13	2.40	2.58	2.17	0.13	0.21	C91 - C95
21	3.88	4.17	2.60	0.07	0.22	A_O
541	100.00	107.49	81.45	4.53	9.19	ALL
532	98.34	105.70	80.57	4.53	9.15	ALLbC44

女性 Female

表 5－2－18　泾县 2013 年恶性肿瘤发病和死亡主要指标

部位 Site		男性 Male				累计率 Cum. Rate（%）	
		病例数 No. cases	构成 Freq.（%）	粗率 Cruderate(1/10⁵)	世标率 ASR world(1/10⁵)	0～64	0～74
发病 Incidence							
口腔和咽喉（除外鼻咽癌）	Lip, oral cavity & pharynx but nasopharynx	5	1.03	3.26	1.98	0.19	0.19
鼻咽癌	Nasopharynx	5	1.03	3.26	1.93	0.13	0.22
食管	Oesophagus	45	9.24	29.30	16.84	0.62	2.03
胃	Stomach	91	18.69	59.26	33.61	1.96	3.96
结直肠肛门	Colorectum	51	10.47	33.21	22.00	1.61	2.11
肝脏	Liver	50	10.27	32.56	17.66	1.00	1.66
胆囊及其他	Gallbladder and extrahepatic ducts	4	0.82	2.60	1.31	0.11	0.19
胰腺	Pancreas	12	2.46	7.81	3.86	0.32	0.65
喉	Larynx	5	1.03	3.26	1.85	0.10	0.26
气管,支气管,肺	Trachea, bronchus and lung	125	25.67	81.40	46.16	2.16	5.58
其他的胸腔器官	Other thoracic organs	2	0.41	1.30	0.66	0.08	0.08
骨	Bone	8	1.64	5.21	4.36	0.29	0.38
皮肤的黑色素瘤	Melanoma of skin	0	0.00	0.00	0.00	0.00	0.00
乳房	Breast	0	0.00	0.00	0.00	0.00	0.00
子宫颈	Cervix uteri	—	—	—	—	—	—
子宫体及子宫部位不明	Uterus & Unspecified	—	—	—	—	—	—
卵巢	Ovary	—	—	—	—	—	—
前列腺	Prostate	8	1.64	5.21	3.07	0.14	0.31
睾丸	Testis	0	0.00	0.00	0.00	0.00	0.00
肾及泌尿系统不明	Kidney & unspecified urinary organs	3	0.62	1.95	1.28	0.00	0.17
膀胱	Bladder	7	1.44	4.56	2.36	0.14	0.31
脑,神经系统	Brain, central nervous system	20	4.11	13.02	10.36	0.65	0.98
甲状腺	Thyroid	3	0.62	1.95	1.58	0.13	0.13
淋巴瘤	Lymphoma	9	1.85	5.86	3.53	0.27	0.35
白血病	Leukaemia	14	2.87	9.12	7.42	0.47	0.80
不明及其他恶性肿瘤	All other sites and unspecified	20	4.11	13.02	7.69	0.48	0.82
所有部位合计	All sites	487	100.00	317.12	189.51	10.84	21.17
所有部位除外 C44	All sites but C44	482	98.97	313.87	187.09	10.68	20.92
死亡 Mortality							
口腔和咽喉（除外鼻咽癌）	Lip, oral cavity & pharynx but nasopharynx	3	0.92	1.95	1.22	0.07	0.07
鼻咽癌	Nasopharynx	2	0.61	1.30	0.77	0.00	0.09
食管	Oesophagus	34	10.40	22.14	12.35	0.39	1.63
胃	Stomach	57	17.43	37.12	19.74	0.86	2.02
结直肠肛门	Colorectum	26	7.95	16.93	10.83	0.32	0.98
肝脏	Liver	44	13.46	28.65	15.24	1.02	1.69
胆囊及其他	Gallbladder and extrahepatic ducts	1	0.31	0.65	0.32	0.00	0.08
胰腺	Pancreas	8	2.45	5.21	3.13	0.17	0.41
喉	Larynx	4	1.22	2.60	1.27	0.10	0.10
气管,支气管,肺	Trachea, bronchus and lung	94	28.75	61.21	33.95	1.31	3.81
其他的胸腔器官	Other thoracic organs	1	0.31	0.65	0.28	0.04	0.04
骨	Bone	3	0.92	1.95	1.28	0.12	0.12
皮肤的黑色素瘤	Melanoma of skin	0	0.00	0.00	0.00	0.00	0.00
乳房	Breast	0	0.00	0.00	0.00	0.00	0.00
子宫颈	Cervix uteri	—	—	—	—	—	—
子宫体及子宫部位不明	Uterus & Unspecified	—	—	—	—	—	—
卵巢	Ovary	—	—	—	—	—	—
前列腺	Prostate	3	0.92	1.95	1.02	0.00	0.09
睾丸	Testis	1	0.31	0.65	0.26	0.02	0.02
肾及泌尿系统不明	Kidney & unspecified urinary organs	2	0.61	1.30	0.51	0.00	0.00
膀胱	Bladder	4	1.22	2.60	1.02	0.00	0.00
脑,神经系统	Brain, central nervous system	11	3.36	7.16	3.74	0.20	0.54
甲状腺	Thyroid	1	0.31	0.65	0.25	0.00	0.00
淋巴瘤	Lymphoma	3	0.92	1.95	1.41	0.12	0.20
白血病	Leukaemia	11	3.36	7.16	8.05	0.38	0.63
不明及其他恶性肿瘤	All other sites and unspecified	14	4.28	9.12	4.47	0.19	0.44
所有部位合计	All sites	327	100.00	212.93	121.12	5.30	12.94
所有部位除外 C44	All sites but C44	326	99.69	212.28	120.83	5.26	12.90

Table 5 - 2 - 18 Incidence and mortality of cancer in Jingxian,2013

女性 Female

病例数 No. cases	构成 Freq.（%）	粗率 Cruderate(1/10⁵)	世标率 ASR world(1/10⁵)	累计率 Cum. Rate（%）		ICD10
				0～64	0～74	
2	0.71	1.38	1.19	0.11	0.11	C00 - 10,C12 - 14
2	0.71	1.38	0.95	0.03	0.13	C11
5	1.77	3.45	1.59	0.04	0.24	C15
33	11.70	22.74	14.78	1.22	1.52	C16
29	10.28	19.98	11.08	1.02	1.02	C18 - 21
21	7.45	14.47	9.33	0.39	1.38	C22
10	3.55	6.89	3.78	0.10	0.60	C23 - C24
10	3.55	6.89	4.76	0.31	0.61	C25
0	0.00	0.00	0.00	0.00	0.00	C32
58	20.57	39.96	23.96	1.22	3.01	C33 - C34
1	0.35	0.69	1.94	0.08	0.08	C37 - C38
2	0.71	1.38	0.86	0.07	0.07	C40 - C41
0	0.00	0.00	0.00	0.00	0.00	C43
24	8.51	16.54	11.18	1.09	1.09	C50
23	8.16	15.85	10.49	0.95	0.95	C53
12	4.26	8.27	5.16	0.41	0.61	C54 - C55
9	3.19	6.20	5.33	0.36	0.45	C56
—	—	—	—	—	—	C61
—	—	—	—	—	—	C62
1	0.35	0.69	0.83	0.08	0.08	C64 - 66,68
1	0.35	0.69	0.32	0.04	0.04	C67
13	4.61	8.96	7.45	0.60	0.60	C70 - C72
2	0.71	1.38	1.19	0.11	0.11	C73
5	1.77	3.45	2.03	0.08	0.38	C81 - 85,88,90,96
5	1.77	3.45	1.90	0.20	0.20	C91 - C95
14	4.96	9.65	6.20	0.33	0.73	A_O
282	100.00	194.31	126.32	8.85	14.01	ALL
278	98.58	191.55	124.90	8.74	13.90	ALLbC44
0	0.00	0.00	0.00	0.00	0.00	C00 - 10,C12 - 14
1	0.71	0.69	0.59	0.00	0.10	C11
5	3.57	3.45	1.79	0.04	0.24	C15
21	15.00	14.47	8.87	0.61	0.81	C16
12	8.57	8.27	4.78	0.32	0.52	C18 - 21
13	9.29	8.96	5.93	0.28	0.77	C22
7	5.00	4.82	2.70	0.06	0.56	C23 - C24
5	3.57	3.45	2.21	0.10	0.30	C25
0	0.00	0.00	0.00	0.00	0.00	C32
33	23.57	22.74	14.18	0.46	1.95	C33 - C34
0	0.00	0.00	0.00	0.00	0.00	C37 - C38
0	0.00	0.00	0.00	0.00	0.00	C40 - C41
0	0.00	0.00	0.00	0.00	0.00	C43
9	6.43	6.20	3.59	0.29	0.39	C50
6	4.29	4.13	2.34	0.16	0.26	C53
5	3.57	3.45	2.63	0.09	0.28	C54 - C55
5	3.57	3.45	2.85	0.13	0.33	C56
—	—	—	—	—	—	C61
—	—	—	—	—	—	C62
1	0.71	0.69	0.83	0.08	0.08	C64 - 66,68
0	0.00	0.00	0.00	0.00	0.00	C67
6	4.29	4.13	1.91	0.13	0.23	C70 - C72
0	0.00	0.00	0.00	0.00	0.00	C73
5	3.57	3.45	2.42	0.14	0.24	C81 - 85,88,90,96
3	2.14	2.07	1.65	0.06	0.26	C91 - C95
3	2.14	2.07	1.67	0.08	0.18	A_O
140	100.00	96.47	60.91	3.01	7.48	ALL
140	100.00	96.47	60.91	3.01	7.48	ALLbC44

鸣　谢

　　《安徽省肿瘤登记年报 2016》编委会对各肿瘤登记处的相关人员在本次年报出版过程中给予的大力协助，尤其在整理、补充审核登记资料，以及建档、建库等方面所做出的贡献表示感谢！衷心感谢编写组成员在本次年报编写工作中付出的辛苦工作！

本次年报数据提供者名单

合肥市疾病预防控制中心

地址：合肥市宿松路 218 号

电话：0551—63652259

人员：马尔健　朱义彬　张俊青　孙　锋　张小鹏　唐　伦　张迎迎　田　源　宫小刚　胡玉莹
　　　卢　林　张鹏川

长丰县疾病预防控制中心

地址：长丰县水湖镇长新路中段

电话：0551—66690611

人员：孙多壮　郑　军　陈　春　吴海燕

肥东县疾病预防控制中心

地址：肥东县店埠镇人民路 78 号

电话：0551—67715929

人员：谈其干　张全寿　任　波　陈海涛

肥西县疾病预防控制中心

地址：合肥市肥西县上派镇巢湖西路 C 段

电话：0551—68844278

人员：胡晓先　赵艳艳　张　军　汪金华

庐江县疾病预防控制中心

地址：合肥市庐江县越城北路 14 号

电话：0551－87330512

人员：宋红兵　洪光烈　李佳佳

巢湖市疾病预防控制中心

地址：安徽省巢湖市裕溪路与健康东路交叉口

电话：0551－82632087

人员：宋玉华　叶正文　王义江　刘　涛

蚌埠市疾病预防控制中心

地址：蚌埠市淮上区花园路 700 号（淮上区政府西侧）

电话：0552－3821195

人员：卜庭栋　陈　军　吴子虎　周国华　吕　琛　陈　艳　沈　明　高雅旋

马鞍山市疾病预防控制中心

地址：雨山区江东大道 849 号

电话：0555－8367659

人员：卞正平　叶敏仕　王　春　蔡华英

宿州市埇桥区疾病预防控制中心

地址：宿州市埇桥区西昌南路 77 号

电话：0557－3238117

人员：刘中华　吴春艳　张　鹏　黄　磊

铜陵市义安区疾病预防控制中心

地址：铜陵市义安区五松镇笠帽山东路 239 号

电话：0562－8814862

人员：钱　静　汪孝东　邢朝胜　王　芳　张　标

芜湖市疾病预防控制中心

地址：芜湖市九华中路 178 号

电话：0553－3874156

人员：程周祥　甘　跃　吕金伟　朱君君　孟　武　鲍慧芬　崔晓娟　冯花平　衡时雨　王　程　丁卫群　赵丽华　陈　云　吴艳华　王秀丽　吴瑞萍

寿县疾病预防控制中心

地址：寿县寿春镇定湖路

电话：0564－4021473

人员：蔡传毓　杨茂敏　陶俊婷　霍圣菊

铜陵市疾病预防控制中心

地址：铜陵市义安大道北段 935 号

电话：0562—2831720

人员：王勇　胡志平　胡婧婷　吴　刚　刘林旭

灵璧县疾病预防控制中心

地址：灵璧县灵城镇凤山北路 243 号

电话：0557—6089284

人员：郭启高　赵　辉　陶海棠　汤雅丽

阜阳市颍东区疾病预防控制中心

地址：阜阳市颍东区幸福东路与致富路交叉南 100 米

电话：0558—0089885

人员：马朝阳　郭海昊　刘寿敏　刘　侠

天长市疾病预防控制中心

地址：滁州市天长市新二凤南路与广陵路交叉口卫计委大楼

电话：0550—7331375

人员：胡　彪　任桂云　曹　水

蒙城县疾病预防控制中心

地址：安徽省蒙城县蒙阜路路东 300 米路北

电话：0558—7681770

人员：王　勇　刘　翔　刘珊珊　张爱东

泾县疾病预防控制中心

地址：安徽省宣城市泾县泾川镇气象路 131 号

电话：0563—5120469、5123653、13966202541

人员：刘安阜　余永明　伍沪文　方田虎　马志进　沈　斌　司芸芸　王　芳　佘滢滢　黄志刚
　　　谢祥木